苏佳灿 著

刀尖舞春秋

人間

一名创伤骨科医生讲述的故事

文匯出版社

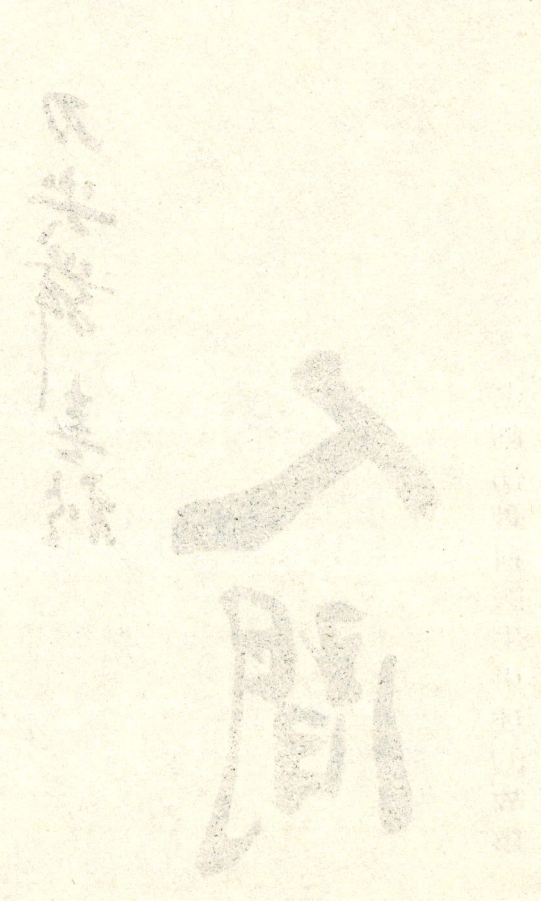

自 序

烟火人间知冷暖

人间，即人来人往的美好空间！每一寸你站立的土地，每一个你直视的生灵，每一棵你亲近的花草，每一次你呼吸的空气，每一口你饮入的甘露，甚至每一声你呼喊的回音，皆为美好人间的一部分。人间，包罗万象，应有尽有！

人间，即人神共处的奇妙世界！古之华夏称神为神人，称仙为仙人，称佛为佛人，天上地下，神、仙、佛所到之处即为人间。由此可见，人间是极其高贵的场所，凡人与神、仙、佛共处，当值得珍惜。

烟火是人间最不可或缺的，有烟有火才是人间！民间有诸多关于灶王爷的神话与习俗，据说每年12月24日灶王爷都会上天向玉皇大帝汇报人间疾苦，至大年初四方重回凡间。不论是山珍海味，还是粗茶淡饭，灶台烟火见证了人间一切冷暖。

没有烟火的人间是冰冷的，犹如"萧条孤烟绝，日入空城寒"；有烟火的人间才是温暖的，正是"村村茅屋晚炊烟，更寻村酒穿茅屋"。我们都需要有烟火味的人间，恰似陶渊明所描述的"暖暖远人村，依依墟里烟"那般温馨质朴。

医者皆凡人，既非圣人亦非天使，与普通人一样都是肉眼凡胎。他们有常人都有的七情六欲、喜怒哀乐、悲欢离合，会有疲惫、困惑、迷茫，也会有欢欣、感动、惊喜。因此，他们毋需被刻意神化，亦不应当被丑化乃至妖魔化。医者目睹太多人间悲欢离合，经历太多患者生死考验，见识太多病房人性百态，虽不敢言悟透人生，却比一般人见识了更多的人生侧面。

按照既定计划，本来今日开始应对《伤痕》初稿进行第一遍修改，无奈思绪过于飘忽不定，迟迟静不下心，遂决定开始动笔写《人间》。友人发来一句话与我共勉：清醒时做事，糊涂时读书，大怒时睡觉，独处时思考。深以为然，阅后加上一句：心烦时写作。不自修饰不自哀，不信人间有蓬莱；阴晴冷暖随日过，此生只待化尘埃。我们经常说计划赶不上变化，其实许多人间之事皆如此。

文字具有穿透一切高墙的力量，今天之记录，即为明日之历史，所以我决定将脑海中一个个各自独立的案例，尽可能还原其发生、发展过程，按照最初记忆逐一记录，或许有助于我们了解医疗实践和社会生活中的不同侧面，并在这过程中，尽可能保持描述的中立性，尽量避免带入个人的主观臆断。虽然很难，却是理想的彼岸。

古罗马恺撒曾说：不朽的神灵因一个人的罪孽要给予惩罚时，常常先给他们一时的兴旺和比较长期的安宁，这样他们才能在命运突然转变时感到格外惨痛。佛经里说的人间有八苦，其中生老病死是位居第一的人间常态。恐怕人世间再也没有像医院这样的特殊场所，能够见识到那么多人的生老病死。从整个社会层面来说，医院是一个小社会，更是一个大世界，每一个混迹其间的个体带着不同的使命与责任，相聚到一起：医者以治病救人为使命，患者以求医问药为目的，家属以陪伴安慰为责任，不论家庭、社会还是国家，都构成了我们生死与共、休戚相关、荣辱共存的人间。

疫情居家期间疯狂喜欢上了散步，以前主动锻炼机会较少，不是不乐意，而是抽不出时间，每天结束工作回到家已是夜深，再无精力运动，而现在每天吃饭、睡觉、写字、散步，可以让身体的多个器官得以自我修复，最重要的是能让一直以来饱受折磨的脑细胞加速再生。有人说，你如何面对疫情这段超长假期的，也许你的余生就将如何度过。这个说法很有一些思想高度，并非全无道理。

我家小区附近有一段虽已修好却仍未开通的马路，两边停满了私家车，许是疫情期间一时无人管理，人们就随意停放了吧。我戴着口罩，双手紧紧插进口袋里，脖子上系着围巾，希望能够抵御寒夜风萧。天气湿寒，冷风呼啸着拍打在脸上，仍有几分割裂皮肤的痛感，路灯散发着黯淡的光，照射在马路上，显得清幽静谧。一百米之内见不到一个人影，我自信马由缰，享受难得的清净。

　　走到拐角处，突然耳边传来一阵悠扬而又熟悉的广场舞乐曲，我心里颇有些疑惑，怎么在疫情管控得如此严格的当下，还有人聚众跳舞呢？小河边有一圈围栏，是四方形的木栅栏，我隔着30米远望过去，一位老年阿姨，把手机挂在栏杆上，音量应该是放到了最大，播放着前段时间特别火的《火红的萨日朗》，一个人对着屏幕微弱的亮光，翩翩起舞，仿佛此时正带领着一个广场歌舞团，面对着一众观众，整齐划一、昂首挺胸、抑扬顿挫地表演，很是陶醉。我不忍打扰，绕道而行。

　　有人可能要说，一个人是要有多寂寞才能在疫情如此紧张的时刻，独自跳着无人欣赏的舞步，但我却想为阿姨由衷叫好，一个人是要有多热爱生活，才能在冰冷的夜晚，在无人的小河边忘我独舞呢？人间值得，一个人的广场舞不正是我们所需要的人间烟火味吗？应该为热爱生活者点赞，向热爱生活者致敬！每一个主动居家隔离的人，正是怀着对病毒的恐惧、对生命的敬畏、对生活的热爱，用暂时的牺牲、极度的克制，去换取更长久的光明。

　　河边有座小桥，平常人来人往，是附近居民流连忘返的场所，颇有人气，紧挨着桥边的是很早之前就搭起的一排简易平房，大多租给来沪讨要生活的外乡人，他们尽力在为自己和家人的生计忙碌，曾经这里有的小面馆、足浴店、小五金店、卤煮店，还有山东小两口开的水果店，疫情期间均已关门歇业，黑漆漆的窗户仿佛倾诉着夜的寂寞。

　　门面房最边上就是小山东水果店，以前我经常光顾，与来自日照的店主夫妇很熟悉。店面不大，除了水果也兼营瓜子等炒货。水果店居然没有关门，店里透出些许微弱的灯光，这让我有些诧异。往前走了几步，隔着四五米距离，见店主夫妇正整理着当天卖剩的水果，近期客流锐减，生意肯定好不到哪里去。水果本就不耐放，估计春节前店主夫妇放弃回老家的机会，提前预备了大量水果，本想辛苦一个春节，多赚一些钱，好为一年的辛苦开个好头，谁想一场疫情让这一切都化为了泡影。

夫妇俩拿起水果高高举起在灯光下转了几下，格外认真仔细地检查后才慢慢朝另一个大筐里扔，应该是已经烂掉的水果。我站在孤寂的路边，路灯用力拉扯着我身后的背影，耳边传来小夫妻俩的一声声叹息。人生无常，想必他们是在哀惋脆弱的水果居然如此不堪吧。看着夫妻俩在一心忙碌，我不忍上前打扰。

相信经历此次疫情，更多人会主动思考自己的过去、现在和未来，会对健康、感情、生活方式等有更深的反思与体悟。有人说，这一次国人是真正安静了下来，人们终于有时间坐下来思考究竟哪些曾熟视无睹却又是生命中至关重要的，究竟哪些事情曾占据了我们大量的时间精力但实则无足轻重。相信每个人都会或多或少扪心自问，并得出各自的答案。

人间百态，众生百相，各有坚持，皆有所求。对于医者而言，每一次倾力救治，每一次扶危济困，每一次精心护理，都是在为人间增色、为人间添彩。因为医生看似面对的是个体病人，但每个病人身后都有一个家庭在翘首以盼，而家庭又是构成社会的基本细胞。因此，若社会安定，则人间不动荡；若社会和谐，则人间不混乱；若社会温暖，则人间不寒冷；若社会宽容，则人间不狭隘；若社会团结，则人间不分裂；若社会祥和，则人间不暴戾。

医者的每一次竭尽全力，看似微不足道，实则福泽人间。

初稿：2020 - 02 - 12 周三 13:26
修改：2020 - 03 - 19 周四 21:57
校对：2020 - 04 - 02 周四 21:07

目录

自序 烟火人间知冷暖

第一篇　微尘

003　"古惑仔"阿康
011　装修工卢克
018　我是行家
025　为"爱"放手
033　生命力
040　特殊"伤员"
048　烟鬼老端
055　一次特殊问诊
063　赔偿
070　枣庄郭大爷
077　"次生"伤害

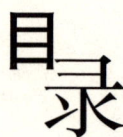

第二篇　冷暖

087　花季少女手毁之殇

095　报得寒冬雪

102　最佳男"猪脚"

109　"吉祥"如意

117　借条

124　平头哥

132　车祸元凶

139　补差价

146　孝顺

154　选择

162　横肉光头

目录

第三篇　人间

- 171　极限挑战
- 179　师生情
- 186　手艺
- 194　钻石婚
- 201　"铁拐"李大爷
- 208　民间沪剧大师
- 215　千里求医
- 222　专家与英雄
- 229　调解
- 236　为爱痴狂
- 244　权威

- 251　**后记**　心若向阳　何惧忧伤

刀尖舞春秋·人间

第一篇 微 尘

"古惑仔"阿康

> 　　生活,从来不是按照你的意愿运转,而是沿着它固有的轨迹运转。
>
> 　　　　　　　　　　　　　　　　——迦钰小语

2008年6月,我从汶川抗震救灾前线回来不久,一个相识多年的同乡老大哥高先生,与我私交甚笃,分外热情,不时问候,频繁打电话一定要组织一个饭局为我接风。由于接二连三的工作安排,尤其是刘冬的抢救工作无法脱身,我始终抽不出空。一直到国庆假期,架不住老高再次相约,又逢假期想留沪休息调整,便答应一起聚聚,不过特意交代,吃饭人数不要多。我一向不喜欢太过嘈杂哄闹的场面。那时候,又刚经历了汶川地震与"非典"两次大灾难,对很多事情颇有感触,觉得人生苦短,意外频发,应珍惜时间做些有意义的事情,那些虚名、交际、应酬都无助于安放心灵、寄托灵魂、过好一生。

当晚,老高另叫了六个老乡,加我们俩一共八个人,戏称之为"八龙过江"。他素来天性乐观,好交朋友,到哪里都是哥哥妹妹一大帮。好友相见分外亲热,何况又是老乡,俗话说老乡见老乡,两眼泪汪汪,不知不觉酒到深处,已经有人开始玩起闽南人最喜欢的猜拳罚酒,煞是热闹。

酒到正酣之时,突然有个个头矮胖的年轻人,没有跟任何人打招呼,自顾自地推门而入,如同回家那般随意。他身边紧跟着一个年轻小姑娘,看起来像酒店服务员，一手端酒杯，一手拿着瓶红酒，亦步亦趋。小矮个叫阿康，30岁上下年纪，身高大约一米六五左右，上身穿一件大红T恤，很是花里胡哨，体型略显发胖，肚子凸起，满脸肉嘟嘟、红扑扑的，一看就知道来之前肯定没少喝，脖子上挂着一根粗大的黄金链子，走起来一晃一晃的，非常扎眼。两条花手臂，虽然看不出刺青的具体内容，但乍见就觉得像是香港黑帮片里的古惑仔。

按常理来说，日常生活或是工作中，我都不可能跟阿康有丝毫交集，但今天老高安排的饭局就在他"主管"的饭店，用他的口头禅这就是他的地盘。时至今日我都没有弄清楚阿康跟饭店之间的关系，"主管"这个词语也是他自称的。看得出老高与阿康非常熟悉，彼此高声叫唤对方名字，许是酒精刺激的作用，两人暂时忘却旁人的存在，推杯换盏连干数杯。

国人最大特点，不论是熟悉还是不熟悉的，只要到了酒桌上，基本就是酒量论英雄，感情深的要一口闷，不熟悉更要一口闷，美其名曰便于拉近距离加深印象。此时若有人推托酒量不好或者酒精过敏等，对方必定不依不饶，威逼利诱之后甚至能够上升到瞧得起或者瞧不起的高度。两人拼完酒之后，老高逐一替阿康引荐，又是新一轮高潮迭起。我有时候在想，酒店推出敬酒环节，很多时候可能是为了促进酒类销售吧。

说实话我对于阿康这样看起来所谓的"社会人"没有特别感觉，说不上喜欢也谈不上讨厌，行医多年，已经能够对于每个人从事的行业有足够的理解。对我们来说，彼此可能不只是平行线，有时候可能更像是背道而驰的两条相反线。老高介绍时，为了节省时间，我非常爽快利索，二话不说就跟阿康把酒喝了，不想留下太多掰扯的余地。酒足饭饱之后，各自回家，关于阿康的一切就留在了饭局上，未给我留下任何的印象。

两年后某一天傍晚，老高突然给我打电话，我当时正在忙，没来得及接电话，他居然连续打了五个电话，这种情况并不多见，等我看到时赶紧给他回过去。他非常着急地问我在不在单位，说阿康出车祸了。我一时有些丈二和尚摸不着头脑，跟老高说我在单位，但是不清楚他说的阿康是何方神圣。一听我在单位，老高居然快速把电话挂断，搞得我很有些莫名其妙。大约五分钟后，老高又打来电话，说他已经在来我单位的路上，具体情况他也不清楚，阿康已经由120从崇明送过来了，让我务必等着他们。

　　阿康被送到急诊时，老高陪着我和小曹已经一起等候他多时。阿康受伤情况比我想象中复杂许多，右大腿严重畸形合并脸部撞伤，嘴角撕开很大一个口子，浑身酒气，幸运的是没有合并颅脑损伤，对答尚切题。急诊拍片后显示右股骨干多段粉碎性骨折，口腔骨折合并软组织撕裂伤。口腔科值班医生很负责，急诊为他做了缝合修补手术后转到我们科室，小曹连夜给他打上牵引制动。阿康嘴部严重骨折加撕裂伤，根本无法言语，边上有一个陪同的小伙子，头上缠着绷带，想必是他的小弟吧，仔细向我和老高讲述阿康受伤经过。

　　当天阿康一个好朋友的崇明农家乐开业，他们十来位兄弟一大早就赶去捧场，热烈的开张仪式后就是隆重的庆祝活动，大摆宴席、大宴宾客。阿康本就是个爱热闹的人，好朋友自然要喝，初次认识的更是要喝，还不时邀请大家抽空去他饭店吃饭。这顿饭从中午11点半开席，一直喝到下午4点半，吃饭人数从六十多位喝到六位。阿康战斗力很强，一直坚持到最后，把主人都喝倒了才罢休。回程路上，本来应该是陪同小伙子开车的，不知道阿康是哪根筋搭错了，死活要自己开车，小伙子要争，他一巴掌把小伙子打倒在地，吓得小伙子马上躲到一旁，不再吭气，至于其他同行者基本都是酒精过量之人，站在一旁跟着瞎起哄。

　　阿康驾车行驶在陈海公路上，小伙子很不情愿地坐在副驾驶座，战战兢兢，不时提醒阿康要注意控制速度。有好几次阿康擦着别人的车呼啸而过，不免让小伙子胆战心惊。去过崇明的人都知道，陈海公路是一条大直道，跟狭长的崇明岛完全平行，因为道路两旁都是农户，所以每隔一两公里就会有十字路口供两侧农民穿行。开出大约十多公里，小伙子远远看到前方十字路口有辆拖拉机在准备横穿，于是大喊刹车，但是阿康根本没有任何反应，眼神迷离。小伙子一看吓坏了，大喊一声"康哥，要撞车了"，

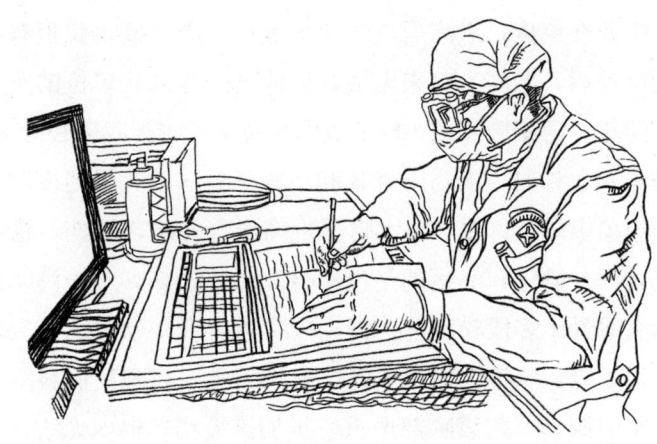

阿康这才如梦初醒般赶紧踩刹车。

可惜一切都晚了，只听"砰"的一声巨响，迎面撞上了拖拉机，双侧的安全气囊同时打开，阿康立即晕死过去。小伙子除了脸部有些皮擦伤，差不多可以算是毫发无损。他惊魂甫定后，赶紧从副驾驶位置脱身出来，跑到驾驶室，使出吃奶的劲把阿康从驾驶室拖了出来。只见车头被完全撞毁并开始燃烧起来，小伙子赶忙将阿康拖到更远一点的安全地带，浑身大汗淋漓。车当场就烧毁了，据说是一辆一百多万的奔驰，所幸人都活着。

口腔缝合修补手术后，住在病房的阿康看起来很乖，完全没有往日酒桌上呼来唤去的劲头，而是像霜打茄子一般，眼神有些飘忽不定，好几次想跟我说话，都被现实打败。撕裂伤加骨折，剧烈的口腔疼痛让他放弃了说话的想法，我猜想他应该是担心自己未来会不会残废吧。口腔科专家说口腔部位骨折可以过段时间再处理，相对比较安全，不那么着急，让我先安排右大腿骨折手术。

阿康的右大腿不仅是粉碎性骨折，而且是多段的，治疗起来有些棘手，我特别担心他手术以后不一定能遵照医嘱执行，所以手术前特意到他床边，跟他做了很详细的讨论和交代。他拿笔写字回应，交流很顺畅，他答应一定好好配合。一切准备齐全后,我亲自为他做了右股骨骨折内固定手术,在他右大腿植入了一根髓内钉。钢钉通过微创植入,上下各切了两个5厘米不到的小口子,粉碎的骨断端没有打开,希望保护局部血运,有利于促进骨折愈合。

由于术中出血很少,加上身体年轻,阿康术后恢复很快。其间老高来看望过他,两人哑巴似的比划了好久,交谈甚欢。我并未参与他们的聊天,对我来说,老高是老乡,阿康只是众多病人中的一个。五天后,阿康就出院回家休养了,我帮他对接了口腔科专家,建议一个月左右再过来做口腔骨折修复手术,他们之间互留了联系方式,由口腔科医生到时通知他入院手术。过了一个月左右他顺利住到口腔科做手术。术前我去看过他,主要了解一下右大腿愈合情况,省得再到门诊折腾。此时,他已经可以在床上自如直腿抬高了,恢复很理想。我再次交代他戒烟戒酒,严禁下地行走,阿康点头表示了解并坚决执行。

口腔手术两个月后,一天早晨6点不到,阿康给我打来电话,我其实特别反感大清早给我打电话的人,此类人往往特别自我,完全不顾及别人此时是否方便,一切以自我为中心,但又担心他是否有什么紧急意外,还是很不情愿地接了电话。电话里传来阿康虚弱的惨叫声:"医生,不好了,我的骨头又断了,我马上去医院找您啊,麻烦您交代曹医生到急诊帮我安排一下好吗?"

8点一刻,等我查房时,阿康已经办完住院手续躺在病床上了,这一次受伤经历更奇葩。他的右大腿手术后三个月已经基本可以下地行走,口腔也恢复差不多了,说话、吃饭、喝水等功能都接近正常,一大帮朋友决定为他伤后重生开一次派对庆祝。对于阿康这样一个混社会的人来说,从来没有三个月完全闷在床上的经历,早就心痒得不行,再说从治疗角度来讲,已经没有特殊之处,便一口应承下来。饭局从下午5点半开始,其实在远离饭局近三个月的阿康看来,下午5点半开始太晚了,最好下午3点就开始,才能尽情痛快、尽情享受,彻底告别无聊沉闷的生活。老高在外地出差，没有参加当天晚上的饭局。

第一场酒席上攻势很猛烈，好友相见格外亲切，席间纷纷给他送上祝福，轮番敬酒。放虎归山的感觉超级爽，纵横酒桌的感觉更是无比熟悉，让阿康暂时忘却了一切伤痛。阿康豪情万丈，高呼今夜不醉不归，再次引来新一轮的集体摧残。据不完全统计，十五个人喝了将近十八瓶白酒，其中阿康喝得最多，当然这才是他想要的人生。9点不到，第一场顺利结束，大家觉得白酒喝不动了，但仍觉不过瘾，除了三个朋友另有安排先行离开之外，剩下十二位决定换个场子继续喝第二场。于是又集体换场吃火锅，美其名曰希望阿康伤后日子红红火火。吃火锅时改喝啤酒，漱漱口清醒清醒，不过可能对别人来说是为了清醒，对阿康则是买醉，火锅没吃完，已经基本趴在一边了。

11点多，一群人扶着差不多人事不省的阿康，集体去唱歌。唱歌时阿康略有些醒了，还能偶尔跟着闹闹，嘶吼几声不着调的曲子，硬撑着喝了点红酒，反正每个人都醉眼惺忪了，唱歌基本靠吼。几点结束没有人知道，也没有人送他回家，直接将他扔在包厢里，反正歌厅是朋友开的，比较安全。

早上5点半，阿康被一阵尿意憋醒，急着想上厕所，地上有不少昨夜洒落地面的酒，毕竟一夜混战，谁能保持清醒呢？迷迷糊糊中，他摇摇晃晃站起身，屋里太黑，完全看不清东南西北，走不了两步踩到一处湿滑地面立马滑倒在地，左膝盖狠狠磕到了桌脚，当时他痛得大叫。朋友听到惨叫声，陆续从睡梦中醒来，开灯后发现他倒在地上不断呻吟，一帮人手忙脚乱，一刻也不敢耽搁赶紧把他送到医院。阿康看着变形的左膝关节，知道八成又断了，就在路上给我打了电话。听他絮絮叨叨地跟我说到这里，我就理解他了，毕竟受伤当时他根本没有看时间。

"阿康，告诉你一个非常不幸的坏消息，左侧胫骨平台粉碎骨折，需要手术，另外有个好消息，右边大腿骨头长好了。"看过刚刚拍好的片子，我直截了当对他说道。

"医生，这个手术复杂吗？跟上次比严重吗？我会残废吗？"阿康双眼无神直直盯着我，似乎是在问一个不相干朋友的病情，显得很冷静，跟早上电话里的着急情绪有很大不同，无意中透露出一副满不在乎的神情。

"跟上次比起来当然有所不同，这个部位手术复杂程度跟上一次相比差不了太多，后续恢复的功能，可能会有所影响，搞不好会留下部分残疾。当务之急，早点手术吧！"作为医生，我还是必须如实向他告知。

手术前，老高又来看望他，对他的行为深感痛心，这一次我特意把老高叫到办公室，问起他跟阿康的关系，才知道原来阿康父亲曾经是老高公司员工，后来一次意外失去了生命。老高感念阿康父亲与自己当年的同事情谊，可怜他们孤儿寡母，主动帮助阿康一家，才让阿康能够长大成人。虽说人是长大了，有没有成人很难说，毕竟老高不是亲属，对他没有管教之责，尤其是年轻人，说多了阿康就会很不耐烦，又很反感。阿康母亲生性软弱，无法约束他，导致阿康很早就混迹社会了。

我特意嘱咐老高劝劝他，此次手术之后无论如何要戒酒了，再这样下去人会废掉的，真不能把自己当变形金刚啊，体内撑的都是钢板。两天后，阿康接受了三个月来第三次手术，我很惊讶于他对自己身体健康的漠视态度，在我接触过的每一个病人，都会表现出对疾病的畏惧，唯独阿康例外。

阿康手术很顺利，属于相对常规的过程。一周左右出院，三个月复查时已经又活蹦乱跳了。每次来复查，都是大大咧咧大喊大叫，一声又一声哥哥叫着，显得很亲热。半年后，双下肢彻底恢复，他就没有再来过医院，本来叮嘱他一年左右要来医院做取出内固定钢板手术，他也没有出现。两年后，他打电话找我帮忙，给他开车的小兄弟半夜爬围墙时从3米高处跌落，脊柱爆裂骨折，拜托我帮他做手术，我没有拒绝。手术时，阿康本人并没有来，听他小弟说，因为餐饮不好做，他已经转行去外地做其他的项目了，具体不详。

一直到2019年，一天我正在手术台上忙碌，阿康再次打来电话，我没有及时接到。等我下手术台，发现他居然连续拨了十个电话，赶忙回拨才得知他在沈阳又出车祸了，自己开车跟别人相撞，眼珠子当场掉出来了，问我怎么办！我非眼科专家，无法提供专业答案，便帮他紧急联系了沈阳当地的朋友，为他办理住院。后来据说眼睛保不住了，医院急诊为他做了眼球摘除手术，恢复如何就不清楚了。

因为从此之后，他又再一次消失得无影无踪……

初稿：2020-03-02 周一 19:02
修改：2020-03-17 周二 17:21
校对：2020-03-23 周一 15:42

装修工卢克

> 农夫与蛇的故事时刻都在上演,只是变换不同的演员与舞台。
>
> ——迦钰小语

卢克,29岁,江苏无锡人,单身,尚未结交女朋友。受伤时正在五角场万达广场内为某服装门店装修,是一名中等"资深"装修工,从业时间不短。彼时五角场正处于发展的全面提速期,各式各样门店层出不穷。小卢名义上是装修工,其实十八般武艺样样俱全。他的所谓装修队事实上总共就他和父亲两人,他的母亲平时在无锡乡下帮姐姐照看孩子。

当年8月正值上海夏天最闷热、最难受的时节,装修本就是一件苦差事,再赶上夏天,绝对属于苦上加苦,刺鼻的装修气味渐渐伤害着他们的身体,却又必须咬牙坚持。服装门店老板希望能赶上9月初开业,对店老板来说,时间就是金钱,房租已经支付出去了,尽可能缩短装修工期,早日开业,才可能尽早收回成本。

于是门店老板使劲催促他们赶工期,允诺他们如果能够提前完工,每提前一天额外奖励他们2 000元钱。重赏之下必有勇夫,况且这笔钱对父子俩来说并不是小数目,再说提前完工,可以尽快接手新的项目。爷俩通宵达旦、夜以继日,利用一切时间加班加点,吃饭基本上是早起焖一锅米饭,超市买些咸菜、腐乳,米饭配咸菜,从早吃到晚,对他们来说日子辛苦但有盼头。

　　装修进展很顺利，搞定了隐蔽工程，涂好墙面、铺好地板之后，项目逐渐趋向收尾，眼看胜利在望了。接近一个月的高强度工作，休息又很少，父子俩都明显感到身体很疲惫，弹簧绷得太紧容易断，这个道理两人都懂。当天中午他们准备一起安装顶灯，本来顶灯可以等傍晚时再安装，不过小卢妈妈昨天打来电话，下午想从无锡到上海来看看父子俩，还特意烧了无锡红烧小排骨带过来犒劳他们。父子俩觉得最近太辛苦，想趁小卢妈妈来探望的机会，好好放个假，一家人快快乐乐吃顿团圆饭，顺便休息一晚上。

　　老卢安装顶灯技术其实比小卢娴熟得多，但是爬上爬下的活，小卢不忍心让老父亲做，便自告奋勇快速爬到架子上，老卢只好在底下扶着架子。小卢之前没有安装过这种类型的吊灯，经验明显不足，换了几个角度总是装不好，老卢在底下扶久了觉得有些累，嘟囔了两句让小卢动作快一点。小卢听到父亲的催促心里有些不乐意，安装也不是很顺利，手上动作稍微大了点，动作明显出现不协调，一不协调灯就开始摇晃起来。

　　小卢一看灯在晃，赶紧探出身子，想努力将身体探出去，把手伸出去够灯，但身体瞬间移动导致架子受力不均，出现侧方滑移。老卢使劲想把住架子却怎么也顶不住，于是小卢连带着架子"啪"的一声巨响摔到了地上。小卢的后背狠狠砸到地上，立即从后背传来一阵剧痛，他"啊"地惨叫了一声。仰面朝天的小卢使劲想要从地上爬起来，都被剧烈的疼痛硬生生顶了回去。老卢一看吓坏了，唯一的儿子可别摔坏了，于是赶紧拨打店老板电话向他求救，店老板赶来后跟老卢一起把小卢送到了医院。

　　拍完片子，诊断出来：胸12椎体压缩骨折，压缩程度比较严重需要手术治疗。店老板和老卢商量后，决定接受手术治疗，毕竟小卢还年轻。经过必要的术前检查，小卢收治入院。手术前我跟他们一家三口一起谈话，我说骨折部位手术后一年左右，要把装进去的钉子再取掉，进口或国产器械都可以，由他们根据自己实际情况选择。服装店老板为人很不错，答应卢家如果用国产器械的话，他愿意全部给报销。于是选择不困难，快速定下使用国产钉子，不过我特意交代骨折部位非常特殊，一年内务必来住院取钉子，否则钉子容易断裂，并让家属签字确认。

很多人觉得很奇怪，人体骨骼跟坚硬的金属钉子比起来，怎么可能把钉子扭断呢？因为小卢受伤部位确实特殊，处于我们人体脊柱上活动度最大地方——胸椎与腰椎移行处，不论是坐姿还是弯腰等活动，该部位都是最主要受力点，而且很多时候受力特别大，日积月累反复应力累积，特别容易导致该部位钉子疲劳断裂。跟他们三人进行必要的谈话后，他们明确表示了解，于是小卢手术如期开始。

他的骨折很常见，并非多复杂，手术过程很简单，进展很顺利，小卢毕竟年轻，身体康复非常快。住院期间，出于对小卢一家的同情，深知他们辛苦工作赚点微薄收入却遭此意外，实属不易，于是我每次查房都要和他们拉拉家常，关心一下服装店装修进展。听说老卢请了一个邻居继续帮着干活，并没有多大耽搁。接触下来，感觉他们一家人都特别老实憨厚，我对他们也十分尊重。

术后三天小卢各项指标恢复正常，要求出院回家。三个月左右，他到门诊进行了第一次复查，压缩骨折部位基本恢复正常。他松了口气，问我可不可以干活。我很明确回复说可以干活，但是要看工作性质，轻一点的比如坐着帮人接接电话、送送报刊都没有问题，重一点比如装修工作等必须避免，装修需要一直弯腰容易导致局部应力集中，加速钢钉疲劳断裂。为了防止小卢不遵医嘱偷偷跑去干活，门诊时我特意让学生把告知内容写到病历本上，并让他当场签字确认，毕竟之前也有类似情况出现，医生总是希望能够尽可能把风险隐患告知病人。当然小卢态度很不错，一再保证肯定会听话，绝对不会去干重活。

每隔三个月小卢都会按照嘱咐准时来门诊拍片复查，情况一直都很好，没有异常。第二年"五一"刚过，已是术后九个月，他跟我说家人最近从老家给他说了一门亲事，跟对方交流下来，彼此都比较满意，很有希望成亲。为此他必须努力赚钱，才能付得起对方提出的彩礼要求，因此他决定恢复工作，跟父亲一起去装修，现在赚钱是当务之急。听完他述说的情况，我表示完全能理解，但是跟他交代干活务必要适可而止，千万不可过重，如果影响健康就得不偿失了。鉴于小卢骨折恢复良好，再过三个月肯定符合手术要求，我便要求他回去跟他父亲商量一下，提前安排好工作，8月份来住院取内固定，并给他开好了住院证。

  8月中旬，小曹跟小卢打电话，小卢说在徐汇做家庭装修，工期很满，天天加班，加上天气炎热，躺着不舒服，他跟小曹商量能否过段时间再取。小曹非常有经验，明确告知小卢一定不能超过一个月，时间拖久了对腰不好。小卢答应装修一结束，立即尽快赶过来住院手术，同时一定会跟曹医生主动联系。小曹很心细，打完电话之后还专门发了一条短信给小卢，小卢立即回复收到。过完"十一"假期，我检查所有开过住院证的病人列表时发现小卢还没有来住院，感觉有些奇怪，便催促小曹再跟小卢联系。小曹尝试各种办法都无法联系上他，因为小卢的手机不知何故居然停机了，而且他也没有主动跟我们联系，他如同断线风筝一般，从我们视线里飘走了。偶尔看到待入院病人登记表上的小卢名字时，我都暗自揣测并宽慰自己，也许他已经在别的地方做完取钉手术了。

  当小卢一家再次站到我面前时，已经又一年过去了。时间真的很快，掐指一算，此时距离小卢受伤已过去整整两年，远远超过我跟他规定的一年内取钉的时限。老卢一见到我先是不断打招呼，频频弯腰点头，反复表达歉意，说因为承接项目比较多，耽误了小卢手术时间，非常不好意思。我跟他们三位说，不必感到歉意，身体是小卢自己的，耽误后伤害的也是他自己的健康，我们已经很尽力联系，无奈始终无法联系上。老卢很明确表示，绝对不怪医院、不怪医生，一切都是他们自己的问题，希望我们大人有大量，原谅他们的不是。老卢的态度非常谦卑与客气，让我反而有些过意不去。

  老卢刚说完，小卢紧接着立即反映，最近后背手术部位经常有痛感，去医院拍了张片子，发现有一根钉子断了，家里人很着急，才赶紧扔下手头装修工作跑来找我。我看了一下小卢片子，胸11椎体右侧钉子断了，断裂的钉子全部埋在骨头里。分析后觉得疼痛并不是断在骨头里面的钉子引起的，而是翘在骨头外面的钉子，由于顶着皮肤和肌肉，摩擦导致的疼痛。我问小卢最近工作状态如何，后背何时开始有痛的感觉？小卢回答最近一年做很多的水工泥工，上蹿下跳，腰背部经常感到酸胀，最近一个月主要任务是铺地板，弯腰动作相当多，持续时间也比较长，一周前开始感到局部疼痛加剧。

我很坦诚跟他们说，小卢因为长期高强度工作导致后方钢钉发生疲劳断裂，根据判断留在体内的断钉不会对小卢身体产生任何不良影响，打个比方，只不过在胸椎的椎弓根里面加固了一根钉子而已。断在骨头里面的钉子可以取也可以保留，我们对此有较为一致的判断，即认为小卢体内的断钉不会有碍于他的健康，因此无特意取出的必要。

相对应的手术方案有两种，一种是争取取出全部钢钉包括断在体内的钉子，但手术时间、创伤和费用都会很大，而且不能保证一定能取出断钉，因为钉子埋得比较深，跟自身骨骼长得相当紧密，取出很困难，破坏比较大，后期需要较长恢复时间；另一种取出其余钢钉，把断钉留在体内，这样手术简单，耗时较短，对小卢的影响更小。麻醉方面，不论是全身麻醉还是半身麻醉都可以。

手术前一天，小卢父母找到我。对于他们我一直都心怀敬意，看到他们吞吞吐吐似乎有话要说，我便鼓励他们有什么困难直接说出来，我一定想办法帮忙解决。经过了解我才知道，原来小卢上一次摔伤恢复后，他们已经跟服装店老板一次做了了结，店老板支付了一笔误工费和营养费，约定双方处理终结。此次住院取内固定费用全部都要自己承担，他们之所以一直拖着没有来手术，原因之一，其实是心存侥幸，希望钉子长期留在体内不取，如此一来店老板支付的补偿钱款就可以节省下来。他们问我还有没有更省钱的方式。看着老实巴交两口子，我说还有一种方式可以尝试，即局部麻醉取钉子，断钉本来取出就特别困难，索性放之不管，不刻意做取出的尝试。

我再次解释断钉发生原因并强调后期不会引起小卢任何不适,夫妻俩恳请我给小卢局麻取钉子,帮他们想办法节省费用。我心一软便答应了,当然我的应允并非是头脑一热,很多创伤骨折病人经济上都会有困难,为了给患者节省费用我经常采用为难自己的方式,比如选择局麻等。手术很顺利,除了偶尔感到术区切口疼痛之外,小卢并无任何不适,术后第三天就可以下地行走了,告诉我术前的疼痛感已完全消失,一家三口千恩万谢之后就出院回家了。三个月复查时,小卢已经完全恢复正常,跟我有说有笑谈笑风生,并且调侃说准备重返装修界了。我以为这将是我和他的最后一次见面,跟许许多多治疗康复后的病人一样。

谁知道之后发生的一切,情况大大出乎我的意料。

半年后的一天,老卢夫妻带着一个人到医院来,据说是他们多年的好朋友。此人狮子大开口要求医院赔偿,说我们对小卢的治疗有失误造成医疗事故。据他们描述,现在小卢天天在家腰背部剧烈疼痛,完全无法下地和活动,工作彻底耽搁下来,强烈要求我们赔偿误工费、精神损失费。当时听完我一脸困惑,完全不知道是何种状况,再打量了一下他们带来的所谓朋友,一看便知道应该是那种职业医疗讼棍。

此类人常年流连于各个医疗场所,鼓动家属去告医院,挑拨医患关系。他们没有正规执业资格,但擅长于做病人或家属的思想工作,不论患者自身有理与否都要闹腾几分。我压根不为所动,有理、有节、有序地再次跟他们分析了小卢病情与现状,并将小卢不听医院安排、不按时到院取钉等证据展示给他们看。很显然,他们根本不是来讲道理,依然不依不饶。最后没有办法,我让他们去走司法鉴定途径,用法律来解决问题。

五个月后,我第一次作为主刀医生走进医疗事故鉴定中心——这个我现在经常作为专家去为医患双方主持公义的地方。时隔数月我终于再次见到小卢,他不敢正视我,始终避开我的目光,他的父母看着我满脸通红不发一言,一切都由那个所谓朋友在代为陈述。每当我想要跟他们质询的时候,他们都把头扭向一边,支支吾吾说不出话。小卢躺在一张竹制担架上,嘴里不断发出凄惨的呻吟声,似乎真的非常痛苦,脸上表情相当夸张。看着可怜的一家子,我并没有任何不快,而是坚信鉴定专家会给双方最合理最公正的解释。鉴定专家通过查询病史、翻阅病历、分析片子并且了解整个治疗经过后,当场为小卢做了详细的体格检查,一致认为小卢所谓疼痛不可能存在,医院治疗过程没有任何瑕疵,驳回了小卢一家的鉴定请求。

小卢败诉了,没有得到自己想要的结果,一家人不肯罢休,再次去医院闹访。每到医院一次,他们就更加坚定自己行为的正确性。这是一种较为奇特的思维,起初他们并没有觉得自己有到医院闹访的充分理由,而且我能看出他们还尚存几分羞耻和心虚,毕竟他们内心最清楚自己的所作所为对错与否。但是在讼棍一次次的怂恿下,他们渐渐说服了自己这是合理诉求,每次定期到医院撒泼吵闹时表现得更是理所当然,仿佛他们才是占理的那一方,他们的行为只是为自己讨回所谓的公道而已。数次下来,医院觉得不胜其烦,经过协商就把第二次手术取钉的全部住院费用,大概4 000多元悉数退还给他们。一拿到钱,全家立即心满意足地离开了,而此时的小卢,疼痛好像也奇迹般消失了,重新又活蹦乱跳了起来。

而我,从此再未见过这一家人。所谓心安理得,是通过正常途径获得了理应得到的东西,才会问心无愧,获之坦然。不知道那个4 000元是否能给他们带来足够的心安?

初稿:2020 - 01 - 31 周五 17:15
修改:2020 - 03 - 19 周四 10:47
校对:2020 - 03 - 28 周六 15:43

我是行家

> 自以为是的人总喜欢在并不擅长的领域用一知半解去指导内行。
>
> ——迦钰小语

柯岩，48岁，某著名高校女教师，才思敏捷、能言善辩、口才过人，曾经获得过多次教学大赛金奖。柯老师性格开朗，工作之余热爱运动，尤爱好骑马，是沪上某民间跑马联盟铁杆会员，每周雷打不动会跟其他会员齐聚市郊跑马场组织活动，强身健体之外放松心情，一举多得。我与她结识纯属偶然。她起初并非是我接手的患者，而是多年好友Z教授的病人，后来两人因对治疗效果产生分歧，闹得不可开交，通过朋友介绍来找我咨询，并由我为她开了第二刀。其实在她第一次住院手术时，Z教授便略有透露，言辞中流露出对开创了一个有意思的术式的骄傲之情。同时出于学术探讨，我与Z教授对此病例的交流颇多，才让我有机会从中立角度看清柯老师治疗的全过程。

柯老师受伤那天跟往常一样，大清早驱车抵达跑马俱乐部，更换装备穿戴整齐后开始常规训练。起初一切如常，训练一个多小时后，柯老师想挑战一下难度，争取越过一个高杆，这个动作属于高级水准，对她来说是全新的挑战。教练觉得她目前仍处于中级阶段，尚未达到学习、练习该动作的层次，因此从未给她任何相关指导。从医学角度来讲，比如你现在是住院医师水准，却一定要做主任医师才能做的手术，显然风险极大。柯老师打小学习能力很强，一路高分高能考入名校，本科硕士博士逐一攻克，毕业后顺利留校工作，讲师、副教授、教授接续拿下，在她一路顺风顺水的人生履历里，从来不知道何谓困难两字。

学习、工作、生活之路一马平川，让柯老师自信，甚至自负。"如果我想学医的话，踏踏实实沉入进去，再找个好老师，自学个三五年说不定能赶上你的水平呢！"这是某次柯老师与我交流时说过的原话，一字一句，都令我印象深刻。当时，我并没有被轻视甚或是羞辱的不快，只是静静地望着她，有些困惑她是缘何如此迷之自信的。难道在普通人眼里，医学就是如此简单，学个三五年，甚至自学就能成才？当然从目前中国社会来看，不学无术或者一知半解却冒充神医的，似乎也不在少数。

柯老师决定挑战自我，为了这次挑战她已经做足了功课，很久以前就开始翻阅书籍，观看动作视频，反复琢磨别人的姿势、跳跃的细节，并多次正式或非正式请教过此中高手。她认为自己的知识储备已经非常充分了，教练不允许她练习，是不信任她的智商与学习能力，她一定要早日练好展示给教练看，提醒教练不要轻视她。习惯优秀的人往往容易如此，过分高估自己，却对一些规律和风险视而不见。为了顺利跨越高杆，柯老师需要协调、平衡并调整马匹的步伐同步跳跃，由于是第一次，动作要领仅停留在理论阶段，经验明显欠缺，跨越力度没有控制好，马匹前肢碰到高杆，瞬间姿势失去平衡，跪地前倾，柯老师一看马匹失去平衡仍然想努力控制，无奈力量太大，整个人从马上滚落下来，右侧肩膀砸到了地面上。

柯老师从地上迅速爬起，想用手拍拍身上灰尘，才惊觉右手根本无法活动，一动就痛。什么情况？她暗想会不会是脱臼了，右手垂着很疼，很像脱臼。无奈之下，只好用左手托着右手，疼痛才略微减缓。团友们看到后赶紧围拢过来对她关心有加，为了不扫大家的兴，毕竟一周才玩一次，她不想因为自己影响别人训练，于是强忍疼痛说不碍事，让大家继续练习。之后，她自己走到休息室歇息。在休息室喝了杯水，吃了块饼干，缓和一下紧张情绪，她感觉右侧肩膀痛感略有减轻，不如受伤时候那般厉害。稍稍轻微活动一下右肩关节，感觉关节里面一切都还好，似乎并没有脱臼，自我判断骨头应该没有骨折，最多就是皮肉伤，再休息一会说不定就能好。但到午餐时，她的右手仍然无法举高，稍微外展就疼痛剧烈，无奈之下只好拜托一位朋友开车送她到周边一个小医院。周末的值班医生很年轻，估计没太多临床经验，单纯给她右肩膀拍了张片子，而后告诉她骨头没事，判断是皮肉伤，帮她右肩膀绑上肩袖带，嘱咐回去休息几天、养一养很快就能恢复，并开了一些活血化瘀口服药给她。

柯老师一听骨头没事，悬着的心终于放下，不过运动肯定不能继续，就直接回家养伤。正好近期没课，就安心在家边休养边备课。养了三天，感觉痛感略有减退，活动依然不行，关键是她发现右边肩膀骨头明显比左边高，摁一下还有些疼，思虑再三觉得还是到三级医院看一下比较放心。看病前找了不少朋友帮忙出主意，其中有人自告奋勇帮忙联系了Z教授。柯老师去之前特意把Z教授相关资料做了地毯式搜索、整理，确认Z教授根正苗红、医术高超、口碑上佳后，才放心地去找他看病。

跟初诊时的年轻医生比起来，Z教授明显高明好几个数量级，单纯通过体格检查他就已经判断柯老师右肩锁关节脱位，随后双侧肩关节正位对比片子也证实了他的判断，测量后认为是介于2度与3度之间的损伤。柯老师听说后有些不高兴，尤其对初诊医生漏诊非常生气，当着Z教授面不断指责并不在现场的初诊大夫，还顺带批评了中国的整体医疗体系，话里话外流露出对医务人员的轻蔑。柯老师这一风格后来我也有所领教，可能是教授当久了，她习惯于对一切看不惯的事物进行带有强烈主观色彩的抨击暗讽。

年轻医生初诊肩关节损伤时，特别容易漏诊肩锁关节脱位，原因有二：一是忽略体格检查，柯老师在家自己都能看出来，说明脱位比较明显；二是忘记"对侧是最好老师"的教诲，造成轻微肩关节脱位容易漏诊。如果他在为柯老师拍片时多加留意，记得双侧对照，那么类似漏诊应该完全可以避免。漏诊事件令柯老师愤意难平，抱怨责备不停。于是，柯老师带着负面情绪走上了后续治疗之路，为此后曲折坎坷的求医之路埋下了不利伏笔。

　　肩锁关节2-3度脱位，治疗方案很复杂。保守治疗的话，单纯靠石膏固定肯定无法治愈，且失败率高；若是选择手术治疗，方式很多，各有优劣。Z教授在门诊与柯老师聊了一刻钟，一旁等候的病人都不耐烦了，她还不肯结束，扭头对病人训斥道："喊什么喊，我没有看完呢。"接下来的咨询中，她翻来覆去问同一个问题：这个诊断有问题吗？诊断没问题！保守治疗好还是手术治疗好？保守失败率高，手术成功率高！手术要开刀，我害怕开刀，怎么办？实在害怕先保守一段时间，不行再手术！那时候再手术对效果有影响吗？有影响！那怎么办？那就尽早手术！两个教授之间闭环式对话，连旁人听了都会觉得焦虑万分。柯老师的万般纠结始终无法在Z教授那里获得丝毫缓解，最终她决定先回家考虑一下再决定。临走她向Z教授要了联系方式，希望自己考虑清楚后与他联系。碍于朋友介绍，Z教授很客气地给了她一张名片。

　　柯老师回家后并没有闲着，她和老公都是大学教授，在医疗系统也有不少相交甚好的朋友。夫妇俩把全套病历资料整理打包后发邮件给朋友们，让大家帮忙咨询最佳治疗方案，推荐最好医生。他们的目的很简单直接，就是做一个系统调研，对于各位专家的意见进行统计学分析，最后优选最佳方案。论对疾病的重视和认真程度，柯老师是我从医这么多年来见过的唯一，她称二，无人敢称第一。同时，柯老师依然跟Z教授保持着良好沟通，早晚都会打电话跟他讨论病情，出于礼貌，Z教授每次都非常耐心予以解答，令柯老师对他好感倍增。"调查问卷"逐步回收，为了保证样本的准确性和客观性，不仅有本地区专家，也有外地专家的建议和推荐。此次实证调查一共回收样本十五份，建议手术治疗十二份，保守治疗三份。让柯老师意外的是，居然接近一半的人建议找Z教授手术，一是水平高，二是离她单位近。综合考量后，柯老师向Z教授表达了希望住院手术的想法，并得到良好回应，三天后她就住到Z教授的病床上了。

入院后，关于手术方案的问题，Z教授与柯教授展开了多次友好沟通。由于有朋友关照，Z教授对她也就格外上心，手术前经常请她到办公室交流。柯老师学习能力很强，"迅速"成为该疾病的"行家"（自诩），提出很多自己的顾虑，她害怕身体里面植入钢钉，一年后还要手术取出来，两次手术创伤太可怕，她希望Z教授能否帮她寻找一种最佳方案，既可以固定脱位又可以不用植入钢钉，两全其美。柯教授对Z教授表现得极为崇拜，说尽各种溢美之词，比如说，业内许多大牌专家都认可您的水平和技术，强烈推荐您为我开刀；我们一家人多方了解过，您的学术水平一流、手术技术一流、医德医风一流、患者好评度一流，在Z教授当时看来，他几乎已经化身为柯老师的救世主了。

经不住柯老师的各种赞美、多次表扬、苦苦哀求，Z教授经过慎重而认真思考之后，决定为柯老师做一种全新术式：肩锁关节脱位韧带修补术，该术式单纯对外侧破损的肩锁韧带进行缝合修补，期望通过疤痕愈合达到韧带修复目的。"我当时有些被吹捧过度了，感觉有一种责任感和使命感去挑战新的治疗方案，被崇拜和被需要的膨胀感，促使我决定冒险一试。"Z教授平常不是一个冒进之人，属于比较中规中矩的保守派，却在柯老师一次次恳求下，做出了非常规选择。柯老师当然非常高兴，不论当面还是通过手机，毫不吝啬各种溢美之词。Z教授有一次给我展示过他们之间的术前对话，字里行间充溢着信任、歌颂和敬佩，并将他誉为迄今为止见过的外科第一刀，且绝对是唯一的。联想起他们之后的纠葛，我不免忍俊不禁。

这一顶顶高帽一扣，Z教授彻底膨胀了。他说，既然病人有需要，何不冒险一试呢？此话无错，但是要分场合，肩锁关节部位很特殊，属于人体微动关节，而且活动频次很高，稍有不慎，手术失败率很高。可惜当时Z教授并未意识到这点。在跟柯老师及家人充分沟通谈话签字之后，他为她做了一次"完美"手术（这几个字是术后柯老师送给他的）。术中Z教授使出浑身解数，采用各种方法手段对破损韧带进行缝合捆扎，缝合后检查所见，不仅脱位完全获得复位，而且活动后也很稳固，他放心地关闭伤口结束手术。术后三天，一切正常，柯老师出院回家。

　　回家后每天早晚，柯老师都会给Z教授发信息，汇报自己的恢复情况。起初很欣喜，进展很良好，偶尔也敢轻微活动。当然Z教授千叮咛万嘱咐，让她务必要等六周后再活动，因为六周是软组织疤痕修复结实的时间。柯老师很听话，马上戴着肩袖带避免活动，两周不到还没有等到拆线时，柯老师发现右边骨头慢慢在抬高，她不放心赶紧跑到医院找Z教授，Z教授看后觉得有些异样感，但是当时没有表露出来。他建议柯老师回家千万不要再活动，等六周时候再观察。

　　柯老师回到家，每天都盯着右肩膀看，一天看十几次，每看一次就给Z教授发一条信息，不外乎汇报她的观察和感觉，每一次都说经观察发现骨头在不断移位。Z教授手机里保存着柯老师上百条信息。按理说，该部位脱位程度计算大约1厘米到1.5厘米左右，不清楚柯老师是如何精确计算到每一次移位的，或者说她的每一次距离变化是以什么为度量衡的。反正没有等到Z教授规定的六周界限，柯老师的脱位幅度已经回到手术前了。

　　柯老师与Z教授信息交流分成四个阶段：试探阶段、崇拜阶段、汇报阶段和质疑阶段。质疑阶段信息里，充斥各种排比式反问句，夹杂各种啊、吗、吧等语气词，并紧跟着一连串问号或感叹号，以此传递着强烈的不满情绪。其中，最强烈的不满和质疑在于：为何不给她上内固定而选择权宜之计的缝合术？Z教授回复说这是她自己的强烈要求时，招致柯老师激烈反弹，她立马质问究竟谁才是专业的？并犀利指出，病人可以有合理要求，但是手术方案当然由医生来具体制定和实施，怎么能内行听外行指挥呢？这是完全不可理喻的，是丧失做医生的底线和原则的，这充分证明Z教授不是一名合格的外科医生！Z教授很郁闷，一个月不到的时间，他已经从古今第一刀沦落为不合格医生之流了。

　　论战耗费双方许多精力，但是不解决根本问题，再多的争吵都于事无补。Z教授痛苦无比，我们私下交流时他也相当后悔自己当初冒险做的尝试，甚至之前介绍的朋友也打来电话询问治疗情况，虽然没有直接评价手术，却多少流露出责怪意味，让他更是哑巴吃黄连。总之，柯老师从发现手术失败之后的将近一个月时间里，每天都在跟Z教授交流，每周专家门诊准时过来，讨论下一步的方案，柯老师充分发挥了能言善辩的特长，经常把Z教授逼到墙角毫无还击之力。他们之间论战一个月后，通过朋友介绍，柯老师找到我，此时她对Z教授满是不屑和指责。

她来之前，我对他们的分歧已经相当了解，当时并没有接手的打算，讲话比较开诚布公。我对她，包括对Z教授都很直言不讳。我首先指出她过于自我，试图指挥医生制定方案，是导致手术选择方向出问题的主要因素，并说明治疗中不应该掺杂太多人情世故，建议她让治疗回归医疗原则。单纯缝合对此种类型损伤根本不合适，缝线初始虽然能维持稳定，但缝线不是金属它会慢慢松弛，进而导致固定失效。要彻底解决必须选择钢板内固定，将脱位复位之后，为韧带愈合提供一个稳定力学空间。两个月的伤病折磨以及与Z教授的纠缠不清，让她心事重重、顾虑多多，久久不愿开口。

吸取前车之鉴，我没有跟她交换联系方式。柯老师回去思考数天之后，决定找我手术。我交代下级医师一切公事公办，按照医疗原则办事，为她做了切开复位内固定术，同步修补了韧带。一年后，为她顺利去掉内固定后，柯老师重返跑马场。

每个人都对自己的健康格外上心，关键在于要保持良好心态，心怀敬畏，不刚愎自用，不要处处以专家自居，以免陷入自己给自己诊断治疗的怪圈。因此，敬畏医学，尊重医者，应该从尊重治疗的选择权开始，这才是真正的关爱自身。

初稿：2020-02-26 周三 14:10
修改：2020-03-16 周一 22:46
校对：2020-03-20 周五 16:29

为"爱"放手

> 医生还在为你的生命全力以赴,亲人却已经把你送上了"谈判桌"。
>
> ——迦钰小语

大多数意外的发生都是突如其来的,用飞来横祸形容一点也不为过。每一次意外发生,不论大小总会牵动无数人的心。伤者的心是痛苦的,家属的心是悲伤的,无数人因为一次意外可能改变一生的命运。我在创伤急救领域摸爬滚打二十余年,职业生涯里主持和参与了无数次不同类型的抢救工作。每次无论对象是谁,我总是竭尽全力,想尽任何能够抢救患者生命或者改善患者伤势的努力。其间有成功的喜悦,也有失败的扼腕,但总能给我留下非常深刻的印象。

安徽人老谢,55 岁,2005 年时已经在上海打拼了十余年。老两口带着儿子、儿媳、两个学龄期孙子,租住在外高桥。老谢自幼家贫,很早就离家外出打工。小谢从小不爱读书,初中没毕业就辍学了,跟着父亲漂在上海。父子俩都没有太多文化,更遑论一技之长了,只能跟着工程队做工程搞建筑,出卖苦力赚点微薄收入。老谢夫人在家洗衣、烧饭、带小孩,操持着里里外外,儿媳妇在家政服务公司做工,早、中、晚都要干活,压力颇大。

彼时浦东正开启新一轮高速发展,外高桥更是如此,各种工厂企业林立，居民小区建设此起彼伏。老百姓买房的热情再次被点燃，新一轮投资潮不断在酝酿暗涌，房价正在逐步全面复苏。父子俩当时工作安排得满满当当，经常从早忙到晚，收入比前几年翻了好几番，这无疑让家人看到了希望。一家人偶尔闲聊时，都会憧憬再干上两三年，攒够首付，就在上海郊区买套房子，正式定居下来，做新上海人，让下一代可以享受大上海的优雅环境与美好生活，再也不用回到安徽农村，彻底告别脸朝黄土背朝天的苦日子。一家人有了奋斗目标，干活也特别带劲。

父子俩每天的作息规律基本一样，工作时间也一致。当时在一个名字带有"幸福"的小区干活，边上是一条建设中的高速路。当时，翔殷路隧道还没有开通，依然处于紧锣密鼓建设阶段，并计划于当年的12月31日正式通车。8月的一天，老谢在脚手架高处搬运砖块，为了加快搬运速度，他主动增加搬运砖块数量，因为根据计件折算工作量的方法，每次多搬运几块，工钱自然水涨船高。临近中午，估计是天气太热，加之一个上午的劳累，老谢感觉有些疲劳，想歇歇喘口气，就想在脚手架拐角处的立柱上靠一靠。他本来手里搬着砖块，身子一倾斜，虽然背后有一根立柱支撑，不过立柱是细长钢管，未能支撑住老谢。打个比方，如果你背靠一棵超过你背宽的大树，很容易稳住；如果你背靠一棵远远小于你背宽的树，那么特别容易两侧滑移。

很不幸，老谢靠上钢管瞬间，整个身体发生滑移，一下子不知道是该稳住身体还是该继续抱着砖块，潜意识中又担心松手会导致砖块砸到其他工友。很多人面对意外时，都会有瞬间选择犹豫，比如手里端着盆热水摔跤时不知及时扔掉脸盆，比如拿毛巾擦拭滚轴时毛巾被滚轴卷住不会及时松手等等，而意外带来的伤害也就由此产生。试想一下，如果老谢当时选择扔掉手里砖块，进行积极自保，迅速用手抓住钢管，之后的一切可能就会逆转。可惜老谢没有，老谢快速向后滑倒，双手不由自主松开，此时想再抓住钢管已经来不及了。

老谢从四层楼高处摔了下来，头部猛烈撞击地面，随后是胸、腹及整个身体，与地面瞬间的作用力与反作用力，使老谢身体在地面上弹跳了一下。好在底下只是泥巴地，如果摆放钢筋或者其他物料的话，老谢可能当场就丧命了。他立即失去意识，心跳与呼吸很微弱，没有当场骤停已属万幸。工友们见状迅速聚拢过来，用掌握不多的急救知识对老谢施行救护。小谢当时在另一栋楼工作，听到喧哗呼救声，猜测有人出事，后有同乡赶过来报讯，才知道是父亲跌落，吓得小谢立即往父亲摔落的地方奔去。看着无意识的父亲，小谢惊慌失措，泣不成声。120急救人员接到消息迅速赶到，将老谢紧急送往医院。

  当时，由于翔殷路隧道还没有开通，所以要到我所在的医院，需要先绕道杨浦大桥，再从黄兴路一路走到底，时间上至少比现在要多半个小时。一路上，急救人员对老谢进行生命支持，并提前告知医院有高处坠落伤患者即将送达。陪伴一旁的小谢满脸焦虑与担忧，他甚至都不知道该如何向母亲告知这个不幸的消息。于是，他委托沾亲带故的同乡工友到他家里跑一趟，当面告诉母亲并帮忙将其接到医院。他担心母亲受不了，而且也不认路，有人陪着会好一些。

  送到抢救室的老谢生命垂危，师弟张博士在急诊接诊后打电话给我，我嘱咐他赶紧先请会诊插管。等我赶到时，不仅血型等均已备好，血已经取过来并开始输进去了，速度就是生命，张博士一直做得很不错。老谢失血性休克一直很难纠正，只能依靠输血和升压药维持，脑外科医生说颅内问题很严峻，但目前不具备做头颅CT条件，必须等血压稳定后再说；骨头问题更复杂和麻烦，双下肢多发粉碎骨折是肯定的，出血量很多，最棘手的是骨盆部位骨折合并后腹膜出血，当时抢救室没有条件做床旁外固定支架手术，我跟张博士扯着床单，牢牢地给老谢的骨盆部位缠了两圈，再打上结，希望通过暂时的加压起到稳定作用，这是没有办法的办法，但这对于骨盆骨折紧急止血还是很有效的。他的胸部情况也很差，肺组织挫裂伤肯定非常严重，胸外科医生等插管结束后为他做了胸腔闭式引流，引出大量血性液体。普外科会诊医师觉得腹腔里虽然没有抽出血性不凝液体，但是不能排除肠腔破裂或者实质器官损伤。打个很不恰当且不人道的比喻，老谢浑身上下都快粉碎了，毕竟是从四层楼，从将近11米的高度跌落。

各科医生商量下来意见很一致，尽可能稳住血压之后，寻求一个转运时间窗口，努力把老谢转送到重症监护室，但是时间窗口需要大家一起努力才有可能、有希望出现。在抢救室里无法做太多工作，而重症监护室则不同，能够为治疗赢得时机。即使大家很清楚老谢的希望很渺茫，但是对医者而言，即使是万分之一的希望，都不会轻言放弃。

抢救室外，小谢和妈妈在焦虑等待，媳妇知道公公出事后赶紧回家，代替妈妈照顾小孩，边上有几个工友在不断劝慰。我抓紧时间跟他们二位交代老谢目前病情，高处坠落伤合并多器官创伤，失血性休克，抢救成功的可能性非常低，随时有生命危险。告知后我叮嘱张博士让家属把病危告知书和病危通知书一起签署一下。小谢妈妈来医院路上已经晕倒过两回，听完病情通报，坐在一旁凳子上使劲喘着粗气，大声痛哭，看着让人特别心酸，我赶紧跟小谢说照顾好母亲，别再出意外。

很幸运，在大家齐心协力之下，老谢的血压居然奇迹般地稳住了，大家都很振奋，赶紧通知沿路做好准备，希望用最快速度将老谢运送到监护室。准备就绪后，马上行动，一路上有惊无险，老谢被成功送达监护室病床上，一俟过完床，大家都如释重负，内心暗自为老谢祈祷，希望能够起死回生。监护室外，小谢母子依然焦急，坐立不安。

第一个晚上，老谢半夜发生一次心跳呼吸骤停，医生护士忙乎一晚上终于将他拉了回来，只是这一切老谢并不知道，他依然处于昏迷之中，而门外苦苦等候的小谢母子内心接受着一次次冲击，极度无助与苦闷，他们机械接受着医生的每一次谈话，却又无能为力。宛如疾风劲雨中随风飘荡的家庭，在老谢凶险而且不稳定的病情变化面前饱受人生选择题的煎熬。亲情让他们在这一刻紧紧相依，共同进退，他们所有的焦急等待，就是期盼老谢能够重新回来，加入他们的共同奋斗行列。

抢救一条生命需要付出许多代价，其中有医护人员的艰辛、智慧和坚持不懈的努力，同时还有病人及家属不计其数的时间、精力、金钱投入。人在身体健康时，往往难以深刻体会健康的意义与生命的价值。富豪巨贾与普通百姓间的差别，往往只是生活品质、生活质量、生活内涵的不同而已，而只有身处医院，一个人生命价值才能得以淋漓尽致的彰显与体现，健康与否、生死之间、垂危之际，才能特别丈量出生命健康在人的一生中所占据的分量。

此时躺在监护室病床上的老谢对于门外那对母子的重要性是不言而喻的。对某些人而言，老谢又显得特别值钱。此时，包工头并没有跟随他到医院，但却对老谢的情况了如指掌。对于老谢的伤情，最紧张的人是他，最矛盾的人也是他，既怕人摔死又怕人摔不死，当然更怕人半死不活，个中纠结，只有当事人最明了。老谢花掉的每一分钱都是从他账户上划走的，隔着宽阔的黄浦江，仿佛能够清楚听到用于老谢抢救的钱正伴随着一次次刷卡声不断耗费，搞得他心神不宁，始终无法入睡。

九死一生的老谢，闯过了受伤后的第一夜。对很多危重伤患者来说，第一天死亡率非常高，即刻死亡率甚至高达百分之三四十左右。当然闯过第一夜并不代表抢救有任何起色。老谢仍然处于昏迷状态，依然低血压，但是休克有所纠正；胸部的引流液仍然较多，但是肺部似乎略好；四肢及骨盆骨折没有特殊变化，相对稳定。老谢目前的状态只能称之为维持，就是希望拿时间换空间，希望机体的组织器官能够在维持过程中逐步实现自我修复，最后赢得逐一康复的机会。此类情况并非没有先例。车王舒马赫在瑞士滑雪时，不慎出现意外，导致重度颅脑损伤，抢救回来之后很长时间依靠生命维持。舒马赫是我最敬佩的赛车手，巅峰时期的很多比赛我都熬夜观看过，不过现在F1已经没有当初的精彩了，至少以前法拉利无数次通过进站策略助力车王站到最高领奖台。

事故发生后，车王妻子科琳娜多次辗转，将他带到瑞士、美国的德克萨斯、达拉斯等脑专科医院治疗，据说车王身体因长期用药暴瘦至90斤，身高萎缩了14厘米。为了给他治疗，其妻变卖了飞机、别墅等财产，为他单独建造重症监护套房，并雇佣私人医护团队进行全天看护。正是得益于妻子不离不弃和重金续命，才将一代车王从与死亡无异的六年"沉睡"中"唤醒"（有没有真正唤醒不得而知）。但是花费不菲是肯定的，据说治疗费用已逾 18 亿元。

老谢的病情与车王相比一点也不轻，甚至可能更重，不过身处中国，医疗费用肯定要廉价许多。对小谢母子来说，钱不是他们需要考虑和在意的，花再多钱，只要能把老谢还给他们，他们都无怨无悔。监护室门外的他们，唯一在意的是老谢何时能醒来。第一天过去，老谢没有醒；第二天过去，老谢还是没有醒；一周过去，老谢依然没有醒。医生每天都会与母子俩进行不断的谈话签字，告知老谢病情，如此复杂的伤情，病情总在变化，医生始终表达出不乐观的论断。

家里人希望能够守得云开见月明，可是包工头并不这么想。起初他希望尽快把老谢抢救回来，这样对他来说金钱损失最少。可是三天后，花钱如流水，却依然不见起色，他思考后感觉不能再这么无限期耗下去，就先找班组长去说情，希望谈一个合适的价格，让小谢母子放弃抢救。班组长是老谢的远房亲戚，虽不是特别近，但多少沾亲带故。受包工头之托，只能硬着头皮去跟小谢母子谈。老谢夫人伤心欲绝，大骂班组长没良心。小谢也很生气，好在病房里没有石头或者砖块，不然一定抄起来就砸过去了。是啊，人家的亲人还有一口气在，还在抢救之中，不见得完全没有希望，劝人家主动放弃，于情于理都非常不合适，确实应该受到小谢母子唾弃。

班组长本来就心虚，不想应承这个差使，但是老板面子也驳不掉，只能硬着头皮去。这回挨骂之后反而释怀，赶紧灰溜溜跑回去复命，至少对老板有了交代。包工头一计不成又生一计，他认为班组长没文化，不懂得做家属工作，便使唤公司常年豢养的说客，让他出面做小谢母子的思想工作。

比起班组长，说客水平确实高很多。他首先对母子俩展开情感攻势，充分表达同情、安慰、赞扬，即同情老谢的处境、安慰母子的心伤、赞扬他们对老谢的情感，并主动问起将来老谢如果一直是这个状态，家里怎么照顾？不得不说，说客一下子就点到关键问题。之前母子俩只想着老谢能不能救回来，从未想过万一救回来变成植物人，照顾是首当其冲的难题。对极度困难的一家人来说，要长期照顾一个植物人该如何是好？以往老谢是他们的支柱，家里大事小事都由他做主拍板，突然之间一家之主倒下了，母子俩真不知道未来生活该何去何从。说客的话一下子击中了他们内心深处最脆弱的一面。

看着母子俩默不做声，说客乘胜追击，说老谢目前的状态即使抢救回来，八成就是植物人了，老板赔给你们再多的钱，最终仍然要填进老谢这个无底洞。他的话并非全无道理，从老谢当时的现状，救回来的可能性微乎其微，至于何时生命终止只是时间的问题。母子俩一周以来始终处于悲伤之中，从未有人帮他们分析一下未来的生活，仔细思考之后感觉说客说得特别有道理，不论老谢救回来与否，都将是家里最大的负担。

说客很坦诚地说，如果他们愿意放弃治疗，包工头承诺一次性支付一笔巨款作为补助，这笔钱足够他们在城郊结合部买一套房子了，一家人能够快速住进新房子，生活质量不会受到任何影响；假如继续背着老谢这个包袱，那么未来的惨淡生活显而易见。一听能够获得一笔足够买房的补偿款，小谢首先心动了，父亲前途未卜，但是自己还有两个孩子，让孙子生活更好一些不正是父亲一直以来的心愿吗？小谢当场回复，希望给他们一天时间考虑，会尽快答复。说客乘机说越快做决定越有利于双方协商，免得老板反悔。

当天下午，我们正准备为老谢召开一次全院会诊，突然小谢闯进来，要求转院治疗。我很清楚转院对老谢意味着什么，劝小谢要慎重考虑，别做傻事。小谢喊来母亲，两人态度很坚决，说已经找好其他水平更高的医院，专家已经联系好了，表示有希望救活老谢。话语中还带有对我们能力的嫌弃。看他们态度如此坚决，我们只能放行。

我见过危难来临时世人特有的真情：一种是患者对生命的渴望。每一位患者无论轻伤还是重伤，在抢救室总是表现出惊人的意志力，一种想努力活下去的坚持；另一种是亲人之间的亲情，每年都会有很多重大事故的伤者比如老谢，他们一瞬间从顶梁柱变成只能在病榻上呻吟的弱者，变成家庭和社会的"负担"，危难关头，千百个家庭在急诊室真情流露，有些家庭因为患者病情客观原因不得不与其做最后告别，有些家庭为了患者的一线生机日夜相伴，令人闻之动容。我们当时都曾为小谢母子努力抢救亲人、主动转院的行为而感动，心想这就是真正的亲情吧。

老谢被家人带走后，再无音讯，我也未曾再见过他们母子。

多年之后，老谢参与建设的小区物业经理，晚上跑步锻炼不慎摔跤，骨折后住到我病床上，查房时无意中询问病史得知他就在那个小区，便随口问他是否知晓老谢后来转到哪个医院治疗，现状如何。物业经理笑笑说，转什么院啊，半道上就没气了，直接送火葬场了，他们母子俩转院前已经拿到一笔补偿款，隔天就去宝山买房了。我一听感到非常诧异，强烈表示不信，觉得物业经理肯定是在与我开玩笑。不料他很认真地说，骗谁我也不敢骗您啊，这个事情肯定不会错的，钱是我给他们的。

听后，我一时间思维短路，竟不知该如何继续查房。

人性，有时候真的经不起金钱的考验。可能素昧平生的医护人员在全力拯救你生命的时候，家人已经把你摆到谈判桌上，赤裸裸地标上了价码。

初稿：2020－03－03　周二　16:19
修改：2020－03－17　周二　08:39
校对：2020－03－20　周五　17:52

生命力

> 支撑生命的原动力，是爱，是责任，是笑着流泪的勇气。
>
> ——迦钰小语

2009年7月，阿福刚刚过32岁生日。他是福建宁德人，在宝山区某钢材交易市场做搬运工。结婚四年多了，老婆是他一个村上的，怀孕七个月。小两口偷偷到医院做过检查，医生说是双胞胎，这让夫妻俩又喜又愁，喜的是即将添丁，愁的是抚养孩子成本太高。阿福老婆目前无法出来找工作，主要任务是居家待产，平日里就在家烧烧饭、洗洗衣服，等着迎接家庭新成员的到来。阿福在宝山钢材交易市场边上一个叫美岸栖庭的小区租了间房子，上下班骑助动车只需一刻钟，便于回家吃饭、休息。

阿福日常主要工作就是在交易市场里为各家私人老板卸货，谁家货到堆场，就帮谁家搬运，干一趟算一次钱。2009年前后，钢材交易市场生意比较火爆，只要肯卖力，一天到晚都有活干。为了即将出生的两个孩子，阿福很是拼命。一般搬运工上下午各搬一回就已筋疲力尽，到了晚上，更是鲜有人愿意接活，但是阿福却经常主动留下来接着干，原因很简单，晚上干活，老板一般会加20%的工钱。为了这额外的20%，阿福干得特别辛苦，当然钱也比一般人赚得多。

按照往常，阿福都要干到晚上10点左右才能收工回家，但那天很奇怪，他9点就到家了。最近总担心老婆会临产，需要时刻惦记着，双胞胎负担比较重，老婆孕期反应也很大，他人在搬场，心在家里，一心想着要早点赶回家。阿福回家后，简单洗一下脸，就坐在餐桌旁开始吃饭，说是餐桌，其实就是一张略大的矮凳子，摆放着妻子准备的晚餐，一份卤猪蹄是熟食店买的，一份炒素菜，一大盆米饭，繁重的体力活需要用食物来帮助恢复体力，若是再配上二两小酒，更是不胜快哉。

阿福当天的工作效率比较高，虽然早早回到了家，赚的钱却是平常的一倍多。搬运工就是如此，有时候从早忙到晚不见得能赚到钱，有时候活来得多效率又高，可以用更少的时间赚更多的钱。当晚阿福似乎很兴奋，多喝了二两白酒。平常他酒量就一般，又一下子喝了四两白酒，脑子感觉有些晕晕乎乎，说话舌头都不利索了，妻子跟他说话，他也是有一搭没一搭地接着话茬，很多时候更是答非所问，被妻子一顿数落。

阿福家在五楼，是那种完全没有装修过的毛坯房，阳台是全开放式的。夏夜晚上有小风从外面吹来，让阿福感觉很舒坦，他就想到阳台上去吹吹风，顺便思考一下人生。我为什么会这么清楚？因为手术后阿福实在没有办法到医院复查，我曾先后三次，亲自上门给他换药和拆线，所以很了解他家的情况。

7月的上海已经有点炙热了，晚风吹拂在微醺的脸上，令人顿感惬意。阿福手里端着一杯浓茶，走到阳台上想醒醒酒。阳台上原本就放着一张小凳子，是他闲暇时眺望远方、憧憬未来景观的风水宝座。不巧的是，可能白天老婆晾衣服时把这张凳子搬回了屋里。阿福不想回屋拿凳子，索性直接站在阳台上。阳台有个小栏杆，很矮，大约到阿福的腰部，他就一边喝茶，一边靠着矮矮的栏杆。这是一个刚建成不久的小区，入住率不高，据说很多是温州人或者福建人买后空置等待增值的。阿福凝视着十几米开外对面楼房里星星点点的灯光。

"老婆，你看对面是不是有人家装修？大晚上还不休息，吵闹得很！"阿福边喝茶边大声跟老婆说。

"是啊,这小区有钱人真不少。最近装修的人可多了,楼上楼下也开始装修了,中午也休息不好,吵死了!"阿福老婆一边在屋里来回走动一边回应他。

"什么,中午还装修?这个可以去物业告他们状的吧,让他们中午消停消停。明天我就去跟物业投诉一下,我就不信了。"阿福对于中午装修显然很不满,准备去讨个说法。

"嗤,告?告谁去啊,谁理你啊,你以为你是谁啊?咱在这边又算不上是业主,就是个租房户,物业才懒得理咱们呢!"妻子很有些不屑,取笑阿福道,她就当老公在说酒话。

"唉,狗眼看人低,老婆,我们将来在这里买套房子好不好?咱也做业主,这样物业处的人就要把咱们当大爷了,咱们以后啊就住这里了。"阿福大声喊道,小区里回荡着他的喊叫声。当了业主,投诉估计就管用了,他心想。

"买房子?那敢情好,我们等着享福喽!不过啊,你赶紧多赚钱吧,马上家里就添两张嘴了。"阿福老婆似乎已经有些习惯阿福酒后的自娱自乐,边收拾碗筷边给阿福鼓劲。收拾碗筷是她每天常规工作,在家怀孕待产并没有一般人想象的那么轻松,要承受身心的各种不适与压力。但她知道阿福更辛苦,所以平时尽可能多承担一些家务,让阿福回家后尽可能多休息休息。

阿福边喝茶边幻想着未来某一天可以在这里买套房子,跟老婆孩子过着幸福的小日子。越想越开心,恍惚之中,一股酒劲突然涌上大脑,阿福陡然感觉对面楼房似乎近在咫尺,鬼使神差一般,他直接跨过阳台栏杆,想走到想象中就在眼前的对面楼房。

小区里先是"啊"的一声喊叫,接着又是"嘣"的一声巨响,两声刚落,阿福已经从五楼径直摔落下去。

"阿福,还要加点水吗?"阿福老婆并没有太在意刚刚的声响,最近小区装修太多了,耳边经常充斥着各种怪异声音,她已经有些熟视无睹了。

"阿福，要不要加水？"阿福老婆连续喊了两声，感觉奇怪怎么没有回答呢？往阳台上一瞥，没有看到阿福，她有些奇怪，难道这么快就回房间了？她又叫了两声仍不见回应，就赶紧快步走到阳台上，往下一探头，只看到楼下有人在喊救命。一阵不祥预感袭来，难道是阿福不成？

阿福老婆快速在屋里扫视一番，没有看到阿福，她更慌了，十有八九是阿福掉下去了。于是赶紧拿着钥匙下楼。这栋楼一共七层，没有电梯，阿福老婆从五楼往下走，每走一步都很艰辛，一边是楼下生死未卜的老公，一边是肚子里日渐长大的两个孩子，她心急如焚，却无力加快步伐。

当阿福老婆一步一步挪到底楼花园的时候，120急救车的响声已经从不远处传来，兴许是好心邻居帮忙叫的120。阿福老婆上气不接下气地"跑"到趴着的那个人身旁，其实隔着五米，她已经知道是阿福了，阿福身上的衣服她认得，但是她不愿意相信，她希望只是一个碰巧穿着一样衣服的人！她感觉头有些晕，心跳非常快，整个人快要摔倒，但是她努力坚持着，在心里反复告诉自己不能倒下去。

"阿福，你怎么了？阿福，你醒醒啊！"阿福老婆肚子太大，蹲不下去，只能站着边哭边喊，有个好心邻居一看，猜测是伤者爱人，赶紧过来扶着她，安慰说刚看过了还活着，不要太伤心，免得动了胎气。阿福老婆一听，才止住哭喊声，却又茫然无措，只能赶紧给自己一位远房表哥打了求救电话，让他赶紧过来帮忙。

阿福无疑是幸运的，他从五楼阳台直接一步跨出后，下坠时正巧被一棵三层楼高的大树树杈挡了一下，减缓了落下的速度，底楼又正好在装修，花园刚清理干净，满是松软的泥土，阿福才没有当场失去生命。虽然首先发现阿福的人知道他还活着，但是没人敢动他，害怕给他造成二次损伤，都在等120过来。好在120迅速赶到，将阿福和六神无主的阿福老婆一起送到医院。

到医院后，阿福经过各种检查，发现头部和腹部脏器都没有明显受伤，真是幸运！诊断很快出来：胸11、12椎体爆裂性骨折伴不全瘫。不全瘫的意思就是现在阿福两条腿都没有感觉、没有运动能力，并且大、小便失禁。阿福住进病房已是晚上 11 点，我正好刚结束一天手术，坐在办公室歇口气，小曹跑来告知新入院阿福的病情，我一听就赶紧赶去病房。

阿福躺在病床上，一身酒气，一言不发，间或呻吟一声，提示我们他没有睡着并且很痛苦。或许刚刚从高处坠落，让他一时半会没有缓过神来，或者是酒劲还没有过，使他依然无比难受。他的老婆在边上默默哭泣，不出声，光流泪。幸亏有阿福爱人的远房表哥帮忙跑上跑下张罗着，否则真不知道她一个人挺着大肚子怎么办这些手续。

看过阿福片子，再给他做了一次细致的体格检查后，我把阿福老婆和远房表哥叫到医生办公室。我说，阿福的情况越早手术恢复越好，目的非常明确，首先要对受压迫的脊髓进行切开减压，去掉压迫神经的骨头，解除压迫有助于后期神经恢复；然后对骨折进行复位、固定，避免神经受到不稳定骨头的再次损伤，急诊手术是第一选择。我把自己的方案跟他们原原本本说了。虽然我已经非常疲惫，再进手术室做手术，体力确实有些透支，但是看着病人以及他可怜的一家人，如果自己的坚持能给他们带来些许希望，为何不再坚持一下呢？

"医生，阿福会有生命危险吗？"阿福妻子的第一个问题很合情合理，任何家属在病人处于危急情况中时，首先担心的肯定是生命存续问题。

"目前看应该不会有生命危险。"我如实回答。的确，从多方面检查来看，阿福的伤情比较单一。

"那阿福神经还能恢复吗？"阿福老婆泣不成声，生命无虞之外这才是她最关心的。阿福是他们这个脆弱家庭的顶梁柱和全部希望，她腹中的两个孩子，如果没有阿福，完全没有能力抚养长大，她不敢想象没有健康阿福的家庭该如何生存下去。

"对阿福来说，手术是唯一希望，越早手术，希望越大。目前他的神经被碎掉的骨头卡压着，越早通过手术将碎骨头去掉越好！"我理解此刻阿福老婆的心情，突如其来的意外让她不知所措。虽然我自己已经很累，体力达到极限，很想倒头呼呼大睡。"阿福跟我是老乡，我也来自福建，我不会骗你们，请务必相信我吧！赶紧手术。"时间意味着希望，我实在不想因为他们的犹豫延误了病人的救治，于是第一次破了自己的原则。之前我从来不愿意主动跟患者或家属去套老乡近乎，诊断与治疗本应是纯粹的，不应该掺杂任何杂质。但是那一晚，我确实破例了。听完我的话，阿福老婆和她远房表哥与阿福简单商量了一下，立即签字，同意手术。

手术于当晚11点50分准时开始，术中把压迫阿福神经的碎骨头全部去掉，解除压迫的神经立即活跃地跳动起来，再用钉子在上下椎体做了相应固定，最后关闭伤口结束手术。等我回到办公室已经是凌晨2点半了。路过病房，阿福妻子还在等待老公的消息，没有入眠。即使是如此需要休息的孕妇，始终挂念爱人的安危，怎能入睡呢？我跟阿福家人简单交代了手术情况，使他们获得些许宽慰，自己当夜就在办公室沙发上酣然入睡，一夜好梦。

第二天早上查房时，阿福神经压迫平面已经开始下降，双下肢也有了些许感觉，但是大小便还是不听使唤。如上情况很正常，脊髓神经解除压迫之后恢复时间因人而异。术后一周左右，为了省钱，阿福就请求出院回家。我一方面惦记着阿福是福建老乡，一方面又深深为他的遭遇感到惋惜，出院时特意把手机号码给了他，让他到换药和拆线时给我打电话，我亲自上门帮他。于是术后一周我去给他换了一次药。在这个新式小区毛坯房里，我见到了搬运工阿福简陋的家，两周后再次上门去帮他拆了线。他的恢复比较缓慢，术后一个月，我最后一次上门去看他，他的双下肢已经可以开始慢慢动了，但还是瘫在床上，无法下地。

此后，阿福再也没有给我打过电话，我也没有再到他家里去，不知道他恢复情况如何。从此我们失去了联系……

一年后某天早上，我刚走到办公室门口，就发现两个大人站在门口，手里各抱着一个孩子，在门前支着耳朵往里听，我故意咳了一声，两个大人转过身来，看着我笑开了。

"医生，您早！"当他们转过身来，我便一眼认出是阿福夫妻。

"阿福，你好啊！"我赶紧开门将他们请进屋。

见到能独立行走的阿福，我内心备感惊讶和喜悦。再看到他和夫人手里各抱着的孩子，便忍不住连声为他们祝福。未及我开口询问，阿福便主动跟我提起最后一次见面之后的情况。

原来，我为他上门复诊三次后，阿福考虑到妻子马上就要临产，自己又瘫痪在床，没有工作没有收入，坐吃山空，无法继续维持在上海的各项开支，便跟妻子商量后决定搬回福建老家，便于父母帮忙照顾。回到家乡后，为了不给妻子增加负担，他住在父母家，妻子则住到岳父母家，分解双方老人的压力。父母平时就在家务农，每天早出晚归，不可能腾出专门时间照顾他，只能早上烧好一天的水和饭，放在床头，让他自己吃喝。

大概术后四个多月的一天早上，父母出门后，阿福不小心把床头的水打翻了，这意味着他一天没有水喝，就想给父母打电话让他们赶回来。但又想到他们往返一趟需要一个多小时，父母年事已高，实在是于心不忍。到了下午2点多钟，吃过午饭的阿福口渴难耐，嗓子里似乎都要冒烟了，便努力从床上爬起，滚落到地上，往水缸方向爬，强烈的生存意识，让阿福双腿陡然间注满力量，他使劲蹬着双腿往前爬，越爬越觉得双下肢力量十足。等爬到水缸边时，他居然感觉自己的双下肢能够支持他站立起来。阿福趴在水缸上，拿起水瓢，咕嘟咕嘟地往肚子里灌水，瞬间感觉自己又活过来了。从那一天开始，阿福就慢慢恢复了站立和行走，大小便也奇迹般地不再失禁。

拼尽一切都要活下去的勇气和决心，以及旺盛的生命力，是阿福重获新生的重要动力。看着幸福的一家四口，我不禁由衷感慨。

初稿：2020 - 02 - 16 周日 22:18
修改：2020 - 03 - 17 周二 10:35
校对：2020 - 03 - 21 周六 09:46

特殊"伤员"

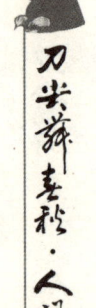

　　医生眼里，只有生命，无高低贵贱之分。

　　　　　　　　　　　　　　——迦钰小语

　　2005年春夏之交一天下午3点多钟，太阳不大但天气有些湿热，空气中弥漫着一股闷闷的、不透气的感觉，如同鼻腔外盖着一层保鲜膜。我独自半躺在值班室床上，背后枕着叠好的被子，闭目养神兼养精蓄锐，等待着晚上的手术。俗话说"春困秋乏夏无力"，纵然酷爱手术如我者，天天一成不变的节奏，即使铁打的人肯定也会有"审美疲劳"的时候，何况是有血有肉的凡人。半睡半醒之中，一阵急促电话铃声惊醒梦中人。

　　"师兄，师兄，急诊有事！"电话里跑步健将喊叫声略微有些高亢，一般是遇到他搞不定的事情才会如此慌张。

　　"啥情况，慢慢说！"我对于美梦被打破有些不快，不过一听有事，还是不好意思责怪，毕竟一线奔波还是很辛苦的。

　　"急诊送来一个枪弹伤病人，同时还跟来一大堆警察！"健将不紧不慢地说着，似乎有意引起我的好奇，他的描述果然瞬间勾起我的好奇：什么病人这么重要，需要警察护送？

　　"警察？伤者是警察吗？或者警察是来保护他的，难道是超级大富豪吗？这么牛逼？"第一次听说有人看病还带警察过来的，我连续问了几个问题。

"师兄,好像都不是!伤者双手被铐着呢,看起来应该是一个罪犯。"健将似乎故意在卖关子,说话像挤牙膏似的,搞得我很急躁,要不是在电话里,此时估计已经抓起一本书扔过去了。

"监测生命体征,双通道输液,常规化验及检查,抓紧备血,我马上就来。"枪弹伤,对我来说已经是一个相对遥远的名词了,大学本科学习动物外科时有这么一堂课,一般四个学生为一组,每组分一只体型健硕的比格犬和子弹一发,确认安全前提下朝狗腿上打,模拟下肢枪弹伤,再由我们四个同学模拟救治团队对其进行抢救。由于国家对枪支管控非常严格,大学毕业后,从来没有遇到过枪弹伤伤员,不过理论与治疗原则还是了然于胸的。

担心乘电梯会耽误时间,我就从楼梯直接往下跑。我后来估算过,要是论我跑步最佳年龄阶段的话,应该就是担任住院总那个时期,年轻又有活力。不到10分钟,我已经跑到急诊门口了。旧急诊门外,广场非常小,说是广场其实就是一块小空地,最多只能停下不到二十辆小轿车。此时,不大的广场居然被几十辆警车围得水泄不通,急诊门外的马路边上似乎还停着不少警车在随时待命,车上都印着醒目的"特警"二字,好多全副武装的特警端着枪在警戒,我暗自揣测,今天这个伤员是啥来头,估计摊上大事了吧。

一路赶来,从急诊门口到急诊大厅,再到抢救室,沿路两边全是荷枪实弹的特警,个个如临大敌。但我无暇顾及太多,一路小跑来到抢救室门外,门口担任守卫的特警很警觉,做出让我站住的手势并高声问我是干啥的,我赶紧表明是抢救伤者的医生,他们看我穿着白大褂,便不再追问,立即闪开一条道示意我进去。

健将此时正站在抢救床旁,看到我推门进来,如见到亲人一般,立即跑过来,拿着片子给我。健将工作能力绝对一流,非常熟悉全部急诊流程,左大腿枪弹伤合并左股骨干粉碎性骨折,从片子上可以看到弹片散布在大腿肌肉里。这种病例相当麻烦,相当棘手。

"大腿伤口打开看了吗？目前什么情况？做了什么处理？"我边看、边想、边问，边等着健将的回答。

"还没有呢，伤口情况不清楚，他们说等您来，不让我自己看。"健将有些委屈，不免有些抱怨。

我没空理会健将，快速走到抢救床旁，眼睛先扫了一眼血压、脉搏和血氧饱和度，都还比较平稳。而后转向伤者，伤者大概一米七零左右，体格健硕，皮肤黝黑，仰面朝天躺着，痛苦面容，嘴咬得很紧，似乎不想发出任何声响，却仍间断发出短促的呻吟，眼睛始终没有睁开，左大腿根部缠了一根塑料带，估计是警察兄弟们临时绑的，怕他出血太多导致生命危险吧。

我掏出随身携带的弯头剪刀，从左侧裤管底部开始，慢慢朝上把伤者左下肢裤腿全部剪开，为的是能够快速检查和判断伤情。伤员左大腿外后侧可见一个2厘米大小伤口，除此之外再无伤口，子弹应该是从侧后方打入大腿，遇到坚硬的骨头，瞬间炸裂，弹片飞散，把骨头打成粉碎的同时弹片散入肌肉里面。

"不好意思，请问一下，哪位警官具体负责呢？可否帮忙介绍一下情况？"因为需要了解伤员受伤情况和下一步诊治细节，我看了一圈抢救室里众多的特警。

"医生，在这里，是我。"随着响亮声音落下，一个身材中等的警官来到我面前，自称是特警队长，姓刘。我向刘警官做了个手势，示意他到抢救室门外商量。

刘警官跟我大致介绍了一下伤员的情况，"今天下午在宝山某工厂，发生了一起暴力抢劫案件，抢劫团伙使用自制武器，抢劫了一批贵重物资，我们接到报警后，迅速赶到并形成合围，抓到了小部分团伙成员，这个是他们的大头目阿龙，追捕时候从后方打中了他。"

"哦，是这样啊，那么你们一共开了几枪，就打中一枪吗？"担心还有其他伤口，我赶紧追问道。为了搞清楚伤情，必须了解这个伤口是一枪还是几枪造成的。

"我们一共打了三枪，第一枪是警告，希望他主动投降；第二枪我们特意打在他身旁，目的要逼迫他停下，但他很顽固还继续逃跑，没有办法只能选择朝大腿部位击打，目的避免他继续逃窜。"刘警官跟我详细讲解了一下开枪时机选择、角度和部位。

"伤员目前是左大腿骨粉碎性开放性骨折，枪弹伤产生的弹片、弹药会导致大腿内部伤情更加复杂，必须尽快进行手术，目的有三，一是尽可能清除体内的弹片和弹药，减少后续感染可能性；二是清除弹片损伤的肌肉组织，避免组织进一步坏死；三是对粉碎的骨折进行复位和固定，防止进行性损伤加重。"我把自己的分析和顾虑向刘警官一一做了解释。

"请教一下，伤员需要做几次手术？一次手术能解决问题吗？以后有啥麻烦吗？"刘警官显然对枪弹伤复杂性没有思想准备，继续追问道。

"一般来说，一次手术肯定是不够的，后续当然会有不少麻烦事，一个是弹片肯定无法完全清除干净的，弹药遗留问题也无法完全去除，后期存在感染可能；另一个问题就是他的骨头非常粉碎，手术中只能帮他尽量归拢，打一个外支架临时固定，按照医疗常规，感染控制之后需要把外支架去掉换成内固定。"手术前，我认为该交代的还是要跟刘警官交代清楚，"当然，不管未来如何，今天的手术都是势在必行的，无需迟疑。"

"好的，谢谢了，我明白了。那就这样，按你们的方案，抓紧准备，早点手术吧！我们全力配合，有什么特殊需要准备的，我们一定想办法。"不知刘警官是否完全听懂了我说的话，但他的回答倒是很爽快干练。

健将迅速完成了手术准备，常年跑急诊，练就了超强的执行力。手术前，刘警官给我交待了一个新情况：阿龙是抢劫团伙头目，尚有不少团伙成员没有完全抓捕归案，他们担心会有部分团伙成员聚集起来甚至到医院抢阿龙，安全起见，他们会加派大量警力在医院各个重要位置进行警戒。听完我向刘警官表示感谢。

刘警官安排四个警察护送阿龙进手术室，并让他们换上洗手衣，全程在手术台旁保障。一般而言，手术室里穿洗手衣的都是医生、护士或者麻醉师，手里拿着的是手术刀、输液器或者是听诊器，当你第一次看到穿着洗手衣端着枪的人员时，确实会有几分违和感。我走到手术室的外走廊，向楼下看去，只见病房楼周围停满了警车，手术室入口处站满了特警。我心想，以我们医院的防护条件和特殊性，即使没有这么多警察，估计劫匪们也不见得有胆量敢来手术室里劫人。不过每个人都有各自的职责，守卫安全是他们的责任，而救死扶伤是我的本职。此时，对我来说，躺在手术床上的阿龙只是一个病人而已。

　　手术于晚上 7 时开始，为了便于术中情况把控，我们选择了全身麻醉。术中我把阿龙左大腿从伤口处进行大范围扩创，顺着子弹经过的路径全部切开皮肤和肌肉组织，将散在组织中的弹片、弹药予以清除，肉眼所及清理干净后又多次透视，避免遗留死角，明确可处理弹片弹药均已去除，部分非常细小如米粒大小的弹片是无法分辨的，它们深深埋在肌肉里面，除非把肌肉全部剪掉才能彻底清除干净。当然这样是绝对不可能的，没有肌肉腿又有何用呢？从枪弹伤处理原则来说，也没有必要，某些细小弹片是不会造成不良后果的。

　　清理完肉眼所及弹片和弹药后，开始处理粉碎的骨折端。有些碎骨被弹药污染，尽可能取出来清洗、消毒液浸泡后等待回植，然后调整好左下肢力线后打上外固定支架，力线维持后再次对骨断端进行细致清理，对于一些可疑的碎骨头索性去掉，然后大量生理盐水、消毒液反复不断冲洗，目的是希望可以减少后期感染发生。关闭伤口前把消毒液浸泡过的骨头回植，后常规摆放灌洗装置。流水不腐，户枢不蠹，冲洗是非常良好的防止感染的手段。

　　手术前及手术当中，考虑到未来存在几个不确定因素，一是不确定伤处会不会感染，各种能想到的手段全部为他用上；二是不确定未来伤员有没有可能再回来做外支架改内固定手术，力线调整尽可能精益求精；三是不确定未来骨头到底能不能长，会不会感染。因此，每一个处理细节都特别仔细认真,目的只有一个,即使伤员未来不再回来接受手术,也有痊愈的可能性。

手术于晚上 11 点多结束,第一次在上百名警察保护下,做了一次相对"特殊"的手术。但于我而言,手术当中并没有特别异样感觉,要说有不同之处,那就是这是我毕业后接触的第一个枪弹伤伤员,仅此而已。当我走出手术室,门外站满了警察,看得出他们跟我一样都非常疲惫,不论是他们还是我们,为了守护这个城市的安宁,都始终尽责、始终敬业、始终保持高度警戒和责任感。好多警察看到我走出来,都主动而友好地跟我点头示意。我跟刘警官大致交代了一下手术情况,他一表示感谢二表示满意,当然为了安全起见,刘警官准备今晚带队继续在楼下保持警戒任务,一直到阿龙可以从医院离开他们才能撤离,以确保万无一失。

第二天早上查房时,阿龙已经彻底清醒,躺在床上一言不发,健将给他换了一次药,我再次检查伤口引流情况,换药时触碰伤口肯定会有感觉,加上消毒液的刺激,我几次都能看到他在努力咬紧牙关,看得出平时肯定不是个善茬。

刘警官询问可否将其带回警局,理由很简单,他们觉得伤者在医院警卫压力特别大,希望能够尽快转运回去,便于看管。查看阿龙各项指标后,感觉都很平稳,再看看术后片子,虽然谈不上很完美,但已经比较满意了,我便嘱咐健将给他们写了一份详细的后续处理方案,包括一周后去掉冲洗装置,三周左右如无感染可拆线,外支架钉道如何护理,以及两个月左右有条件来院做内固定更换手术等等。

随后刘警官一行便带着阿龙离开了。据刘警官后来透露,大规模警力表面上撤了,但他还特意留了好多便衣,继续在医院附近警戒了四五天,确认没有同伙之后才完全撤掉。阿龙离开后,一切如我所料,既没有再到医院来换药,也没有来拆线,更没有来做更换固定的手术。于我而言,一切重回正常工作轨道。

一年后,刘警官突然到医院来找我,问我是否还记得一年前的那个特殊伤员阿龙。我笑着回答当然记得，并问起伤员现在情况如何。刘警官从随身携带的包里掏出一张片子，递到我手里，然后告诉我这是阿龙前几天的片子，问我骨折愈合了吗，这个架子什么时候可以取。我接过片子仔细一看，大大出乎我意料的是，骨头居然已经完全愈合了，而且没有任何感染的迹象，而且就是带着我一年前打的外支架！太神奇、太意外了！肌肉间隙里密密麻麻布满芝麻大小的残留弹片，如此特殊不是他还能有谁呢？

"刘警官，病人恢复很不错啊，看来你们监狱医院的医生水平很高，有啥秘诀可否透露一下，让我们也跟着学几招？说说看，回去你们都给他做了什么特殊处理了？"我感觉有些不可思议，很想了解一下伤者回去之后的情况。

"哈哈，见笑见笑。我们啥也没有做，这都是您一个人的功劳，我们可不敢贪功。我们里面是有几个医务人员，不过没啥经验，他们就是完全按照您给的方案进行处理。伤员回去没多久体温就恢复正常了，伤口长得很快，没有发现感染，外面打的架子也一直很稳，他自己从来没有反映过有啥不舒服。他目前正在服刑，不方便带他出来复查。"刘警官说话很实在，接着问道，"架子现在可以去掉了吗？老戴个架子很不方便。"

"可以取掉了，你们什么时候带他来吧，我来给他取。"我很肯定地跟刘警官说，而且告诉他这个架子越快去掉越好，时间久了我总担心会导致感染。

刘警官听完我说的话后，很不好意思地对我说，希望我能去他们那边取架子，因为带他出来不方便，要出动太多警力，安保是最大问题。刘警官继续介绍说，他们那边有简易手术室，可以帮忙联系麻醉医生去打麻醉。考虑到他们的不容易以及伤员的实际情况，我便答应了刘警官的要求。

一天下午，刘警官开车陪同我一起到阿龙服刑的地方，时隔一年，再次帮他做了第二次手术，顺利去掉了外支架。特别神奇的是一切恢复得都非常良好，左下肢功能完全正常，而阿龙的眼神与神情明显缓和了许多，语气中也客气了许多。

  不论是达官贵人，或是市井地痞，在医生眼里都只有一个称谓——病人。医者的职责就是治病救人。

初稿：2020 - 02 - 17 周一 14:10
修改：2020 - 03 - 17 周二 11:56
校对：2020 - 03 - 21 周六 10:16

烟鬼老端

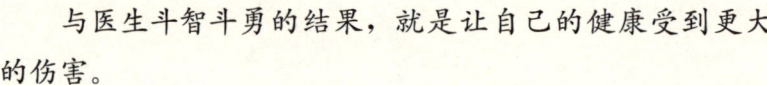

  与医生斗智斗勇的结果,就是让自己的健康受到更大的伤害。

——迦钰小语

  老端,出生于1947年,家中排行老大,兄弟姐妹众多。那个年代老大都是比较吃亏的,父母迫于家庭负担,让他早早辍学在家。大跃进、三年严重困难时期、插队落户上山下乡等,新中国成立之后的重要时间节点他一个都没有落下,全都一一经历过,回城后顶替父亲到五角场的某拖拉机厂当工人。52岁时赶上工厂效益不佳和改制,觉得当了一辈子工人也腻了,便主动向厂里申请,拿了一笔"遣散费"后下岗回家,提前过起了退休的舒服日子。

  老端年轻时候没啥爱好,上山下乡那会早早离开父母背井离乡,工作劳累之余思乡心切,就沾染上烟酒习性。虽然名为老端,却老是断不了烟酒之瘾,每天都要来上三包烟、一瓶老黄酒。要说这个烟瘾有多大呢?举个例子,据说他冲澡时都要叼着烟;酒量有多好呢?五颗花生米一个人可以喝半瓶黄酒。

  烟酒之外,老端还热衷于打羽毛球,对他这个年纪的人来说,适当运动健身有益于身体健康。平日里,夫人住在女儿家里帮忙带外孙,他不高兴干服侍人的活,就推托有事不想去。因此只要不刮风下雨,老端每天早上6点起床,在固定时间、固定场地与固定球友一起打球。

一个夏天早上,天微微亮时,老端准点起来,早起感觉有些疲惫。昨夜睡得有点迟,熬夜看了场林丹与陶菲克的"林陶大战",不知不觉看到了夜深。但这个早上,老端还是按时出发去球场。到了球场,老友们已经开始做运动前的热身了,虽然都是业余爱好者,大家对于运动保护还是很在意的。老端略微迟到了一会,所以热身运动做得不怎么完整,不过他并不以为然,又不是正式对抗比赛,没有必要那么严格。

很快,球友们集体做完热身运动,按照惯例大家开始捉对厮杀。今天老端的训练对手比他小十来岁,实力强劲,无论技术还是体力都上佳,瞬间激起了老端的强烈斗志。起初略感疲惫的他一到球场上,陡然间变成了二十多岁的小伙子,立马生龙活虎起来。球场上只见老端前后闪转挪移,脚步轻盈,跃起飘忽,扣杀有力,洋溢着不服输的活力。激烈的对抗比赛,使老端充分体会到运动的乐趣,老当益壮,每球必争,一点都不落下风。

当然,随着运动剧烈程度逐步加大,熬夜带来的体力疲劳渐渐显现,半小时后老端已经气喘吁吁,脚步有些拖沓,俗话说一岁一岁差,意即人的体力每年长一岁就会有一岁的差距,该服老还是必须要服的。见老端有些体力不支,对手有意打起拉吊结合控制落点,调动得老端很狼狈,好多次球到人未到或人到球已过。他不免有些懊恼,情绪变得焦躁,始终想找机会展示一下扣杀,灭灭对方威风。终于,好不容易等到对方有一个回球偏高,他兴奋地高高跃起大喊一声"杀",叫喊声引来周边球友扭头观望,老端更是异常兴奋,朝着来球狠狠劈杀过去,成功扣杀后双脚落在球场上。

落下时双脚没控制好,交叉扭在了一起,只听"啪"的一声响,左侧屁股重重撞到地面后,人也跟着倒在球场上,手中的球拍随即就被甩了出去。老端顿觉左侧屁股一阵剧痛,一开始以为就是皮肉伤,左手揉了一下,想试着摆动一下左腿,钻心的疼痛让老端倒吸一口气:坏了,骨头一定出问题了。球友们看到老端摔倒了,起初都没有太当回事,打球的人磕磕碰碰很正常,后来发现他半天没有爬起来,而且一直躺在地上不断痛苦呻吟,就赶紧聚拢过来。细心的伙伴早已打了120电话。

没多久,急救车鸣笛赶到,一群人手忙脚乱把他送到了医院。拍片结果让老端相当郁闷,医生告诉他左侧股骨颈骨折,需要住院开刀。家人听到后赶紧赶过来,帮他办理了住院手续。8点一刻,我正在查房,老端平躺在推车上嘴里叼着烟,家人拿着大包小包,一路陪同着匆匆忙忙冲进病房。待老端一家进入病房后,原来就不是很清新的空气,顿时弥漫着一股浓烈的烟味,护士一见,立即跟他说把烟掐掉。他很不乐意地回了一句"多管闲事"后,一脸不情愿地把烟灭了。我很奇怪他是如何躲过门口保安和电梯操作工,坚持把烟抽到病房里的。

手术前我与老端及其家人谈话,考虑到他才56岁,身体硬朗,经常体育锻炼骨头质量很不错,有条件选择内固定手术保股骨头,对于此种类型,有些专家会直接选择关节置换,有利于病人早期下地行走。当然对于老端的年龄而言,我希望给他一次保股骨头的机会,而非直接关节置换,万一骨折愈合股骨头又没有坏死,那么病人就不需要面对关节置换之后一次次的翻修手术,毕竟爹妈的东西总比金属来得好一些。老端是一个怕痛又怕死的人,对手术有极度恐惧,未开刀前已经满心担忧,担心打针痛、打麻醉痛、手术痛、手术后痛,各种纠结。

老端一听可以选择伤口相对小且经济实惠的方案,非常高兴,他和家人对我的方案很赞同,毕竟关节置换手术大、费用高,后期每隔一段时间可能因为关节磨损还需进行翻修手术,一家人就毫不迟疑地选择内固定手术。老端初入院时那吞云吐雾的一幕给我印象深刻,于是就特意交代他手术之后至少戒烟戒酒一年以上,否则股骨头坏死可能性非常大,到时候需要进行关节置换手术,并让他和家人一起"签字画押",意图很明确,希望家人一起监督他。

老端的骨头质量很不错,我第一时间给他做了内固定手术。术后恢复非常良好,第二天就在床上开始进行直腿抬高训练了。我有经常转病房跟患者及家属聊天的习惯,从病房到我办公室会经过洗手间,有一天我路过洗手间,余光瞟到里面有个背影很熟悉,而且伴有一股刺鼻烟味,我对烟味本来就特别敏感，就径直走进洗手间，只见老端撑着拐杖，大口吸着烟。他听到脚步声后转过来一看是我，赶忙把烟扔进小便池，语无伦次地解释说，术后伤口痛，抽根烟好止止痛。

我很无语，想把他爱人喊过来，但她此时正巧有事走开了。于是我给她打了电话，她答应马上赶回来。一个病人如果住院期间就开始不遵医嘱，那么更难保证出院回家后会严格按照医嘱去执行后续要求，治疗效果就很难保证。他爱人很快就赶回来了，担心是老端出了危险，一路跑来，满身是汗。当听说是老端偷偷抽烟被我发现，她面露不解之色。今天她负责陪护，一切都没啥异常，午餐后老端交代她去超市买包榨菜，他嫌医院病号饭太淡，无法下咽。术后病人口味偏重可以理解，她就趁老端午休时跑去买榨菜，谁知道出这档子事呢？

我非常生气，跟老端夫妻俩指出了危险之处：第一个现在手术才三天，骨头压根没有愈合，虽然有钢钉撑在里面，但过早下地行走骨折断端可能会移位，导致手术失败；第二点，这个部位骨折最担心的并发症就是股骨头坏死，已有临床经验一再证明，烟酒尤其抽烟是股骨头坏死不容忽视的危险因素，烟草里面含有的尼古丁等有害成分会严重威胁到血管，导致血管收缩等，股骨头部位本来血供就很差，都是很微细的血管供应着营养，抽烟会让血管痉挛，股骨头得不到营养，就很容易坏死。

"老端，你能告诉我你的烟怎么来的？是谁给你的？刚刚又是谁协助你去洗手间的？"我直视着他，希望得到答案。

"教授，我说实话，烟是昨天一个球友来看我，我偷偷找他要的，我老婆不知道。"老端似乎很不好意思，像犯错小学生一样偷偷瞟了我一下，"刚刚实在是烟瘾犯了，非常难受，就支开我老婆去买榨菜，拐杖是找隔壁床借的，我跟他说我小便实在憋不住，着急上厕所，等不及老婆回来帮忙了，借了他的拐杖撑着去洗手间的。"

"你走路时开刀地方的骨头一点都不痛吗？"我有些百思不得其解，追问道。

"怎么不痛啊？痛死我了！无奈烟瘾一犯，实在太难受了。好几天没得烟抽，烟瘾又上来，生不如死啊！您知道我最怕痛了，刚刚每走一步就大汗淋漓，痛得要命啊！烟瘾逼的！"老端一脸无辜。

无论老端如何狡辩，住院期间违反医嘱提前下地并抽烟，肯定要被严肃批评的。但老端自始至终都嬉皮笑脸，认错态度极好，躺在床上头点个不停，多次对天发誓绝无下次。当然我不会相信他的誓言，为了进一步明确抽烟对股骨头的危害性及可能产生的严重后果，只得不厌其烦地再次告知并请他们夫妻俩共同签字。有人可能觉得奇怪，医生的职责是治病救人，为何还要管人抽烟喝酒？从疾病治疗角度来看，只有医患携手才可能实现抵抗疾病的目标，任何一方责任缺失，都可能导致整个治疗的失败。本来抽烟与否是老端的自由，身为医生，我无权干涉他人自由，但医生对可能影响治疗效果的不良因素都会竭尽全力排除在外，哪怕这种行为是反"人性"的，比如说老端的烟瘾。

两天后，老端顺利出院回家了。出院前我再三提醒交代，回家以后务必认真遵守规矩，千万不要再碰烟酒，也不要着急下地，否则将欲速则不达。在我内心里，把那天中午撞见老端抽烟的事当作了治疗中的小插曲，因为这种情况在临床实践过程中并不少见，很多病人经历这么一次面对面交锋之后，就会彻底把烟酒戒掉，回归到治疗本该有的正确之路上。有时候我会开玩笑说，由我来担任公众戒烟或戒酒大使是最合适的了，因为每个经我手术的病人，出院医嘱内必定有一条戒烟酒，并会在治疗整个过程中反复提醒督促患者牢记这一条禁令。

第一个月，老端复查的片子还不错，回家可能确实认真锻炼了，骨头已经开始愈合。他坐在我对面，他老婆站在他身旁。令我略感不安的是，即使隔着一张桌子的距离，我依然能够清晰地闻到一股浓烈烟味，左右张望，确认周边没有抽烟的人后，我心里不免有些怀疑，难道老端回家后烟瘾又犯了？

"老端，问你句话，希望你如实回答，你回去这一个月抽烟没有？"我盯着老端，希望从他眼睛里找到答案。

"教授，您还不相信我吗？上次住院被您批评后我就再没有碰了，天地良心，我对天发誓肯定没有抽，骗人我是王八蛋！"老端一边指手画脚，一边信誓旦旦，眼神却始终在闪躲，不敢正视我。

"你跟我说说，他在家到底抽没抽烟？如果有，你要跟我说实话，这样对后期骨头是非常不利的！"我转向问他老婆。

"呃……他……呃……他……他很听话，他……呃……他在家可乖了，很老实，天天锻炼。呃……"老端夫人对我的问题，明显答非所问，支支吾吾，边说边看着老端，怕一不小心透露了机密一般。

他们夫妻俩的年龄加起来有一百多岁，我想了想可能是我的鼻子幻嗅了或者烟味是从别的地方飘过来的。不论如何，医生都无法做到对病人随时监控，自觉与否只能由每个人自己去遵守。再说他们完全没有必要为了蒙骗我拿自身健康开玩笑，世界上哪有那么傻的人呢？

每个月老端都会按时来复查，每次来复查我都高度怀疑自己鼻子又幻嗅了，因为每次他坐到我对面时，都会有一股烟味飘来，让我不得不怀疑他其实一直在抽烟。每次，我都会追问他们夫妻同样的问题，每回他们都信誓旦旦回复我绝对没有抽烟，而且随着次数增多，他们俩跟我对话的流利程度在逐渐提升，让我几乎已经相信了他们的回答。

四个月左右，老端股骨颈骨折部位完全愈合，可以顺利脱离拐杖自己行走了，我交代他两个月来一次即可。夫妻俩听后很高兴，相视而笑并长舒一口气，似乎在为眼前的胜利互相加油助威。我对老端说，骨头虽已愈合，但切不能掉以轻心，股骨头还是一样会坏死，务必继续坚持不抽烟、不剧烈运动才行。夫妻俩使劲点着头。

未及五个月，夫妻俩急急忙忙跑到门诊来了。我有些奇怪，没有到规定复查时间怎么又来了？老端告诉我最近刚刚出现的、自觉很不正常的一个坏现象：受伤大腿根部时不时会隐隐胀痛，有时候甚至会痛得走不了路。老端说话时，头略微低下，偷偷朝我扫了几眼，但始终不敢跟我对视。他老婆站在一旁，神情也很不自然。听了他的描述，我想，坏了，估计股骨头无菌性坏死了。

拍片出来的结果验证了我的判断，我再次问起他们夫妻俩，希望他们能够如实回答，告诉我实情。于是他老婆首先发飙，控诉起老端的种种不是。或许是憋屈太久，她话语如连珠炮般："跟你说过多少遍不能抽不能抽，你非要抽，现在骨头被抽死了吧，我不帮你说谎你还不高兴，回家还骂我，现在好了骨头坏死了，看你怎么办！下半辈子，你就等着天天跟医院打交道吧！"或许是此前压抑太久，帮着他一起欺骗医生让她本来就很不安，一听到这个坏消息，情绪就失控爆发了。

老端被老婆一顿数落，自知理亏，先是沉默不语，而后颤抖着说："医生，您是吓唬我的吧？我的股骨头还没有坏死吧？您不要跟我开玩笑啊，您知道我最怕死的！我承认我确实抽烟了，前面我也确实一直在跟您说谎，要老婆合着伙骗您，但是头四个月我每天就抽半包烟啊，脱拐后才恢复到以前一半的量，也就一包半一天吧。我保证从今往后听您的话，我发誓从今天开始，我坚决不抽了，您千万别吓唬我啊！？"老端似乎真被吓坏了，又开始对天对地发誓起来。

我很坦诚地对老端说，我并没有也没必要骗他，他的左侧股骨头确实开始坏死了，不是发毒誓就可以挽回的。股骨头坏死是世界性难题，一旦坏死几乎没有逆转的可能性，现有手段最多延长坏死时间，但是结局肯定可以预见得到：等到完全坏死，关节功能丧失之后做关节置换。我跟老端说，接受现实，等待手术吧。

老端听后当场痛哭流涕，泣不成声，捶胸顿足，悔恨不已，发各种毒誓：从今往后痛改前非，彻底戒烟。即使如此，又能怎样呢？依然无法改变股骨头坏死的现状，他在走廊一直哭到我下班，惨痛的哭声一直在耳边环绕……

初稿：2020 - 02 - 25　周二　19:35
修改：2020 - 03 - 17　周二　12:21
校对：2020 - 03 - 21　周六　12:33

一次特殊问诊

> 语言，是化解世间诸多矛盾与伤害的灵丹妙药。
> ——迦钰小语

2020年春节，新型冠状病毒肺炎肆虐，武汉人民处于水深火热之中，全国两万余医护人员驰援武汉。截至今日，全国确诊病例攀升至8万余，其中医护人员的感染人数超过了3 000人，情况十分危急。为了减少医疗物资损耗，全力防控疫情，大多数医院除了紧急救命手术外，一般性手术都暂时让路，于是大批外科医生普遍无事可干。

为了减少复诊病人到医院就诊增加交叉感染机会，响应医院号召，我亦开通了网上义诊通道。一天中午，义诊平台转接过来一个咨询电话，是一名李女士替他老公问诊。

"教授您好！我家遇到这么一个情况，我爱人小王今年35岁，既往有焦虑抑郁症，平常一直规律服药，控制不错，这一次新冠肺炎疫情期间，响应国家号召，从除夕开始居家隔离不敢外出，但是家里待久后，他的精神疾病就发作了，在家里天天吵着闹着要外出，我们都不同意他出去，怕他出问题。"电话那头传来一个北京口音女士的声音。

"不好意思，李女士，我不是精神疾病方面的医生，您是不是打错电话了。他有什么别的问题吗？"我以为李女士打错了电话，赶紧向她声明一下我并非是精神科医生，免得浪费彼此的时间。

"嗯,教授,我们没有搞错,我晓得您不是精神科大夫。我想先跟您说一下他之前的精神状况。目前情况是这样的,前天小王在家里要死要活吵着要外出,被我们拦住后他就开始在家自残,拿自己的小腿使劲踢木床沿,我们以为他就是跟自己斗气稍微踢几下。谁知道越踢越来劲,把床沿都踢烂了,我看到床沿上有血时才看他的小腿前方也裂开了十多厘米长的伤口,我们赶紧把他送医院急诊。大夫问他怎么受伤的,他不好意思说是踢床沿踢的,骗大夫说是碰到金属杆摔伤的!"

"哦,那么就诊当时你在他身边吗?当时有没有注意他的伤口深吗?里面骨头有问题吗?"我赶紧问一下伤口情况,担心骨头会不会有骨折。

"嗯,当天是我陪他去医院看病的,我当时能看到骨头露出来了,惨白惨白的。但是医生给他拍了片子,说骨头没有损伤,让我们放心。"李女士继续描述道。

"是您陪他一起去急诊的?那就好,能否告诉我当时医生做了什么处理?"我继续追问。

"医生给他伤口简单冲洗了一下,有些生理盐水,有些消毒水,我因为看到血很害怕,中途就出来了,医生在急诊清创室就给他缝合伤口了。"李女士对过程的描述还是比较清楚的,我心里略微有些数了。

"如果医生给他做了冲洗和缝合,说明医生认为伤口情况还不错,听下来应该问题不大,你们有啥可担心的呢?"我宽慰了一下电话那头的患者家属。

"是啊,我们本来也觉得没有太大问题。可是当天回来后,他就开始疑神疑鬼,认为自己没有跟医生说实话,欺骗医生了,害怕医生给他的处理会有瑕疵,就开始作天作地了。"显然病人回家开始着急了。

"那然后呢?"我不想过多打断,让她继续说。

"昨天我陪他再次去复诊时,他自己跟医生坦白说,前天没有说实话,其实他的腿不是踢到金属上,而是踢到木头床沿的,然后医生有些紧张,责怪他不说实话,医生担心前天清创时候清得不是很干净,会遗留一些木头屑子在伤口里面，害怕后期会引起感染，严重的话会发生骨髓炎。"李女士电话里有些着急。

"骨髓炎？会这么严重吗？"我感觉他们有些紧张过度。

"我老公原来就有精神问题，前天从医院看病回来就有些发烧咳嗽，当然不是新冠肺炎，我们做过检测了，担心传染给小孩，我们就让他自己在宾馆隔离，阿姨定点给他送饭吃。他自己一个人在宾馆，更加不停胡思乱想，时时刻刻担心自己脚会感染，会得骨髓炎，弄不好要截肢，从前天开始到现在，给我打了一百多个电话，吵着闹着要去医院做手术，我们不答应。不过我能够感觉得出他的情绪变得越来越坏，我们真不知道该怎么说服他了！"李女士在电话里快哭了，声音也越来越着急。

"李女士，你先不要着急，像你老公这种情况，小腿前方皮包骨，没有太多肌肉覆盖，伤口裂开之后骨头直接外露，即使有木头屑子，医生做清创缝合时候，肯定会对伤口冲洗，大块的脏东西肯定会冲掉，缝合时候，眼皮底下看得到的脏东西医生也会去掉，至于那些微小木头屑子部分藏在组织里，一般来说，不会对人体产生太大影响，至于会不会导致感染，我个人认为可能性不大，不必太担心，当然这几天加强换药，口服消炎药抗感染即可。"我耐心地跟李女士解释着。

"您的意思是说，即使有一些细小木屑，也不会像急诊大夫说的那样会发生骨髓炎，导致后期截肢吗？目前能把伤口重新打开吗？"李女士估计是被他老公问怕了。

"天下没有绝对的事情啊，并不能说完全没有感染可能性，只是我认为未来发生骨髓炎或者截肢可能性非常小。即使我们有这种担心和怀疑，现阶段也不能对伤口做任何处理，现在把伤口重新打开只会导致感染发生，不仅不合适而且有些违背医疗治疗原则。"我再次重申了自己的观点。

"那么现阶段我们只能等待吗？"她仍然有些不放心。

"现阶段就是做好两件事：口服消炎药抗感染，伤口换药避免局部感染。"我尽可能帮她总结目前该做的事情，免得他们再次混淆不清。

"嗯，我明白了，教授，非常感谢您，我回去跟他解释解释。"李女士可能对我的解答还算满意。

电话挂断，我继续修改团队前期整理的一份新冠肺炎疫情期间老年髋部骨折诊疗专家共识，《中华创伤杂志》已经审稿回来，专家认为学术价值与意义很大，提出一些修改意见供我们参考，所以我抓紧跟曹医生在网上探讨着。一个半小时左右，李女士通过义诊平台再次打来电话。

"教授，是您吗？教授，不好了，我老公要自杀，这可怎么办呢？您能不能想想办法救救他啊！"李女士在电话里边哭边喊，不知道他们到底发生什么紧急情况了。

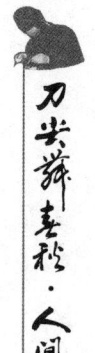

"你别着急，有话慢慢说，我刚刚跟你交代的建议你没有转告他吗？"我颇有些意外，也有些不解。

"我把您告诉我的都原原本本转告他了啊。我把情况跟他说完，他一开始很高兴，阿姨正好去送饭，他开开心心地吃了饭，一切都很正常。可是五分钟前突然给我打电话，说我肯定是在骗他，医生肯定不是这么说的，他的腿肯定保不住了，不想活了。您说这可怎么办啊？他一个人在宾馆里，我们又去不了。"我可以明显听出李女士已经在电话那头大声痛哭了。

"李女士，你先冷静一下，别着急，有话慢慢说。哭解决不了任何问题啊。"我边让她冷静，边想怎么能够帮到他们，然后我继续说，"实在不行，你让你老公一会打电话给我吧，我来跟他说，这样他总归会相信。"

"真的可以吗？那太麻烦您了，如果您能跟他耐心解释一下，估计他会听您的建议。"李女士终于止住了哭声。

其实，这种情况的发生不能完全怪王先生，他既往有精神病史，新冠肺炎疫情特殊时期合并腿部创伤，腿部伤情存在诸多不确定性，家属让他在宾馆独自隔离，多重因素合围，王先生对腿伤产生怀疑会加重精神疾患，家属不在身边给他及时安慰，自然而然会加重他的精神疾患。为了避免王先生思想和行为走极端，我跟李女士交代，让她尽快通知王先生通过平台给我打电话，我在线等他。救人一命胜造七级浮屠，即使这个患者跟你未曾谋面。

三分钟后，王先生电话十万火急在我耳边响起，足以看出他内心有多么的焦灼。

"您是教授吗？我是小王啊，求求您救救我啊，我要截肢了！"王先生开头一句话，完全在我意料之中。

"王先生，您不要着急，慢慢说，方法总比困难多。"我让他先平静情绪，稳定心态。

"我的脚是不是没救了啊？我夫人跟您说过我的情况了吗？"王先生确实很着急。

"我基本了解了。你现在有啥不好的感觉吗？"

"是我自己不好，我没有跟医生说实话，我其实是踢木头踢伤的，医生说可能里面有不少木头屑子，以后会得骨髓炎，感染严重就会截肢。没有腿我可怎么走路啊？"电话那边王先生连珠炮似的喊叫着。

"王先生，你不要太紧张，我帮你分析一下。你腿前方的伤口李女士照片发给我看过了，这个部位本身就是皮包骨，没有太多肌肉，伤口裂开之后直接会看到骨头，该部位即使有木头屑子存留，也都是非常微小的，大块木屑医生肯定清创时都会替你冲洗并清除掉的，遗留这些小碎屑子，量也不会太多，对人体即使会有影响，也很有限！"我把前面跟李女士讲的道理再次跟王先生复述了一遍。

"可是我今天去换药，医生说我伤口红肿，肯定里面已经感染了啊，是不是要赶紧打开啊？"王先生隔着电话吼道。

"你不必着急。伤口缝合后第二天，边缘有些红肿是正常现象，不能就判定已经感染。即使怀疑有木屑子，也不是现在要处理的，假如今天把伤口打开，可能本身没有感染的反而会导致感染，绝对不可以打开伤口。"

"您的意思是说，即使里面有木屑子也不一定会有事情，目前也不需要紧急打开吗？"小王情绪有些缓和，不再吼着说话了。

"王先生，给你讲一些现象，20世纪三四十年代，许多革命前辈抛头颅洒热血，在战场上中弹负伤很多，当时战场条件不允许清创，大多简单进行伤口缝合，从而导致很多老前辈体内都遗留有弹片，那你说你体内的木屑大还是老前辈体内的弹片大呢？再说弹片都带有弹药的，比你体内木屑子脏多了，也没听说他们中有谁感染过啊，所以你有啥好担心的呢？"我继续循循善诱。

王先生似乎被我这个举例有些说服了，"您是说即使有小木屑子，也不一定会产生感染是吗？"

"对呀，你才三十多岁，身体状态肯定很好，人体会有免疫力对抗这些微小外来侵略者。你也不要纠结自己当天没有跟医生说清楚是碰到铁杆还是木头，退一万步讲，你就是当天说了，医生处理也不会有太多不同。从医生清创角度，都会把肉眼所见脏东西去除，这是医疗原则，你不必纠结。至于肉眼看不到的，医生也不可能去把你肌肉都剪掉，做防御性切除，这个是不符合医疗规范的。"我已经完全理解了病人的心结，为了消除他心里两个纠结，我必须逐一击破：一个是他觉得当初自己有隐瞒，所以医生会可能因此清创不彻底不干净，另一个要旗帜鲜明地告诉他，即使有小木屑在体内，也未必会感染，老前辈体内弹片存留的例子似乎很合理地减缓了他的焦虑。

"教授，听您的意思是现在一是不必管伤口里面有没有木屑，二是不需要考虑打不打开伤口。那么我第三个问题是，假如两周后伤口感染了，后期得骨髓炎了我该怎么诊断、怎么处理呢？"王先生看来确实问题不少，继续追问。

我感觉这个病人在家里两天确实自己琢磨了好多事，"我们现在去考虑两周后会感染是没有必要的，你现在需要做的是按照我的指导坚持每天换药，定期口服消炎药，你担心两周后会不会感染毫无意义，从治疗角度，我们必须一步一步走，期望最好的结果，也许两周后就啥事没有呢。即使两周后不幸感染了，那么我们到时候也有办法解决它。打个比方，你刚结婚两个月,老婆刚怀孕,你去医院问大夫,生儿还是生女,医生也无法回答你。我不能判定你肯定不会感染,但是在现在这个阶段,你先做好我说的两件事才是最重要的。"我继续强调他目前该完成的主要任务。

"那万一骨髓炎我该怎么诊断呢?我好担心啊,他们说骨髓炎要截肢,我这么年轻就没有腿,那可怎么活啊?"电话里他依然对这个问题耿耿于怀。

"我觉得你目前的状况距离发生骨髓炎还很遥远,现在给自己背这么多负担一点必要都没有。我认为你完全不必担心,我感觉你有些杞人忧天了。"有时候对于此类精神有疾病的患者,安抚是一方面,及时的批评教育也很关键。

"那有啥可以检查吗?"王先生有种打破沙锅问到底的执着。

"当然,未来如果怀疑骨髓炎,除了抽血,核磁共振也可以确诊,但是你目前担心有点过头了,先好好配合医生治疗再说。关键你要心情开朗,不过分纠结,心情开朗抵抗力强了,一切自然会朝好的方向去走。"我继续宽慰他。

"嗯,谢谢您教授,您说得真对,我基本上听懂了,心情开朗最重要,我一定好好听您的话,不再纠结了,谢谢啦。"王先生电话那边略显轻松地说,之后挂断了电话。

放下电话,我回味了一下,真心希望电话那头并未谋面的王先生能够解开心结,好好配合治疗,期待好的结果。此次特殊疫情,确实给医护人员以及普通民众都带来极大的考验,遇到许多新的问题,尤其对许多患有诸如尿毒症、癌症等需要阶段性用药的患者来说,想要去一次医院或者想要做一次治疗,似乎都不是一件容易的事情。可是在全民抵御病毒传播的战斗上,每个人都应该化身为战士,主动投身其中,除此之外,没有两全其美之策,病毒面前,全民皆兵,相信是最终战而胜之的王道之策。

晚上6点多,李女士在网络平台给我留言:谢谢您,教授,小王都想明白了,决定先配合治疗,慢慢观察,心情很好!

看完此留言，望着窗外黑漆漆的夜色，我推开窗，望着远处波光粼粼的小河水面，深深呼吸了一口冰冷的空气，感觉好新鲜啊，而后心情竟然也跟着明亮起来。

初稿：2020 - 02 - 13　周四　20:56
修改：2020 - 03 - 17　周二　20:42
校对：2020 - 03 - 23　周一　17:34

赔 偿

> 我们应该怀着一颗同情心去审视他人的痛苦,而并非只是道德批判。
>
> ——迦钰小语

大千世界,无奇不有,听说过吃霸王餐、坐霸王车、住霸王店、卖霸王菜,你可曾听说过住霸王院的?一天午饭时分,病房楼下走来一个大概65岁上下的大妈,看起来挺硬朗的,走路略微有一点一瘸一拐。她带着大包小包,到了门口保安拦住她,询问她干啥的,她说是来探望老头子的,他在八楼住院呢。保安一看大妈这么大年纪,应该不会说谎,就放她进去了。

大妈对医院非常熟悉,熟门熟路走到骨科病房,旁若无人一般,一直朝里走进一个大房间。里面住的都是女病人,今天正好有两个病人出院,大妈步履轻盈地走到空床旁,将上面罩着的塑料纸轻车熟路地撕掉,然后把自己带来的物件一一放到床底下,再慢慢走到床边朝上一躺,开始闭目养神。旁边床位上的病人以为是新来住院的患者。医院本来就是如此,铁打的病床流水的患者,迎来送往很常见,大家都不以为然。

下午2点,值班护士常规查房时候,发现原来还空着的病床上突然躺着一个大妈,反复回想,没有新病人来护理站办过入院手续啊。于是就走过去把大妈拍醒,很疑惑地问她:"大妈,您是来住院的吗?"

"是啊,我是来住院的。"大妈本来似乎睡着了,听到有人问她,睁开眼看着护士回答道,神情自若。

"那您是哪个医生管的啊?"护士一听确实是住院的,心略微放宽了些,否则让不明来历的人私自住到病床上,肯定要挨批,弄不好护士长还要让她写检查呢,那可就太丢人了。

"哦,我是李大夫看过的病人,李大夫管我。"大妈很利索地回答道,似乎早有准备。

小护士一听,科里确实有李大夫其人,紧张情绪略有缓解,心里还偷偷暗骂李大夫,有病人来也不说一声。"那您住院手续可以给我看一下吗?我帮您办理一下登记手续。"小护士很懂礼貌,对着这位奶奶辈的人非常有耐心。

"还没有呢,李大夫只是跟我说过我这个毛病需要住院康复,他还没有帮我安排床位呢。我现在就是躺在这里等李大夫来给我办。"大妈躺在病床上,慢慢悠悠,不紧不慢,一字一句地回应小护士,似乎很有道理。

小护士听完赶紧跑到护理站,给李大夫打了个电话问情况。李大夫听了小护士的情况介绍,在电话里非常明确答复说,绝对没有开过住院证,更没有收治这样的一个大妈,让护士确认一下。小护士赶紧跑进病房问大妈:"大妈,您啥时候看的李大夫门诊?他啥时候给您开过住院证啊?"

"我上周去他专家门诊看的,他说我这个毛病要住院康复,不然会残疾的。"大妈闭着眼睛慢条斯理地说,"他还没有给我开过住院证,我在这里等他来给我开呢。"

大妈此言一出,小护士差点晕倒,心跳立马加速、血压立马升高,或许是年龄因素,她搞不懂这是啥神操作,没有任何手续就来住院,太奇怪了吧。

"大妈,非常不好意思,按照医院的规定,您没有开过住院证,没有办过住院手续,目前您不能在这个床上躺,请您离开,好吗?"小护士有点着急了,要是让护士长知道有个病人未经同意就住到病床上了,那么这个月奖金十有八九要遭殃了。

"你们这里不是有空床吗？有空床就可以住，我医疗卡都带来了，你让李大夫给我开张住院证，我去办手续就行了啊！"大妈思路清晰，逻辑缜密，有板有眼地跟小护士讲着道理，似乎无理的是对方。

反正，不管小护士如何苦心相劝，大妈翻来覆去就是一句话，她就是来住院的，请李大夫开住院证。再到后来，眼看小护士都快急哭了，大妈索性把脸朝向一侧，自顾自地睡起觉来了。不论小护士怎么叫她，都无动于衷，稳如泰山。

小护士一看彻底着急了，急急忙忙跑去值班室把护士长叫了起来，护士长显然见多识广，此种场面见多了，住霸王床以前也见过，就跟小护士说打个电话给保安，让保安来协助处理。

保安响应相当迅速，不一会两个身材彪悍的青壮年快速来到大妈身边，要求大妈离开病房，大妈嘟囔着说："我的腿部有伤，你们李医生专家门诊给我看过了，明确告诉我必须要住院，不住院会残疾的，我不能回去，我不想残疾，我残疾了谁来照顾我啊？"说完大妈在床上放声大哭了起来。病房里本来有当天手术后的患者，好端端的午休被彻底搞砸了。

"您要住院也要走正常程序啊，这张床已经有病人啦，一会新病人就要过来了。"保安领队看起来似乎很有经验，估计经常处理此类情况，"您再不走啊，我们可就打110送您回去了，您这是妨碍正常医疗秩序，弄不好要拘留的！"

一听要打110报警，大妈显得更为置若罔闻，恶狠狠地回了句："要打你们就打吧，我反正有病，你们当心点！把我毛病搞严重了你们要负责的，我搬到你家跟你住，一辈子赖着你。"

保安领队一听大妈自称有病，一下子也有点心里没谱，再说也确实不好意思对一个大妈动粗。幸亏此时李大夫闻讯赶来了，一看大妈，李大夫笑了，他快步走到大妈面前高声说："大妈，您怎么自己跑这里来了？这可不行哦。我们这边病床都是要开刀的才住，您不需要开刀的话去找个社区康复中心养养,或者回家养就行啊。"

紧接着李大夫快速跟大家介绍了一下大妈的情况。大妈十天前在家门口被一辆车撞了,送到边上小医院没有看出啥毛病。上周挂了他的专家门诊,他一看是一个很轻微的不完全性股骨颈裂缝骨折,回家静养就行,当时跟大妈也交代好了,如果康复休息不好,后期可能会股骨头坏死。大家一看,李大夫跟病人熟悉,颇有些如释重负感觉,这下估计好办了。

"李大夫啊,您不是说我脚不养好的话,股骨头要坏死吗?我寻思着在家里等不放心,我还是在你们这里住着放心!"大妈一副可怜相地盯着李大夫,似乎很委屈。

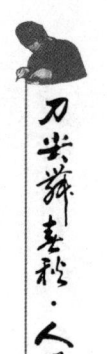

李大夫很耐心地又重新把她的病情、她康复的要点、她需要在家做的训练方法,再次清清楚楚给大妈讲解了一遍,差不多已经口干舌燥,"你这个毛病不需要手术处理,按照规定是不能在我们这里住院,再说坏死几率虽然有,但是不高。"李大夫言之凿凿。

"那我万一股骨头坏死呢?您能负责吗?您不是说休养三个月就可以吗?我就在你们这边住满三个月,复查确认没事我就自己回去了。你就行行好,让我住院吧,这是我的医疗卡,您帮帮忙给我开一下住院证呗!你们都是救苦救难的观世音菩萨,好人一生平安!"大妈很认真地跟李大夫说,双手合十不断祈求,表情坚定而无辜。

边上吃瓜的群众看了半天,算是看明白了,遇上一个医生觉得不需要住院,但是她觉得自己一定要住院而且自说自话来住院的患者了。保安和医生护士轮番做思想工作,毫无用处,边上住院病人不乐意了,本来住院就是需要多休息,现在被大妈一搅和,整个病房变成菜市场,闹哄哄的,于是就联合起来批评她,要求她赶紧走。大妈一听边上病人帮腔,就冲着她们叫唤:"跟你们有啥关系啊,多管闲事多吃屁!"

保安一看大妈是软硬不吃,无奈之下只能打110报警。警察很快就来了,保安把事情来龙去脉跟警察做了详细汇报,警察一听觉得事情并不复杂,就跟大妈讲起道理:"老阿婆,您这样不行的,想要住院,正常去挂号看门诊看急诊，由医生决定您是否需要住院。您这样自己跑过来住到床上算啥名堂啊？法律有规定的，您要是继续逗留的话，就算是违法了啊！"

大妈起初看到警察来了，有些慌张，不过很快就平静下来，"我受伤了啊，需要治疗，医院有床不给我住，你们警察同志要为我们穷苦老百姓做主啊。"大妈边说还边哭了起来。警察一看也找不着北啊，特意走出房间，再次询问李大夫大妈的病到底需要不需要住院。李大夫斩钉截铁地说，肯定不需要住院。警察一听有数了，再次折回病房。

警察很耐心，再次跟大妈深入浅出、入情入理地讲了很多道理，大妈听了似乎有些理解了，最后警察劝告她尽快离开，否则就要对她采取强制措施，那时候问题就搞大了。大妈听后立即向警察打招呼，满嘴答应说稍晚打电话给儿子，让儿子开车来接她，现在儿子在上班，肯定出不来。警察听后觉得也合理，就跟医生护士及保安商量说，反正也快到下班时间了，就让她儿子下班后来接她吧。

谁知当天晚上大妈并没有回家，原来要住院的病人到病房之后发现床位被占了，非常生气，跟大妈发生了剧烈冲突。但是科里确实又没有其他床位，医生好说歹说劝病人明天再来。晚上保安来过几次，她推托说儿子出差了，暂时没人来接她，现在逼她出去只能睡到马路上，肯定要死掉的，大妈信誓旦旦答应说第二天早上一定走。

半夜12点多，大妈突然感到肚子饿了，才想起来还没有吃晚饭，便起身去开水间打来一瓶开水，然后在病床边的小桌上泡方便面，方便面虽然很难吃，但是闻起来香气扑鼻。大妈边吃还边哼小曲，病房里有些病人第二天早上要手术，已经禁食好几个小时了，突然闻到方便面香味，一下子都睡不着了，但是大半夜的又不想跟大妈争吵，毕竟多一事不如少一事，但是确实相当煎熬。

第二天早上，医生查房时，发现当天要开刀的病人血压都很高，赶紧问怎么回事。她们都异口同声讨伐大妈半夜作天作地，泡面加唱歌。李大夫听后很不高兴，质问大妈怎么还没有离开，赖在这里干什么。大妈说家里没人，没地方去。这时候昨天要住院的病人又来了，看到大妈还没有走，发怒了要动手。后来实在没有办法，就推了一张备用床把大妈放在走廊上。大妈似乎很满意，就在病房走廊上过起了自己的小日子，每天医生、护士、保安轮番来催促，她都不为所动。

　　一开始，医护人员总觉得大妈确实可怜，不好意思强硬赶她走，而且她一再强调自己儿子出差，进不了家门，没人照顾。可是一周过去了，大妈似乎毫无离开的意思，好多病人也慢慢了解了她的底细。闲聊中得知，原来十天前她被车撞了后摔倒在地，有些轻微伤，便去找对方理赔，对方说可以给她赔偿，但是需要按照住院天数来赔付，也就是说住院才能赔偿，不住院没有赔偿。大妈当时去门诊缠着李医生就是希望能够给办理入院手续，当知道不需要住院治疗后非常失望，因为没有住院，对方一分钱都不会赔给她。

　　病人的纠结在于，很多时候怕意外怕受伤，任何时候都小心翼翼、谨慎万分；可是一旦遇到意外真的受伤了，不少人为了钱，又怕伤得不够重，没有住院就拿不到赔偿，显得相当矛盾。在他们内心中，会病态地认为健康和自由有时候并没有金钱重要。从大妈角度来说，为了拿到对方的经济补偿，她必须想尽一切办法住院。说句最现实的话，一切都是金钱闹的，有些人为了达到赔偿目的，什么脸面、尊严、人格，统统可以置之脑后，毕竟这些东西不能当饭吃。

　　一周时间，大妈住得很惬意，甚至在病房过上了自己的小日子。同室的患者却普遍感到很不爽，因为大妈基本把病房当成了家，白天黑夜不断折腾，甚至有时会半夜里在走廊大声放音乐，跳广场舞，吵得大家都没法睡觉。冲突在所难免，有些家属甚至有几次踹了她的床。保安跟李大夫、护士长商量后，觉得长久下去肯定不行，便再次打110报警。警察到场后一看，这不是一周前处理过的大妈吗，怎么还没有走？

　　因为对前期情况很熟悉，警察一上来就很不客气，对着大妈连连质问她："你怎么还在这里？不是答应当天晚上走的吗？为何说话不算话？赖在这里算啥名堂?"

"警察同志啊,我不是想赖着不走啊,我有我的苦衷啊。您看看我被别人撞了,他们都不理我,不赔我,他们都该遭天杀啊。再说我家里有困难啊,我回家没有人照顾啊,我会饿死的,你们都是人民警察,要为老百姓解决困难啊!"大妈继续重复一周前的说辞。

"没人照顾也不是理由,这里是医院,不是收容所。别人撞了你,如果他们不赔偿,你可以走法律途径,报警或者起诉都行,这不是你赖在医院病房不走的理由,医院有正常医疗秩序。多余话不要讲了,我限定你今天中午12点前离开这里,再不离开,我们就要采取强制措施了。你把你儿子电话给我,我们来联系他。如果你儿子不能妥善处理好你的事情,不能履行一个子女的应尽义务,我们要通知他的单位,由他的单位来处理他。"警察半真半假半吓唬道。

大妈一听警察要找她儿子麻烦,害怕再闹下去对她儿子会有不利的影响,那就真的划不来了,跟赔偿比起来,儿子的前途更重要。两害相权取其轻,孰轻孰重,大妈还是能够掂量出来的。于是态度也不再像起初那么强硬了,她连声说不需要联系儿子了,马上起来收拾东西,自己叫120回家。考虑到大妈确实也是弱势群体,医院也没有太过于为难她。

午饭时间,大妈自己叫了120,坐上车自行离开了。

初稿:2020 - 02 - 12 周三 19:11
修改:2020 - 03 - 17 周二 21:53
校对:2020 - 03 - 24 周二 09:47

枣庄郭大爷

> 健康，对很多人来说，想起来关注它的时候发现已经晚了。
>
> ——迦钰小语

1998年10月中旬，济南终于下了入冬以来第一场大雪，雪花飞舞，蔚为壮观。济南军区总医院亦称90医院，医训楼前有两个球场，一个是足球场，一个是篮球场，是我们实习学生打发业余时间常去的地方。

这天晨起后，我透过宿舍的玻璃窗，放眼望去，只见大雪过后，视野所及处，一夜间全都披上了洁白外衣，屋顶上、树枝上、大路上、球场上都被白雪覆盖，明澈纯洁。屋里温暖如春，屋外大雪冰封，对于生在南方、长在南方的大多数人来说，一场冬雪可以填补许多人的人生经历空白。济南给我留下过许多美好的回忆，春、夏、秋、冬四季分明，而我却独爱冬天的济南。

大雪来临前一天，我刚刚轮转到呼吸科，带教老师姓孙，是一位非常和气、优秀的女教员，临床技术和理论水平很高，善于带教实习学生，是一位广受欢迎的好老师。实习生活简单却有趣，毕竟既可以跟着老师学习，实实在在接触病患，努力将书本知识转化为实践技能，又因为处于实习期不必承担责任，所以基本没有压力，几乎算得上医科生涯中最值得怀念的一段美好时光。在呼吸科实习的第二天，孙老师交代我去给新入院的患者采集病史，写入院记录和大病历。

90医院的呼吸科在病房楼一楼，或者说几乎所有的内科都在一楼。房屋结构很奇怪，整栋楼南北朝向，中间有一条超长的走廊，两侧像翅膀一样延伸出很多直通通的门洞，每个门洞里就是一个科室。一楼病房终日不见阳光，加上病房周围还种满高大的绿树，更是遮得密不透光、晦涩阴暗，如果是半夜走进病房，脑海中时常会冒出阴森恐怖这些念头。

按照老师指示，我走到呼吸科最里头一间病房，推门进去，只见刚入院的郭大爷躺在最里头靠窗户的那张病床上。郭大爷65岁，此时正斜靠在床上，腰背部垫着一床被子。屋内开着暖气，舒适暖和，因此身上并不需要盖太多东西。他饱经风霜的脸上布满皱纹，皮肤黝黑，以至于一般虚弱病人特有的苍白肤色没有在他脸上丝毫显露。郭大爷大声喘着粗气，鼻子里吸着氧，脸色因为憋气原因时常由黝黑变成暗红，看起来很可怕。他似乎没有太多力气畅快地呼吸一口新鲜空气，憋闷久了或许实在太难受，就使劲深吸一口气。吸气时会从喉咙里发出高亢、抑扬、潜转的啸声，往往这个时候脸色才又转回正常的黑色。

郭大爷边上有个三十多岁的中年人，应该是他儿子，经常附在他耳边窃窃私语，当然老郭似乎并没有太多精力搭理他。其实对于济南周边乡音很浓的普通话，说快了我压根一点都听不明白，更别说他儿子的说话声音又轻又快，我更是一个字也没听懂。在济南将近一年的实习期间里，我虽然对山东口音的普通话挺感兴趣，也没事总学说上几句，但始终不得要领。不过当时也幸好有他的儿子陪伴在旁，否则我的问诊根本无法顺利进行。原因有二：一是郭大爷肺部情况已经非常不乐观，甚至说很糟糕，他好像时时刻刻都被憋着一样，呼气与喘气都很困难，毫不夸张地说，有好几次我都担心他会不会憋死过去了；二是郭大爷耳朵不太好使，听不清我说的话，而他的山东普通话乡音特别浓厚，我一个字都听不明白，只能通过他儿子做翻译，我才对他的病情有了更进一步了解。

据小郭介绍，他们一家是枣庄人。老郭生于兵荒马乱的年代，自幼家贫，兄弟姐妹众多，老郭父母没有能力供养他们读书，能给他们一口饭吃，拉扯到大就已实为不易。中国绝大多数农村始终传承农耕文明时代的观念，越穷越生、越生越穷，生到揭不开锅为止。老郭没有办法，只能早早辍学回家帮忙种地干活，无奈地少人多，单纯依靠种地根本养不活一大家子。作为家中长子，承担着全家生计重任，只能背井离乡，跟随邻居一起到煤矿去挖煤赚钱。挖煤不仅辛苦而且危险，一年劳作下来，矿里总有人因为各种各样原因命丧黄泉，没病没灾干到头的实属幸运。

  济南的工作和生活节奏很慢，每一年、每一天、每一个小时都会让你觉得无比漫长，与北上广这类城市相比，似乎有种"洞中方七日，世上已千年"的错觉。90医院老师们的带教节奏也较慢，我们实习学生的生活相对也较为悠闲。当天老师给我布置一整天的任务，就是把老郭的病史采集清楚，把病历写好，第二天向她汇报。因此，每次询问病史，对我们而言都是一次非常好的实战机会，由于交流时间不受限制，我们也就不求速度但求仔细，从容耐心地力求做到完美。其实想想人生也是如此，有些人深受张爱玲那句"出名要趁早"的影响，成长路上一味追求聚光灯和加速度，透支了不少时间精力，希望自己成为本系统、本领域、本单位最年轻的某某，却没有给自己留下充足的时间去思考、体会、感悟。有些人渐渐就混淆了生活与工作的边界，将事业成功作为人生唯一的目标与追求，却忽略了为人一世，爱情、亲情、友情都是重如千钧、无法替代的宝贵财富。在这个习惯于一切都被冠上"高速发展"的时代，套用一句流行鸡汤语，有时候放慢节奏并非是件坏事，可以让灵魂跟上前行的脚步。

  在我的思绪暂时飞扬到九霄云外之后不久，我及时把自己拉回到了现实中，示意小郭继续说老郭的病情。老郭大概从20岁进煤矿公司干活，差不多到50岁时，已经干了快三十年的"地下工作"，当然中间赶上十多年非常时期，停了一段时间没有下井。长年累月的矿下工作，终日难得见到阳光，高强度的体力与压力双重加持，老郭身体开始走下坡路。每到天气转冷，咳嗽咳痰特别厉害，有时候咳得都快喘不过气来了，而且经常出现力不从心的情况，有好几次工作过程中还莫名其妙晕倒或者摔跤。老郭家人很担心，反复劝他去医院仔细检查。

于是老郭向矿上请了一天假，特意到体系内定点医院去全面检查了一番。检查报告出来后，医生告诉他，胸部影像检查发现肺部有些实质性改变，但不是肿瘤之类的坏东西，推测是由于老郭长期井下工作，吸入过多煤灰、煤尘所致，同时合并有比较严重的关节炎和骨质疏松。医生所描述的都是井下工人的常见疾病，也可以算是职业病的一种，老郭很早以前体检出的也都是这些问题。但是为了赚钱，尤其是考虑到小郭还没有成家立业，他拼了老命也要再多干几年，努力赚钱给家人盖栋房子，给小郭娶上媳妇，他也就算完成任务了。医生建议老郭去做职业病鉴定，不要再到井下工作，并告诫他长久下去身体会有麻烦的。老郭听后憨憨一笑，答应回家思考后再做打算。

其实医生的提醒与建议他心里一清二楚，类似的建议此前体检时也听到过数回，但老郭都没有特别往心里去，更没有认真采纳，因为他总觉得自己有未竟的任务和使命，使他无法停止工作。

于是，再坚持了两年，老郭终于盖上了新房，也成功为儿子说好了一门亲事，订了婚给了彩礼，算是板上钉钉了。在此之前，老郭经常感觉胸闷、咳嗽越来越厉害，稍稍走快一点，就立即喘得上气不接下气，而且到冬天和春天，尤其天气转冷或突变之时，情况会愈加恶劣，甚至会出现咳嗽之后痰液不止的情况。不过老郭不信邪，总认为这是小问题，村里不少人过了55岁都还在矿里干呢，自己身体硬朗，不会有什么问题。直到有一天，他出井后再次晕倒，工友们见状赶紧把他送到医院。

不认输的老郭终于倒下了，住进医院后，他终于彻底向现实投降。做过肺部CT，医生正式告诉他，他患上了一种称为尘肺的职业病。老郭对这个疾病很了解，原因是他在井下采煤长期吸入生产性粉尘煤灰尘所致，而且这些煤灰尘在他肺组织内潴留，从而引起以肺组织弥漫性纤维化为主的全身性疾病。医生说尘肺最主要症状就是咳嗽、咳痰、胸痛以及呼吸困难等，简单地说，就是他症状典型、体征典型、检查典型，诊断很明确。医生的话对老郭来说犹如圣旨，他想反正人生目标均已经完成，掰着指头算算自己已经年过半百，就不跟老天爷过不去了，于是老老实实辞去煤矿工作，安心住进医院接受正规治疗。

　　好在老郭所住医院就是尘肺治疗定点医院，专业化程度很高，医生经验相当丰富，治疗措施得当，很快帮他控制住了病情。随着身体不断好转，老郭渐渐恢复了生机，平常也不咳不喘了，经常在医院花园里散散步，各方面状态都不错。医生嘱咐他，出院后不可以再干重活，不可以过于劳累，不可以着凉感冒，并且要求他戒烟，因为抽烟不利于疾病恢复。同时，每三个月到半年都必须回来复查。此外，医生反复强调，尘肺这个毛病跟癌症没啥区别，迁延不愈，很难完全控制，而且随时可能复发。老郭满嘴答应，心里很有些不以为然，他觉得医生都喜欢言过其实，喜欢吓唬病人，他本来就是杆烟枪，戒掉任何东西可能都比较容易，唯独戒烟这件事对他来说根本不可能。这是一种令人匪夷所思的现象，在我之后遇到的很多患者中也会有人有老郭这样的心理，认为医生的一些要求都是言过其实，是故意吓唬他们，因此执行起来也都由着自己的性子，导致治疗效果差强人意。

　　我不明白这种心理究竟是出于心怀侥幸还是自我放纵？如果是前者，那么他们是否过于自信于自身的身体状况，或觉得有神灵眷顾能创造医学奇迹顺利自愈呢？如果是后者，那么与拥有健康的身体和高质量的生活相比，那些明知会对治疗和康复产生不良影响的嗜好和习惯真的是如此难以戒除吗？我同样不清楚老郭到底属于上述何种心理状态，现实是他依然不肯舍弃对于香烟的迷恋和执着，依然每天坚持吞云吐雾快意人生，导致他的尘肺疾病时好时坏，每当症状重一些，就赶紧到医院住院，住院期间自然听话无比，一口烟也不碰，治疗一段时间好转出院后，消停十天半个月，就又将医生的叮嘱抛之脑后，故态重萌。

　　一直到两年前，经过近十年的反反复复，老郭的病情突然加重，逐渐出现呼吸困难，很难缓解，心脏和肾脏也出现合并症。医生告知父子俩，由于长期尘肺侵犯和影响，他的肺部组织情况越来越糟糕，纤维化趋势越来越严重。原因多种多样，本身尘肺随着年龄增长和时间推移就会逐渐进展，同时他治疗依从性很差，始终未能完全按照医嘱做好个人防护，也是导致急剧恶化的重要原因之一。小郭说父亲很后悔，本来如果按照医生嘱咐，老实戒掉香烟，可能不至于恶化如此快速。古今中外的科学家们殚精竭虑，发明了各种各样药物，唯独有一种药的研发依然毫无头绪，它的名字叫后悔药。枣庄以及周边大大小小医院，只要能看、能住、能治的，老郭几乎都光临过，可惜收效甚微，这一次实在是病情太危重，已经连着几天不吃不喝了，家人实在没有办法，才把他送到济南来，希望能够保住他的一条命。

  听完小郭全面、认真而细致的病情描述，我掌握了所有病历书写需要的资料后，便回到医生办公室开始认真地写病历。实习时候，由于工作经历和生活经验有限，我对于病人及其家属的喜怒哀乐并未有太深刻的感觉，基本上以完成任务为出发点。一天辛苦书写之后，第二天早上向孙老师提交了我写的病历，老师看过之后，结合她自己在门诊所了解的病情，提出一些修改细节。不愧是老师，与我们相比显得站位高、经验足、眼光准。实习同学心目中，每位带教老师就像是无所不能的神一般存在。之后，我每天跟着孙老师查病房，写病历，至于治疗用药与方案则是老师的职责。实习学生虽然不需要学习那么深奥的知识，但是根据我每天的观察来看，老郭病情似乎很不乐观，每天都在恶化之中。我印象很深刻，有一天晚上，孙老师值班，我正好去写病史，就问她老郭预后如何，孙老师淡淡地说估计顶多再撑十天半个月吧。听后我感觉很震惊，第一次觉得原来一个人的生命如此脆弱。

  1998年夏天，济南大观园旁边新开了一家小天鹅火锅城。开业伊始，为了凝聚人气，招徕客人，推出了限时段15元畅吃酬宾活动。本来实习生的补贴就不多，囊中羞涩，90医院医训队的伙食又一向以难吃著称，处于生长发育期的一群小伙子们腹中空空，油水寡淡，胃口甚好，因此火锅城的畅吃优惠活动对我们来说极具诱惑力。一个周六中午，一帮人呼朋唤友，立马组成十人左右的队伍，相约去火锅城打牙祭。之所以选择中午，是因为中午吃火锅的客人相对较少，更容易吃到牛、羊、鱼肉等年轻人最爱的食材。

当我们开始大快朵颐、开怀畅吃之时，对于老祖宗所谓的食物才是治愈一切疾病的良药有了更深体会，毕竟如若世间没有食物，人类又将如何生存呢？火锅城环境一般，食材其实也很一般，但对于饿虎般的我们来说，已经算是人间美味了。迅速吃完第一轮后，我们坐在一起肆意聊天，啤酒、可乐、饮料虽然也是畅饮，却鲜有人问津，因为太占胃内空间。当我准备发起第二轮攻击时，孙老师给我拷机上留言，让我快点赶到医院去，有个病人在急救。我只能遗憾地盯着烧得滚烫的火锅底料，望而兴叹，抽身离去。

我非常清晰地记得老郭离开的最后时刻。肺部已经全部因为纤维化后实变了，完全失去交换气的功能，即使气管插管也没有任何用处。他的脸憋得呈现暗紫色，双手和嘴唇全部发紫，双肺如同一块浸满水的海绵，一点都没有透气性。最后时刻，老郭在房间里偶尔发出几声高亢的"啊"的惨叫声，憋闷在一点点加重，双手死拽着床单，随后动静越来越小，直至慢慢安静下来。

老郭就这样走了。他成为我从医生涯中真正意义上经管的第一个死亡患者。呆在一旁的小郭泣不成声，但任谁都已无回天之力。老郭走后，济南迎来了入冬后的第二场雪，印象中比第一场雪的雪花更大，持续时间更长。望着空中纷纷飘舞的雪花，四周安静得似乎都能听见雪落下的声音，我陷入了深深的沉思之中……

也许老郭，命不该如此！

初稿：2020 - 03 - 10　周二　17:26
修改：2020 - 03 - 19　周四　14:05
校对：2020 - 03 - 30　周一　16:05

"次生"伤害

> 疫情改变的不只是生活方式，更重要的是生活态度。
> ——迦钰小语

梁枫，浙江J市人，是我十多年前在沪的旧相识。他曾经是一名退伍军人，为人豪爽，早年在虹口足球场附近开一家茶坊，专做茶叶生意。我身为一名福建人，喝茶经历绝对资深，每到周末若闲来无事，就会跟一些好友光顾他的茶坊喝茶，谈天说地、品茗闻香、雅趣自得，久而久之便与老梁结为茶友。起初足球场周边做茶馆生意的不多，竞争较少，随着闲暇时间的增多和人们对于饮茶兴趣的不断提升，各种层次的茶馆如雨后春笋般越开越多，竞争白热化，老梁茶馆的生意大不如前，日显清淡。

无奈之下，他果断关闭茶馆，拖家带口回到J市老家。临走前梁枫显得有些沮丧，一帮朋友为他送别时，见他情绪低落，似乎有些无颜再见江东父老的羞愧。回到J市后，他经过周密的市场调研，开始做起养生保健品生意。那十年，经济快速发展之后，人们的生活质量普遍提高，开始更为注重生活品质的提升，养生保健品行业也迅速成为了朝阳产业。于是梁枫生意大热，真是无心插柳柳成荫，无意间成就一段致富佳话。

随着养生保健品越来越畅销，梁枫开起了工厂自产自销，并且打造了属于自己的品牌。为了进一步扩大产品影响力，他在上海开了一家品牌店，地址依然选在虹口足球场附近的四川北路上，很有些从哪里跌倒就从哪里爬起的豪情。梁枫每隔一两个月会来上海一次，如果赶上不出差又正好有时间，大家就会坐下来喝杯茶、聊聊天，感慨一下时光如梭。梁枫交际面广，交游甚众，天南海北、三教九流、各行各业，似乎都有所涉猎，甚至连算命先生都有接触，让人颇感神奇。因此，与他喝茶时从来都不缺少新鲜话题。

我一向把梁枫当作诸多茶友中的一员，在一起时就聊聊各地茶叶，品尝、点评一番，对其采摘时节、上市时机、市场行情进行不负责任的头脑风暴，除此之外，再无交集，即使他多次邀请在场朋友去他J市的工厂参观游玩，时至今日我仍未曾前往。人与人之间的关系，有时简单才会持久，近之则狎，远之则怨，平平淡淡才是真。我与梁枫之间就是如此，虽无深交，平淡似水，却也并不疏离。

五年前的一天，梁枫从J市打来电话向我求助，说他75岁的老父亲在乡下出了车祸，送到医院拍片，诊断是左侧髋臼粉碎性骨折伴股骨头脱位，当地医院觉得很棘手，因为无相关经验，尤其此时老梁已经患老年痴呆症近十年了，当初梁枫迁到J市一方面是为了回家创业，其实另一个很重要原因就是想回家照顾老父亲。我担心车祸是否会导致患者更重的器官或组织损伤，建议他先让老梁在当地医院稳定两三天后再做决定，毕竟年事已高，不希望他在转运途中出现风险。记得当时在电话里面，他还直接把电话递给当地医院医生，让我做起远程指导。挂掉电话，我就继续忙工作了，心想老梁最快也要三天后再讨论并决定是否转来上海治疗。

谁知道第二天下午，梁枫又给我打来电话，当时我正在开会，下意识把他的电话挂掉了，他立马又拨了第二遍。我看他如此执着，就赶紧跑出会议室接了电话。电话中梁枫告诉我，他已经带着父亲在我们医院急诊了，让我帮忙安排下面医生办一下住院手续。我当时很诧异，质问他谁同意他把老梁直接从J市带到上海的？他电话里满不在乎地笑笑说，当地医院我信不过，而且他们医生也不断催促我们转院，我也不想赖在那边让人赶，再说我问过当地不少医生了，我父亲这种情况，长途转运没有问题，你看，我都到你们急诊了,一路顺利得很啊。从他的语气中,我竟然听出些得意的意味。

挂了电话,我稍微理了一下思路,确认我之前与他之间的交流是没有问题的,我的交代也是非常明确的,将老梁从J市带到上海完全是他的个人行为,而非由我指点。我这才稍稍缓过神来,并且对于再一次领教他无厘头的操作颇为无奈。不过无论如何,老梁已经躺在急诊室了,于情于理,都必须尽快给他安排入院,长途颠簸加上刚受巨大创伤不久,老爷子的身体状况不可能有多乐观。我赶紧拨通小曹电话,向他简单介绍了梁枫以及他父亲的情况,并让他迅速到急诊室与梁枫取得联系,妥善安排好老梁的床位。

当天晚上7点半,等我开会结束回到办公室,小曹跟我说老梁已经住到了病床上。我赶紧去到他的病床边,实地查看一下老爷子的伤病情况。幸运的是老爷子除了老年痴呆,过往身体状况应该很不错,车祸虽然导致左髋部骨折,但是各项体征保持得挺好,由此可以看出梁枫的日常看护应该是比较尽心尽责的。不过老爷子的老年痴呆是个大问题,骨折引起的疼痛让他在病房里不断嗷嗷乱叫,根本不可能听从他人劝说,而是旁若无人地向旁人发泄和倾诉他的痛楚。

当地医院可能是考虑到老梁随时会转院,并未帮他打下肢骨牵引,只是象征性地给左下肢装上了一个皮牵引,因此所能提供的牵引力量相当有限,根本达不到制动和止痛目的。我赶紧喊来小周医生,叮嘱他连夜帮老梁打上股骨髁上骨牵引。打骨牵引过程中,老先生因为恐惧而有些排斥,好在大家携手连哄带骗,终于成功完成。当一切措施都处理妥当,老先生奇迹般安静了下来,疼痛减轻之后,老年痴呆症患者一样会平复情绪。

安顿好老梁后,由于自始至终对梁枫的危险举动很是不爽,我就当面明确指出他不应该如此草率决定。他当然是不断道歉并反复声明,实在是迫于无奈,无法在当地医院继续等待三天时间了。当然他自辩说,他并非完全鲁莽行事,来沪救护车上,他特地请了当地医生朋友随车保障,而且车上配备一切紧急抢救必需品，甚至包括血液都有准备，他相信周密而良好的保障，可以确保父亲一路上的安全和万无一失。从医者的角度，我当然无法理解他的鲁莽行为，但如果从一个子女对父母的特殊情感来考虑，却又完全能够理解他的所作所为。

"兄弟啊，你不知道我父亲多苦啊！一天好日子都没有过上就得了老年痴呆症，近几年家里人几乎没有一个认识的，唯独对我，多少还能认得一点点，偶尔清醒时候还能叫出我的小名。你说奇怪吧？不瞒兄弟说，十多年前，我之所以坚决回去，生意失败只是一个小因素，最主要是我父亲就只认得我啊！所以这一次我对不住兄弟了，自作主张将他带到上海来，希望兄弟多尽心。不为别的，就是相信你们医院、相信兄弟，给您添麻烦了。"梁枫说得情真意切，反倒说得我有些不好意思了。不过好在路上并没有出任何问题，一切安全就好。

老梁的手术并不简单，左侧髋臼粉碎骨折合并股骨头脱位，表明受伤时所受到的暴力很大，没有合并其他腹部脏器损伤是相当幸运了。在全面调整好老梁的指标后，我们择日为他做了切开复位内固定手术，将脱位的股骨头进行复位，再对粉碎的髋臼骨折进行逐一复位固定。手术时间并不算短，前后大概用了五个多小时。手术过程中，老梁表现特别好，全程生命体征相当平稳，血压没有明显大起大落的波动，让我们很放心。不过为了安全起见，经过跟麻醉医师商量后，术后决定将老梁转送到重症监护病房观察一夜再说。

监护病房一夜无事，也许是术中输血缘故，查房时明显感觉老梁曾经糊涂的思维似乎略有好转，当然并非逆转老年痴呆症。经过十多年临床观察与研究，我发现许多高龄老人，在身体指标和精神状况都比较差的情况下，经历手术过程尤其是输血后，不少患者的精神面貌都有不同程度改善，因此常常想，年轻血液当中是否存在某些生命介质或者因子，可以逆转人类衰老体质？当然这只是一些临床工作中的个人思考，并无直接科学证据。总之，术后第二天，老梁就安全返回普通病房了。

老梁的生命力确实顽强，不仅挺过了车祸外伤，还挺过了手术创伤，两次创伤叠加打击之后，他居然还能迅速康复。术后一周，老梁已经可以从床上坐起来了。梁枫很高兴，陪伴老父亲近十天的时间里，自己则相当于到上海出了一趟差，请了个阿姨白天帮忙照看父亲，他则去四川北路的门店谈生意，晚上七八点再赶回来跟阿姨换班，照顾父亲。安排周密，运作生意与照顾父亲都没有耽误。眼见老梁已经逐渐好转，没有继续住院的必要，我就向梁枫建议将老父亲转回当地医院继续疗养即可。正好他在上海的业务也都处理妥当，于是租了一辆救护车将老父亲送回了 J 市。我开玩笑说他不是送父亲来上海看病，而是主要来做生意的，他摆摆手，笑而不语。

回到 J 市后，老梁在当地康复医生指导下，认真开始康复训练。因为骨折愈合良好，康复训练进展也令人满意。三个月时，梁枫第一次带老父亲到上海来复查，毕竟路途太远，我并没有让他第一个月就赶到上海，老先生年事已高，经不起太多折腾。老梁当天是自己走进诊室的，令我非常惊讶，还责备梁枫没有给他做好保护。梁枫却辩解说他在 J 市已经自行行走将近半个多月，一切都很正常，未有不适感。我还是略有些担心，好在片子拍完，发现骨折愈合情况果然相当满意，于是悬着的心才彻底放下，并嘱咐他们若没有特殊情况，不需要再到上海来复查了。

于是，关于老梁的一切，便很少再听梁枫提及了。病人康复之后一般无需再门诊复查，所以这种情况也很正常。而我们要做的，也只是尽力把精力投向下一位病人。虽然梁枫还是偶尔会来上海，还是偶尔会一起喝茶，但是随着大家工作越来越忙碌，见面机会也变得少之又少，有时候甚至一年都见不上一面，不过微信、短信或者电话还是会经常互相问好。当然，有时候梁枫也会跟我提几句父亲的近况，骨折已经完全没有问题了，就是老年痴呆仍然严重，一年前又不幸患了脑梗，找了当地神经内科专家看过许多回，一致认为是老年病，也没有特别办法，叮嘱长期用药就行。脑梗并不是我的所长，我提不出任何的专业建议，所以未敢妄言。当然从人体衰老的角度来说，不论是骨骼衰老、神经衰老、血管衰老，可能都是人体机能走向衰退的全面表现，老年痴呆或者脑梗，只是其中的表征而已。

2019年年底，我在杭州浙江大学开会，当时的医疗圈内已经开始传出与武汉肺炎病人相关的信息，不过我们都觉得相距甚远。其间我也问起一同开会的武汉专家，他们也不置可否，讳莫如深，说不出个所以然。及至春节前夕，随着更多案例逐渐被披露，这场始发于武汉的新型冠状病毒肺炎开始了可怕的蔓延趋势，从2020年1月23日武汉宣布封城开始，全国更多省市都宣布封城。而随着武汉确诊病例数呈现井喷之势后，各地呼吸、重症、感染专业的医生以及大量护士被抽调奔赴武汉，去打一场不见硝烟、胜负未卜、与病毒之间的战役。

大年初一早上8点不到，我刚刚起床不久，梁枫给我打来了电话。我一时有些纳闷，多少年拜年不兴打电话了，怎么还如此老套？现代人图省事，就算拜年也是挑最简便易行的方式，大多通过微信或短信发条祝福，表示惦记即可。不过他并不是给我电话拜年的，而是在电话中急切地说，昨天开始老梁的脑梗加重了，加上前几天有些偶感风寒，被送去当地医院就诊。医生看后认为并不是新型冠状病毒肺炎，主要还是脑梗，但是医院神经内科暂时没有床位，急诊也无法留观，现在全部医疗力量都在发热门诊、都在新型冠状病毒肺炎防控上面，实在没有床位给老梁住院，只能让他带回家观察。

电话里梁枫很直截了当地问我，能否将父亲带到上海，到我们医院来就诊、住院。我直截了当回复他说，目前根本不可能，以老梁现在的情况不可能进入上海，即使进来也要隔离十四天才能办理住院，那么这十四天该如何度过？在哪度过？我怕他再次做出上次那样的傻事，便向他建议，抓紧联系当地医院，门诊不行就去急诊，医院不可能见死不救，他们一定会想办法给老梁治疗的。梁枫说他已经找过很多医院的朋友了，像他父亲这种状况，大家不是不想帮忙，主要是医院没有精力，有许多比他父亲更危重的，比如尿毒症透析患者，现在也无法安排。J市疫情防控本来负担

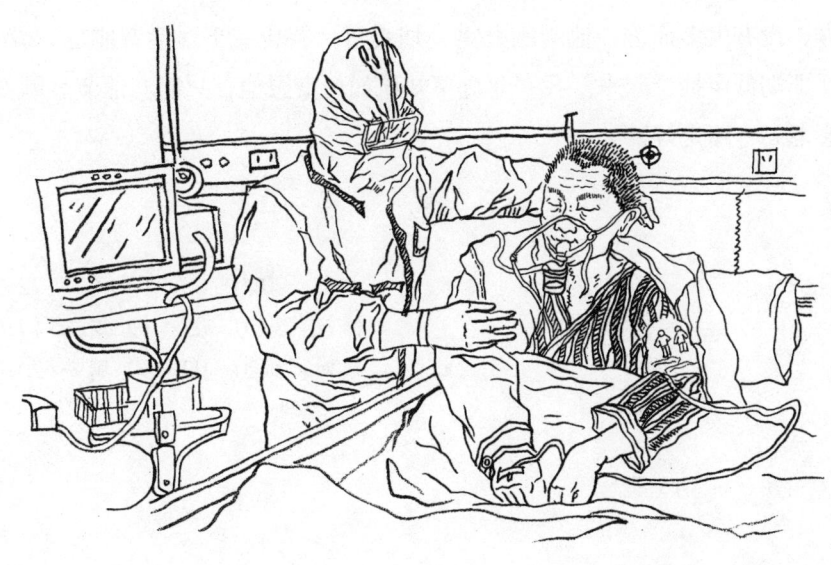

就非常重，确诊病例就有几百例，分管副市长天天都吃住在定点医院，当前形势下，又有哪家医院还能腾出手来管老梁呢？

梁枫听完我的建议后沉默良久，最后说自己再想想办法吧。非常时期，任何人都爱莫能助，不过从老梁当时情况来说，我给他出的主意应该是最佳方案，本来就是急症，去急诊就诊符合原则。当然，最后他是否采纳了我的建议，我也不得而知。五天后，梁枫再次打来电话，电话里的声音低沉，听得出情绪不佳，他急切地问我有没有神经内科医生朋友可以咨询，老梁这几天开始不吃不喝，精神非常淡漠，呼之不应，只有用力拍他才偶尔会有点反应。我一听心里一惊，莫不是电解质紊乱？严重的话会有生命危险。我只能跟他再三明确一点，即使有神经内科专家能够接受他的咨询，可是远水解不了近渴，老梁的情况需要尽快送到医院急诊去调整相关指标，不能再留在家里继续耽搁下去，否则随时会有生命危险。

从那以后，他再也没有给我打过电话，我以为老梁肯定是顺利住院了，经过调理一切都会有所好转。直到一个月后，梁枫给我打来电话，非常沉痛地跟我说，他的父亲老梁已经于2月下旬永远离开他了，走的时候还算安详，没有太多痛苦，他刚刚办完一切丧事，特告一下。话音刚落，就在电话那端低声抽泣起来。我一时竟不知该如何安慰他，只能劝他节哀顺变，惟愿老梁一路走好。

初稿：2020-03-10 周二 22:39
修改：2020-03-19 周三 14:51
校对：2020-03-30 周一 20:23

刀尖舞春秋·人间

第二篇　冷　　暖

花季少女手毁之殇

　　　　　经历苦难洗礼的花朵，在雨后会更加娇艳地绽放。

　　　　　　　　　　　　　　　　——迦钰小语

　　小花，江苏淮安人，时年17岁，高二学生。自她年幼起，父母就已来到上海，在宝山某个菜场租了个摊位，起早贪黑卖菜。对很多没有学历文凭、专业知识和技能的人来说，为了养家糊口，漂泊上海，不得不做着这个城市最苦、最累、最边缘的工作。或许是因为长年与创伤患者打交道的缘故，我接触了大量生活在这个城市最底层的人，感受着他们的无奈与艰辛。但即便如此，他们中的绝大多数人依然在默默坚守、咬牙坚持，为自己和家人全力打拼。我们不能轻视或者忽略他们的存在，因为正是这样一群人，用自己夜以继日的劳作支撑起了这座伟大城市最底端、最厚实的基石。

　　2011年7月，好久没有与父母相聚的小花，刚放暑假便在第一时间赶到上海跟父母团圆。久别重逢的浓浓亲情弥漫在聚少离多的一家三口之间，这种难得的相聚时光，让他们格外开心，也备感珍惜。卖菜摊的生意是忙碌而微利的，父母不可能停下手头生意来特意陪伴女儿。对于习惯了终年辛苦劳作的夫妻俩来说，即使刮风下雨、身体微恙，他们都不曾停歇过。毕竟摊位租金是按月付费的，他们只有长年无休，才可能获得微薄的利润。因此小花在白天菜场开市时间只能独自打发时光。

小花在上海既没有同学，也没有朋友，最初的新鲜劲过后，天天呆在家里感到有点无聊。上海有许多知名景点，世博园、金茂大厦、东方明珠、外滩，还有很多大规模现代化的购物中心，但这一切对她来说都太远了，因为从宝山到市区坐公共交通，一趟来回起码两三个小时。小花在家闲来无事，除了看书写作业，就只能看看电视上上网。一周不到，她就觉得上海不如乡下好玩，自己如同一只笼中鸟渴望蓝天，却又插翅难飞。

思来想去，小花觉得自己年纪不小了，经常从新闻里看到大学生勤工俭学的报道，自己再过一年多马上也要读大学了，不如找个工作试试看，提前接触一下社会，既可以增长见识还可以赚点小钱，看着父母这么辛苦，说不准一个暑假还能赚够学费，帮帮爸爸妈妈。都说穷人的孩子早当家，小花就是这么一个懂事的孩子。小花的家是父母临时租住的，附近有很多各式各样的小作坊，种类齐全、花样繁多，小花最不缺的就是时间，她挨家挨户上门毛遂自荐。很多小老板看到她年纪这么小，又没有任何工作经验，就拒绝了她。直到最后，她遇到一家小印刷厂正好缺一名勤杂工，工作职责就是帮厂里干点杂活，比如端茶送水、打扫卫生、电话联络之类的，老板觉得她合适，就把她留下了。

凑巧的是，这家印刷厂的老板与我熟识多年。他姓包，跟我算是同龄人。博士毕业前夕，导师着急要把课题组以前发表的论著做一个汇总，编辑成册。任务交代给我后，我历尽千辛万苦一个人完成了编、审、校全部工作，之后却找不到地方印刷，四处寻找都没有店家愿意接这个费力不赚钱的小活。后来多亏一个朋友引荐，才认识小包，接触后知道他是南通人，为人热心肠，大气，不像一般商人对金钱看得很重，算是一个有情有义之士。

上班第一天，小花8点就到厂里报到了。小包把她带到工作区，交代给当班的老师傅，让他看情况给小花安排一些力所能及的工作。老师傅很认真，特意领着小花在厂里上上下下转了一遍，一是让小花尽快熟悉周边环境，二是向她告知危险区域以及注意事项，小花细心而认真地记录着。

第一天上班小花感到很充实，新鲜感充斥着她，她迫不及待地想在下班后尽快跑到父母面前，告诉他们自己找到工作开始上班了。不过很快她就抑制住了这种冲动，寻思着等领到第一笔工资后再给他们一个大大的惊喜。

9点左右，印刷机开始开启一天的忙碌。小花很好奇，跟着师傅东看西瞧，觉得煞是有趣。老师傅为人友善，主动给她讲解了很多印刷知识。看着一页页带着墨香的纸张从机器里快速闪现，小花觉得真是不虚此行，比终日在家闲来无事新鲜有趣多了。身为一名农村姑娘，小花本质上是个勤快的女孩，她在操作间给大家端茶倒水，很是积极。印刷厂本来就是个男人的世界，吵闹嘈杂，枯燥乏味，冷不丁来了个漂亮的小女孩，小伙子们立马就心生荡漾。所谓男女搭配，干活不累，即使小花只是个高中生，在他们心中依然泛起了涟漪。

早上工作进展顺利，中午时分大家聚在一起吃饭，难得跟十多个人共进午餐，小花觉得每一道菜都特别香。这个不难理解，小孩吃惯家里的饭菜，到别人家里，再普通的伙食也会觉得是人间美味。吃完饭后，大家开始各忙各的，起初小花想去学习装订，师傅怕她没经验，搞不好反而添乱，毕竟装订算是门技术活，一旦装订失败，就前功尽弃了，所以不同意她去装订区，告诉她留在印刷区看看就行。坐在师傅边上，小花看到印刷机附近有不少灰尘，也许是油污的缘故，这些灰尘并不容易清理。小花想闲着也是闲着，又感觉午餐吃多了有点撑，索性拿了块抹布，开始煞有介事地打扫起卫生来。

为了保证绝对安全，印刷机有三个不同方位的师傅严密观察，避免发生安全事故。对于打扫卫生的小花，大家并没有太注意，觉得小姑娘勤快懂事，自己找点事做也蛮好，因此并未过多干涉她，只是在边上静静看着。刚开始，小花手里拿着一块毛巾，只是随意擦擦机器边上的污垢，距离高速转动的机器较远，不知不觉就离滚轴越来越近，操作工大声呼喊有危险，让她离机器远一点，小花似乎听到有人喊她，马上停下手中的活四处张望，在这迟疑的瞬间，滚轴把她手里的毛巾卷了进去。

作为新人的小花，并没有接受过正规的岗前培训和安全培训，更主要的是她不应该出现在危险区域。一时的惊吓令她茫然无措，完全不懂该如何保护自己，任由左手死死抓着毛巾不放，直到左手连着毛巾被卷进机器里，幸亏一旁提醒小花危险的操作工反应迅速，迅速切断电源，若非此举，后果将不堪设想。

天意弄人，造化弄人！生活就是如此残酷，毫无怜悯之心！上班第一天，小花左手便意外被卷进印刷机里，被机器死死夹在中间，既不能进、也不能退，进退两难。剧烈疼痛与恐惧令小花大声哭喊起来。虽然她从小家境不算很好，但是因为有父母的庇护与关爱，并没有吃过太多的苦头。十指连心，剧痛袭来，小花哭得花容失色，眼泪如断线的珍珠，从脸庞不断滚落。

虽然之前有宝钢的小顾下肢毁损伤救治成功的经历，算得上是我经历的第一例保全肢体的病例，但是小花留给我的印象却最为深刻。这其中有两个原因，一是她受伤所引起的动静比小顾要大得多；二是因为小包及时跟我报告了每一个救治阶段，让我听来都觉得惊心动魄。

如何让小花从印刷机器里脱身是个现实又棘手的困境。120、110来了后都表示无能为力，119来了也一筹莫展，毕竟任何办法都不可能同时保全机器和小花的左手。几拨人马在一起商量救援方案，

小包当机立断拍板说，毁掉机器，救人！我之所以一直认为小包是一位仗义大气的老板，是因为在这种紧要关头，他并没有太多顾及自己的利益，而是将小花的安危放在了首位。得到了小包的许可后，消防员三下五除二，很快把机器拆开，小心翼翼将小花的左手解救出来。

小花原本白皙细嫩的左手，此刻裹满了油污，血肉模糊，毁损严重，末端的几个指节耷拉着，触目惊心。对于一个即将步入社会的花季少女，这无疑是巨大的打击！不敢想象正处于17岁花季的小花，本来有着缤纷多彩的世界和绚烂瑰丽的人生，却因这突如其来的事故而将面临肢体残疾。

躺在120急救车上，小花暗自垂泪，她不清楚父母知道消息后会不会

痛骂她，不知道父母看到她的手后会不会伤心欲绝，更不知道明天纤细白净的手还在不在。她泪眼蒙眬地注视着车外熙熙攘攘的行人，川流不息的车辆、五光十色的夜景，失血和疼痛令她思绪混乱，头脑中只有一个念头——尽快赶到医院，见到医生。医生是她此时此刻最想见的人。此时此刻，她只相信医生！

在小花被卷入机器后的第一时间，小包就已打电话向我求助，我当时就建议他一定要请119到场。接着，小包向我报告了救治的每一个进程，包括机器何时拆开、小花何时上120、何时即将抵达急诊。事无巨细，他都打来电话跟我通报。等小花到达时，我早就在清创室等候多时了。浓烈的血腥味夹杂着油污味，随之映入眼帘的是一只血肉模糊的手，这与躺在急救车上的花季少女形成强烈对比。

姑娘看到我后，语带哭腔使出浑身力气轻声问道："医生，我的手要截肢吗？还能保得住吗？""怎么可以截肢？！当然能保住，你放心吧，小姑娘。"假如今晚我为她做了截肢手术，她以后还怎么生活？以后怎么工作？以后怎么收获爱情？如果她失去了一只手，将来会受到多少来自社会异样的目光？

"不可以！绝对不可以！"我暗暗对自己说。

现实中，不少医生对于毁损伤避之不及。解剖结构严重破坏、重建修复困难重重、耗时耗力、经济代价高，失败病例比比皆是。付出与收获的巨大落差会让许多医生敬畏毁损伤、害怕毁损伤、逃避毁损伤。因此，医患沟通时第一句话往往就是"你的手保不住了，只有截肢。截肢可以装假肢，看上去与常人无异"。这就等于告诉病人放弃挣扎是最好选择，病人确实可以因此获得早期康复，代价是失去一次拼搏的机会。诚然，即使是经过精心治疗，保肢病例的成功率也是极为有限的。但医者不就是一群敢跟命运叫板的人吗？很多人都说我是"傻大夫"，如果上天能让遭受毁损伤患者肢体顺利保住，叫几声"傻大夫"又何妨呢？若是如此，我乐意当个"傻大夫"！

手术前，我和小花和她的父母在烧伤科病房见面。为何她住的是烧伤病房呢？我清楚记得，当天骨科病房全部满员，无奈之下只好求助于老贲借张病床给小花暂住。虽然已经过去十年，我还能记得在当时老病房昏暗灯光下，小花躺在三人病房的中间床上，她母亲穿着一件绿色的上衣，坐在床边双手紧紧抓着女儿的左手，眼里满是心疼与自责，父亲蹲在床的另一边默默看着女儿，眼里是无助和痛楚，无声画面里三口之家内心充斥着自责、后悔以及对未来的无力感。

我希望能够给这个家庭送去困境之中的一份力量。我再次跟她父母交代病情，由于卷入的是印刷滚轴，最困难的是清除油污。一次手术很难清除全部油污，很难保证后续潜藏组织中的油污是否会引发感染，又因为不合适一次性去掉手上全部组织，后期可能要经历几次手术逐步取舍，最坏结果还是要截肢，但是我一定会竭尽全力！

对医生来说截肢手术半个多小时就能完成，保肢的难度、风险极大，不可测因素很多，包括可能产生的医患矛盾。坚持保肢手术的初心是因为毁损伤者大多是社会底层，主要从事体力活，肢体残疾对他们造成的影响会十分巨大。虽然保肢需要医生花费更长时间，耗费更多精力，承担更大责任，但从医者父母心的角度，我宁愿承担失败的风险也不能轻言放弃。小花的父母虽然只是卖菜的底层农民，却有着让我感动的担当与果断。他们抹干眼泪，充分表达了对医生的期待与信任，希望能够尽一切努力为他们的女儿保住左手，即使失败也绝无二话。

担心距离受伤时间太长，油污造成的感染无法控制，我们连夜为小花安排了急诊手术。分秒必争，或许就是保肢成功的关键。我们竭尽全力为她实施了保肢手术，大范围清创，清洗油污和去除毁损组织，外支架固定骨架，残留的创面留待后期皮瓣移植等。手术从傍晚6点开始，一直持续到次日凌晨1点。上天不负有心人，手术很成功，基本上为后续功能恢复打下了非常良好的基础。

当我走出手术室时，就迎来了门外小花双亲投来的满怀期盼的眼神。

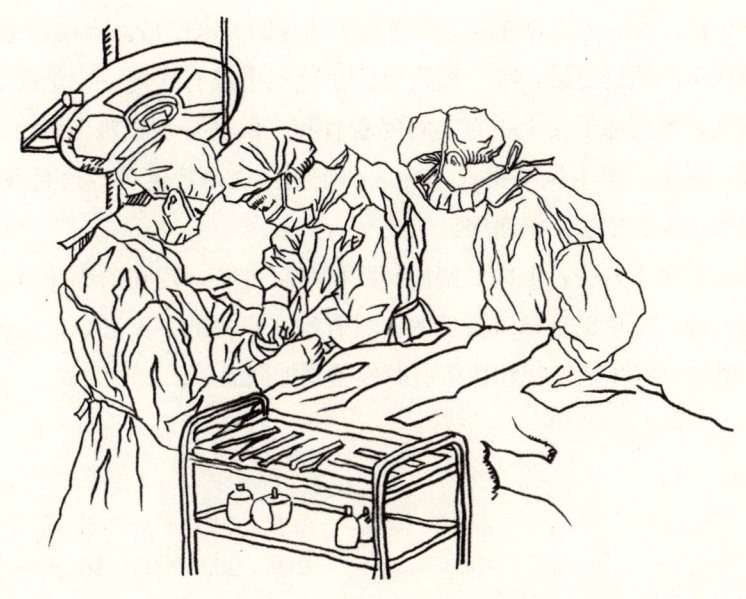

看着他们，我想起某一个不具名的创伤大师说过的一句话：有时候苦难并不会对身处苦难中的人给予丝毫怜悯同情，对于终日为生存操劳的小花一家来说，亦是如此。不过令我感到意外的是，小包居然一直陪伴着小花父母。

第二天早上查房时，我亲自为小花换药，看着已经初具外形的左手，我们都感受到极大的信心。当然，成功的保肢手术从来都不是一蹴而就的。此后，小花又历经数次手术，原先严重损毁的左手终于慢慢愈合。三个多月后她出院回家了，康复师为她制订了周密而艰苦的训练计划，她的手部功能恢复得越来越好。虽然皮肤不如当初那般柔嫩漂亮，至少功能基本恢复了。起初小花每隔一到两个月都会来复查，但是2012年春节过后，她跟我说手部功能恢复很好，要全力准备冲刺高考，跟我请示高考前就不过来复查了。当然，一直到高考后，我再也没有见到她。有时候对医生来说，没有消息就是最好的消息。

时光的车轮滚滚向前，从不曾为谁驻足停留。转眼之间，已是2018年

6月某个周二下午,我的特需门诊迎来了特殊的一家三口。当他们进来时,我根本认不出他们是谁,唯一能肯定的是他们中没有任何一个是我近期手术的病人,唯独那个女士一直笑呵呵看着我,似乎有些眼熟。大约几分钟后她说,医生,您不认得我啦,我是小花啊!这是我老公,这是我儿子,我们专程过来看望您、感谢您!

真是女大十八变,上次告别后转眼已过了七年,现在的小花早已为人妻、为人母,变化也是显而易见的。看着她这幸福的一家三口,我的内心也喜不胜收。医生的幸福和快乐有时候就是如此简单。

初稿:2020 - 03 - 03 周二 21:56
修改:2020 - 03 - 16 周一 21:39
校对:2020 - 03 - 20 周五 15:18

报得寒冬雪

> 种瓜得瓜，种豆得豆，一切恶果总有恶因。
>
> ——迦钰小语

C教授住院第二天，早上交班时候我便知道了这个消息。当值班医生汇报到新入院患者，说出C教授名字时，我顿时一个激灵，特意问了一下是不是医院著名的老教授C医生，值班医生连连点头说是，C教授的入院诊断是：左股骨粗隆间骨折，老年痴呆症。

C教授80岁了，曾经是一位非常著名的临床医学专家，临床技术一流，一生拯救患者无数，悬壶济世美名扬天下。老伴五年前因为癌症先她而去，家中剩下一个独子老王，也已经55岁，老王媳妇在国外帮忙照看孙子。从一般意义上的中国家庭来看，C教授晚年生活应该是四世同堂，非常幸福美满。

然而事实并非如此。老伴去世后惟剩下她和儿子在国内相依为命，更要命的是自从五年前老伴去世后，C教授就开始出现间歇性精神恍惚，刚开始不认识人，最后连字也不认识了，到医院就诊后诊断患上老年痴呆症。起初她只是有些糊涂，找不同专家治疗过但收效甚微，现如今已经发展到完全不认得任何人了。为了表示对她老人家的尊重，容许我用C教授来称呼她吧，毕竟只是想通过她的遭遇，让更多人了解，遇到某些特殊时刻该如何去面对。

全世界研究老年痴呆症的科学家不计其数，迄今为止并没有研制出特效药来，虽然所谓特效药层出不穷，但似乎效果并非那么明显。有时候我会异想天开，觉得理想中治疗老年痴呆的药物应该是那种服用后患者立马思路清晰，既能认得人又能认得字，或者像预防病毒性感冒一样，研究出一种预防老年痴呆的疫苗，60岁后开始接种，从源头上遏止老年痴呆的发生和发展。

当然这是痴人说梦，不过科技发展日新月异，未来也未尝不会成真。虽然对于绝大部分人来说，患上老年痴呆症是一种不幸，完全失去自我，但对另一些人来说，患上老年痴呆症后能够活在自己的世界里，与身外世态炎凉分隔两边，未必不是一种幸运。据说老王经常不在家，具体职业不详，除了老年痴呆的母亲外，国内再没有家人约束他，看起来自由而散漫，请了一个居家保姆帮忙照顾C教授日常生活。

C教授算得上是我大学老师，曾经给我上过理论课，如果没有记错，时间应该是1996年下半年。C教授举止优雅，为人和善，学识渊博，注重形象，上课时像慈祥的老奶奶，旁征博引，令人听后很觉过瘾。课堂风格非常幽默风趣，理论与实践结合紧密，喜欢冷不丁"啪"地拍一下桌子，让听得入神的学生们虎躯猛然一震，若有昏昏欲睡之辈，马上睡意全无，故而给学生印象相当深刻。我跟C教授除了课堂上的师生情谊之外，私下里并无深交，因为我实习时被分配到了遥远的山东济南，并不在母校的附属医院，而当我考上研究生下临床时，C教授已经退休了。

交班结束后，我赶紧去看望C教授，老师生病了，作为学生必须第一时间去关心一下。推门进去，只见病床上躺着一个老奶奶，身穿病号服，脸上双眉紧锁，嘴里不断哼哼叫着，传递着断骨的疼痛，虽然头发白了也掉了不少，但还是能依稀看出她当年的神色。边上有个阿姨模样的人，估计应该是她家的保姆。C教授抬头看着我，眼神里有些许恐惧，可能是因为看见陌生人或者是看到白大褂的缘故。我刚想开口说话，她下意识地往边上躲避。

"医生，不好意思哦，她挺怕见陌生人的，基本上不怎么跟陌生人说话。平时都是我护理照顾她的，有啥事您可以问我哦。"边上阿姨模样的人主动说道。

因为C教授并非是我的病人，我看她的样子也不可能跟我有任何交流，便问了问阿姨C教授是怎么受伤的。原来昨天中午午饭后，阿姨去洗碗筷，C教授自己在房间休息，然后她听到"嘣"的一声响，赶紧跑到房间，发现C教授摔倒在卫生间门口，具体也不清楚她自己怎么跑到卫生间的，往常都是阿姨扶着一起去的。C教授摔到地上之后，手一直摸着左侧臀部，一碰就痛，阿姨赶紧打电话给老王，老王并没有赶回来，只是叫了个120，让阿姨陪着去医院。

"她儿子这么忙啊？做啥工作的？"我并非有意窥探隐私，只是顺口问了一句。"她儿子有半个多月没回来了！从昨天到现在，还没有来呢。你们是不是要等着跟他谈话啊？不过，我前面刚刚打过电话，下午他会赶来的，请您放心哦！"阿姨可能误以为我是C教授的主管医生，连声向我解释。

"哦，好的，那她昨天住院手续怎么办的？您给她办的吗？"我心生疑惑，儿子没有回来，C教授的住院手续谁来办呢？

"她儿子打电话给科里领导的，说老太太摔骨折了。科里人很好，马上安排专人来帮忙办理手续，否则啊，我两眼一抹黑，搞不清东南西北。"阿姨很诚实，一五一十说着。

在医院工作的好处并不多，尤其对于退休人员，最大好处可能仅存于看病这一条吧，毕竟人走茶未凉，徒子徒孙总有人在，生病之后不用担心没人管你。我猜测老王给科里打电话的主要目的，也是觉得科室派人帮他尽孝心，办理母亲各种手续，比他自己出面更好使吧。当然，从常理来说，这样操作没有问题，科里本来不会对C教授放手不管，但是反过来儿子不出现，全依靠曾经的科室，似乎又有些不妥。我只是觉得怪怪的，具体哪里怪却又说不上来。

看过C教授，了解过病情，对C教授现状有了大致了解，我就离开她的病房了，心想这种情况肯定选择手术治疗无疑，尤其对老年痴呆症来说，手术的优点多多，否则后期护理太麻烦了。当天下午老王来科室的情况我并不清楚，也没有直接接触，但是第二天早上的会诊情况让我大吃一惊。

据主管医生说，昨天下午，老王到病房之后，还没等医生跟他交流病情，就在病房高声大喊，用力摔凳子、踢门，又吵又闹，认为医院亏待他母亲，按照C教授级别应该享受个人单间，不应该在两人间里与他人合住。老王的吵闹不仅惊动了隔壁床的病人及家属，甚至令整个病区的人都震惊了，以为发生了什么紧急事件。老王的第一把火烧得很"成功"，一下子把为他母亲治疗的医护人员彻底吓蒙了。

大家都觉得很有些莫名其妙，好说歹说，才让他情绪稳定下来，并把他请到医生办公室做交流，跟他讲解相关规定。他这才稍有平息，但依然不依不饶，要求等时机合适时，必须把跟他母亲同病房的患者转走。闹完房间问题，老王就要求给他母亲组织全院专家会诊，帮他母亲拿出一个毫无风险的治疗方案来。他认为，母亲为单位辛辛苦苦付出这么多年，理应享受最好的待遇。老王此举纯属多余，因为即使他不提这些要求，治疗组出于慎重起见以及尊重老专家两个角度，无论如何都会走这个程序。据说提完这两个要求，老王就直奔他母亲原来所在科室，要求科领导派人为他母亲做特护。如此无理要求，当然被科领导礼貌拒绝了，确实，于情于理，C教授的病情都没有达到需要特护的程度。

全院会诊意见很统一，毕竟对于高龄髋部骨折患者，都认为应该尽快施行手术，患者收益肯定最大，尤其对于类似C教授伴有老年痴呆症的患者，手术有利于后期康复、训练和护理，好处多多。当主管医生转述老王意见，要求给出一个毫无风险的方案时，专家们都不吭声了。不要说一个80岁老人，就是二三十岁的年轻人，只要是手术，是治疗，谁敢拍胸脯说百分之百没有风险呢？大家都苦笑一下，建议与老王好好交代一下病情，劝他早点下决心给母亲手术。

我参加了此次全院会诊，也如实表达了自己的观点，然后就想当然认为 C 教授肯定开始进行术前准备，待一切就绪后肯定就会接受手术治疗。直到三天后，我当时正好路过 C 教授病房，突然听到房间里传出一阵凄惨的哭叫声，我担心发生什么紧急情况，赶紧推门进去，这才发现 C 教授不知道何时左膝关节上方已经打上了骨牵引，她直挺挺地躺在病床上，完全无法动弹，可能因为牵引的疼痛，或者是骨折的疼痛，或者是心灵深处满腔的疼痛，C 教授时不时发出几声惨叫，隔壁床位如她儿子所愿空着。看到这一幕，我非常诧异，何时选择了牵引治疗啊？

经了解得知，主管医生想跟老王沟通治疗方案时，等了他两天才姗姗来迟，似乎他是来谈一个跟自己浑身不相干的陌生人的治疗问题。老王到达病房后第一件事是继续吵闹，关于隔壁床位患者搬走问题，始终盯着不肯松口，他口口声声说希望给母亲一个安静的治疗环境，有利于病情康复，这是作为医学教授的母亲该得的，作为儿子他一定要为母亲全力争取。至于手术方案，老王坚持有风险的事情坚决不能答应，要治疗组能确保百分之百安全，他不希望手术谈话记录里面有任何他需要承担的责任，意即手术可以，风险不能有！

老王的态度让治疗组十分崩溃，无法想象一个医学教授家里，居然教育出了如此的医盲。所以，不要迷信大学教授一定能够教育好自己孩子，事实上很多医学专家忙于工作，反而把小孩教育耽误了。手术没有老王签字暂时是做不了，C 教授左侧臀部骨折部位疼痛是必然的。老王并非完全没有为母亲做事情，他拿着片子去找了一大堆不明就里的人，其中有个游医跟他说，这种年纪老人十个手术九个死，躺着牵引一段时间就能好。老王坚持要给母亲牵引治疗，并且否定全院会诊意见，他坚信江湖游医的观点。于是奇葩一幕出现了，正规三甲医院专家，只能听命于一个不知身在何方的江湖游医和"孝顺"儿子，为一个曾经的医学教授选择了最不符合治疗原则的方式。

C 教授已经患有严重老年痴呆症，根本不可能听话地在病床上安静接受骨牵引治疗。她每天控制不了自己，总情不自禁在床上来回动来动去，每动一次，牵扯着膝盖上方和左侧臀部一起疼痛，伴随而来的是一声声惨叫，看到和听到的人都忍不住为她感到遗憾。更加要命的是骨牵引会严重影响翻身拍背，屁股后方的褥疮和肺部的炎症随时都会降临到她身上，继续摧残她的健康。看着两眼无神的C教授，我顿时有种凄凉感从心底升腾起来，仿佛时光回到从前，曾经万般优雅的C教授给我们讲解一个个疾病的治疗原则。纵然她曾学贯中西，如今却已经没有能力为自己发表一丁点的意见；如果再给她一次机会，她是否会为自己写上一份遗嘱呢？或者会阻止儿子为她做选择呢？

C教授病情并不复杂，复杂的是人心。比她再危难的情况我们都能面对，我们经常说要给高龄髋部骨折患者撑起一片蓝天，并非是单方面的，单纯靠医生是做不到的，需要医、患、家属三方协同才有可能。我们不是不惧怕风险，只是深感，如果像我们这样医术成熟乃至成名成家的高资历专家都不积极、不敢去面对的话，那么等自己的学生正式走向工作岗位后，又如何指望他们敢于去管、敢于去收治这类病人呢？我们要勇敢面对高龄骨折老人，尽力救治他们，还要努力让更多老人避免骨折，才能让老人老有所依、老有所治，才能促进社会和谐。

C教授的儿子"指示"完母亲治疗原则，给医生下达完"命令"就马上消失了，对骨牵引等有创操作的签字十万个不乐意，似乎影响他去赚钱或者处理国际大事一般，始终摆着一张臭脸。无人知晓老王的态度因何而起，从治疗组到每一位医护人员，对他母亲一直尽心尽力，没有任何人欠他任何东西，可他就是依然故我。联想此次新冠肺炎疫情，再对比一下老王，会发现在某些国人身上存在着非常有趣的现象，他们身上似乎体现了较为严重的人格分裂症状，君不见他们一面赞扬医护人员，恨不得翻遍词典用尽全部溢美之词；另一方面，他们可以群情激昂、联名请愿，共同阻止医护人员回家，担心感染了自己。他们可以一边在朋友圈里对染病患者深表同情，高呼中国加油、湖北加油、武汉加油，也会捐钱、捐口罩、捐防护服，也可以通过网络、小区业主群等途径，表达对康复患者的鄙视和排斥，甚至使得康复患者有家不能回。

  有时候我静心思索，如果 C 教授知道她现如今的处境将会是何等悲哀！但可惜无人能够拯救她，老伴已逝，逆子不孝。古人赞颂子女尽己所能让父母安度幸福晚年，喜欢用"谁言寸草心，报得三春晖"这一诗句，但如今的 C 教授，估计是"谁言寸草心，报得寒冬雪"了。不知 C 教授在头脑清醒时，是否会后悔当年没有让老王学好《弟子规》，也没有在尚能自理时尽早为自己立一份危急时刻的治疗遗嘱，不然也不至于落到如今这般田地，呜呼哀哉！

  老王每周来看 C 教授一回，所以他并不太清楚母亲的惨状。他像只鸵鸟一般，把自己的头深深埋在土里，视而不见。每当他走进病房，在不到一个小时的时间里，从头到尾颐指气使，横挑鼻子竖挑眼，从护工一路骂到护士，甚至连医生也骂，当然是指桑骂槐式地骂。老王每次来"很细心"，会仔细检查妈妈身上是不是有擦痕，手臂上有没有淤青，屁股后面是不是有红肿，每次他都会很认真地把上周来时拍的照片跟当天所见进行比对，如果红肿了或者淤青了，又是一顿吵闹。

  每到这个时候，差不多是 C 教授最开心的时候，躺在床上的她本就缺少乐趣，根本不知道眼前这个大吵大闹的男子，竟是当年她曾视为宝贝，是她捧着怕掉了、含着怕化了的儿子，看着他满嘴污言秽语、手舞足蹈、颐指气使、声嘶力竭，C 教授觉得特别有趣，总会露出难得的笑容，哈哈大笑……

初稿：2020 - 03 - 04 周三 16:18
修改：2020 - 03 - 17 周二 16:30
校对：2020 - 03 - 23 周一 12:00

最佳男"猪脚"

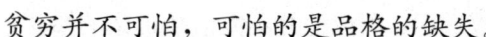

贫穷并不可怕，可怕的是品格的缺失。

——迦钰小语

在每一家医院的急诊大厅，医生会遇到形形色色的病人或者家属，有让你感动的，也有让你不屑的；有形象高大的，也有猥琐无耻的；有为了亲情奋不顾身的，也有为了利益前赴后继的。你不能评判任何人的行为，也不能阻止任何人的表演，这是他为自己人生选择的剧本。正所谓生旦净末丑轮番登台，从台词、服饰、道具、演员甚至导演，一应俱全，至于急诊，只不过是他演出的众多舞台之一。

2005年"五一"过后，我刚刚吃过午餐，正在协理医生办公室休息，前一天晚上手术开始得晚，直到第二天早上8点还没有结束，没有及时赶上交接班，被主任削了一顿，心里有点不舒服。生理的疲劳加上心理的不适，让我觉得浑身疲软，于是就躺在床上，努力尽快入睡。迷迷糊糊中似乎在指引自己去拜见周公，岂料跟周公甫一照面，还未及握手，协理办的电话很不合时宜地响了起来。我很不情愿地睁眼接了电话。

原来是健将在急诊遇到一个比较奇怪的病人，是附近新江湾城某工地的工人，自述31岁，左足第2、3、4跖骨骨折。健将左看右看觉得肯定不是新伤而更像老伤，认为应诊断为陈旧性骨折。但是送他来的好几个工友包括患者本人，都不同意健将的诊断，大吵大闹，异口同声地说是新伤，信誓旦旦、呼天抢地地说是刚刚从楼梯上滑落下来的,不可能是老伤。健将一时半会把握不准,空拳难敌四手,遂向我来求助了。

三级医院里等级森严,一级"压"一级,但是大多数医生却都安之若素,毕竟等级森严有等级森严的好处,任何时候你都能找到上级医生来替你"顶包",这是一份责任也是一种义务。健将客气地问我能否去急诊,其实跟"命令"我去急诊没啥区别,所以我二话不说,只得暂且同周公挥手道别,抓起白大褂就往急诊跑。到了之后,一看情形,我才知道确实有些小麻烦。

一个工人模样的患者,坐在凳子上,一只脚跷得老高,安全帽歪戴着,嘴里时不时传出"啊啊"的惨痛叫声,双手紧紧抓着跷高的那只脚,龇牙咧嘴。边上五个工友围成一圈,我目光一扫心中有些数,很明显能够看出他们分属两个阵营,四个工人紧紧跟伤者挨在一起,显然同属一个阵营,而另一个工头模样的孤家寡人,显然是自成一伙。我走进去之后并没有跟他们任何人说话,而是抓紧时间先看片子,才能决定如何跟他们谈话。

片子就摆在观片灯上,我拿起来仔细看了几遍,非常明显是左足多发陈旧骨折,健将的判断并没有错。但是我不清楚,为什么他们坚持要按照新鲜骨折来诊断呢?再看看年龄,片子上显示 31 岁,而眼前这个病人显然不可能有 31 岁,最多 20 出头吧,估计又是一个使用他人身份证看病的主。

急诊有很多奇怪现象,随意使用他人身份信息看病就是很普遍的一种,主要源于当时对公民身份证并未实现全国联网和核查,一些机构招工时为了尽快填满用工缺口,就装作不知或是把关不严,导致一些未到合法工作年龄的人被招了进来。此外,还有一个关键原因在于,大多数工地并不会为所有工人买保险,而是按照不同年龄段买几份备用,一旦有人出意外,工地就比对相关信息,让伤员冒名看病。在当时此种现象虽然普遍,却也暗含着不少风险。

"你好,你是病人吧?麻烦你跟我说说怎么受伤的,目前最主要有啥不舒服的。"其实,第一时间我内心已十分明确,病历上填写的年龄和姓名肯定不是他本人，但我不清楚这是他的个人行为还是工地集体行为。不过这对于我们的诊断治疗来说并无相关，因此我也就将此疑问暂时搁置一旁。

"哎呦，痛死了。医生，我就是病人。我今天早上10点干活时，跟工友抬着五袋水泥往工地里面走，上台阶时候不小心摔跤了！喏，就是跟他一起抬东西的。我的脚痛死了，求求您快帮我处理一下啊！"伤者一边回答我的问题，一边用嘴角努了一下边上一个工友，示意他可以作证，一边捂着左脚，似乎真的很痛。而那个被他点到的工友，立即站出来，朝着大家点点头，顺便用手托了托头上的安全帽，带着几分不好意思地跟大家打了一个招呼，既为伤者做了证明，又表达了自己的歉意，一举两得。

"哦，是这样啊。那麻烦你能跟我说说你是怎么摔下去的吗？就是你受伤的经过。能更加详细一些吗？我很想知道一下。"我并不会因为有人给他证明，就完全相信他所说的受伤过程，所以还是希望可以重新了解一下。当然，我并非警察，不是想断案，而是想判定一下旧伤与新伤。

"医生啊，您什么意思啊？您不相信我吗？"听到我问了这个问题，伤者居然略微挺直了一下，还拿眼睛瞪了我一眼，带着挑衅口气反问我。我观察到一个很奇怪的现象，在他反问我的时候，居然看不出他脸上有一丝痛苦表情，这并不科学，不符合新鲜骨折患者的表现。军大很多年的骨折总论都是由我主讲，我给学生们总结了骨折的共性体征和局部特征，共性就是肿胀、疼痛、畸形和功能障碍，这些共性体征在骨折初期是非常明显的，估算一下，他受伤刚过去两个小时，不可能丝毫感觉不到疼痛。

"你为什么要这么想呢？我并没有不相信你啊，对医生来说，了解清楚受伤过程，有助于我判断你这个脚是怎么骨折的，然后才能想办法来帮助你呢。"我对他笑了笑。一般病人，受伤时都会积极配合，认真根据医生的问诊给予认真回答，鲜有质疑医生询问的情况出现，因为他们自己知道，如实回答医生的问题有助于找到病根，医生才能对症下药。

当然暂且抛开这个病人不论，临床实践中病患隐瞒病史的情况绝不鲜见，尤其在新冠肺炎蔓延的当下，我们见证了世人许多的奇葩行为。君不见有儿子带着全家从武汉中转长沙再赶赴北京，投奔与哥哥一家住在一起的老母亲，结果不仅自己一家三口感染，同时将病毒传染给了自己的老母亲，真是千里送病毒，只为感染老母亲。而当母亲发病后，居然又再次躲避到宾馆，直到最后被疾控人员排查出来后才被送去救治，这种隐瞒疫区病史的行为，真是害人又害己。而在上海另有一个五十多岁患者，到某医院就诊时隐瞒自己曾经与武汉人员亲密接触经历，最终导致五十多位医护人员接诊时，无形中成为他的密切接触者，在他被确诊之后，不得不进行隔离，就如同战斗冲锋号刚要吹响，猪队友就在背后默默地捅了一刀。凡此种种，简直可以编辑一部疫情期间隐瞒病史的"奇葩记"，或许真是奇葩年年有，今年特别多。我不明白，跟医生说实话对自己治病有好处，但是对有些人来说为何那么难呢？

"哦，谢谢啦，谢谢医生，我刚刚说错话了，现在我明白了！"可能工人突然醒悟过来自己是在跟医生而不是跟工头说话，不应该是这种态度。当他意识到自己犯了个小错误后，立即又装出楚楚可怜的样子，脚好像又痛了起来。"我刚刚跟他抬东西的时候，我在前他在后，上台阶时，他在后面走得太急太快，推着我往上走，有一个台阶没有踩住，就从上面滚落下来了。他们都可以为我作证！"为了观察伤者到底有没有新鲜骨折的痛楚，我特意观察他描述过程中的语气和表情，偶尔自然，偶尔造作。

病史问到此时，我心里差不多已经有数了，虽然我不清楚他为什么要强调自己是新鲜骨折，想来想去可能就是为了进保险理赔吧，农民工也不容易啊。我让伤者躺到检查床上，想为他做一个物理检查，当他离开凳子向检查床走去的时候，一时间忘记了左足的伤痛，偷偷踩了一脚地，又迅速抬了起来哇哇乱叫。我看了他的左足部，从外观上没有看到任何红肿现象，局部按压时，虽然伤者表现出痛苦神情，但是基本上是表演成分居多，因为有几次我虽然按在足部，却不是按在骨折部位，他却有些痛感分离。

"要不这样，你去做一个CT吧，可以吗？这样可以看得更清楚一些。"我强调了看得更清楚，并没有说明是为了把骨折程度看清楚还是把骨折新鲜与否看清楚，边上几个工友立即警觉起来，似乎他们对骨折诊断技术很了解。

"没有必要吧医生，我痛死了，您就跟我们领导说怎么办就行啦，我不想再做检查了，听说CT会吃很多射线，我还没有生孩子，我不干。"伤者似乎又想起自己是刚刚骨折的患者身份，再次大喊大叫起来，并且强调了自己不想做CT的缘由。同来的几个工友也都纷纷帮腔，让我们快点给个方案。

我转向工头模样的领导，他一直在边上默不作声。我点头示意他跟我走到对面房间，想通过他了解工人更多的病情。有个工人想要跟过来，被我制止了。一进房间工头就开始倒苦水，最近工地活很多，这几个工人三天前刚刚来应聘，当时他亲自面试，交流下来感觉都是正常人家出身，不是什么调皮捣蛋之辈。工人们看起来都很积极，前天面试通过之后，昨天就一起来报到，今天是第一天上班。很多工地基本从不会给新员工做入职体检，因为员工的流动性实在太大，如果要给每个人做体检、买保险的话，实在是一笔不小的开支，为了节省成本，几乎没有一个工程队会选择这么做。此时，工头看起来很后悔，本是心怀侥幸，没有让他们参加岗前培训就立即上岗，又因为工地实在是人手紧张，这批工人看起来又都是熟练工，没想到刚工作不久就出此事故。

工头问我这种情况是否需要手术，我很肯定地回复他手术治疗的后遗症少一些，也跟他如实讲了手术方案和费用。我当时犹豫了一下，考虑是否应该告诉他受伤工人的实际情况，但是转而一想，也许是我误会了工人，他可能以前确实受过伤，也确实骨折过，骨折也确实没有愈合，但因为家境贫寒无钱医治，此次受伤，即使并非造成骨折的直接因素，却让周围软组织疼痛诱发出来了。医生的职业素养，决定了我们往往都用最大善意来思考和面对我们的患者。无论如何，工头自己也有问题，没有执行严格体检，招进来工人出了问题当然要负责到底，况且我只是一名负责治疗患者生理疾病的医生，对于他们之间的其他瓜葛，本不是我的职责所在。念及此，本着为农民工着想的意图，我强忍住了已经到嘴边的实话。

我再次把工头和伤者以及其他工友召集到一起，帮他们分析了目前病情，并且建议手术治疗，同时把大概治疗费用原原本本告知他们。此时工友中一个自称是患者叔叔的年长者说话了，希望我们先给伤者打个石膏，做手术这么大一件事，他们需要跟家里人商量商量，决定后再来找我们住院手术。朴实无华的话语将道理讲得明明白白，条理清晰，有理有节，让我感叹眼前这位农民工说话水准还是很高的，如此入情入理，如此滴水不漏，让我听来觉得非常有道理，就马上交代健将带着伤者赶紧去打石膏。

打完石膏，伤者再次来到我面前，我发现他的精神似乎轻松了很多，难道是因为我给他制定的治疗方案令他如释重负吗？如果真是这样的话，作为医者的价值就得以体现了，农民工本就不容易，希望他们能够得到善待。我再次跟工头和伤者交代回去后需要注意的事项，并嘱咐他们与家人商量一致后，尽快跟健将联系办理住院相关事宜，同时把健将的联系方式告诉他们，还叮嘱说骨折问题解决后有助于今后更好工作。他们听完都频频点头称是，我也因为自觉为农民工做了件好事而略感骄傲。而后工头带着一群人陆陆续续离开了急诊室，我则继续回协理办与周公联络感情，一夜未眠加一个中午的思想拉锯，让我备感疲惫，刚躺下不久便迅速鼾声大作。

协理医生的工作职责决定了我每天都要面对许许多多这样的患者，高强度的工作让我当时压根没有时间再回头去细想每个人。受伤工人离开之后，既没有跟健将联系，也没有再在急诊出现，更是没有出现在我的手术台上。当然，这种情况我们已经司空见惯，患者接受我们急诊给予的建议，但出于慎重，很多时候患者及家属希望到专家门诊找更高级别专家就诊，为能够获得更好的诊断、治疗和更好的康复效果，这完全是合乎情理的做法。对我来说，这名工人也只是我每天面对的众多患者中的一员，自从中午接诊以后，彼此都将成为对方生命中的过客，再无交集。

直到五个月后的一个晚上，健将给我打来电话，很平静地跟我说，几个月前那个多发跖骨骨折工人又来了。我没有听明白，什么多发骨折工人，让他再说详细点。健将就加了一句，就是那个跟你争论到底是新鲜还是陈旧骨折的工人。我一听，立即想起那天中午的一切，撂下电话立马就往急诊走去。

当我走进急诊室时，发现一屋子的人居然看起来都很熟悉，就像一个熟人派对一般。伤者还是那个伤者，陪同的工友还是那批工友，唯一不同的是工头换了一个人，看着这个无辜的家伙我有些想笑。他们似乎对于每个人的占位和举止都已驾轻就熟，估计演练次数不算少。在我进去之前，他们已经摆好了架势，各就各位，准备一等我进门就开始今晚的演出，但当他们看到我时都纷纷愣住了，可能没有想到世界居然这么小，觉得哪有那么不巧遇到的医生又会是我！他们内心说不准会数落这么大的医院这么差劲，几个月后居然还是同一个家伙在值班！

尴尬，无比的尴尬，每个人都不知道用何种方式打破尴尬！

于是，有趣的一幕渐拉开。我们彼此间开始了眼神交流，都不想先开口。一旁的工头觉得很奇怪，他可能怎么也想不明白，为何伤者原来痛苦的呻吟声减轻了很多，而其他工友要么把头转向一边，要么把头低了下去，没有人发声。同样的舞台、同样的剧情、同样的演员，只是主角的姓名和年龄略有了改变。

我困惑不已，为何曾经淳朴可爱的农民工也纷纷开始转型走上了表演舞台？！看来，娱乐圈确实是一个人人都想去的好地方。

初稿：2020-03-06 周五 22:50
修改：2020-03-19 周四 09:50
校对：2020-03-28 周六 12:52

"吉祥"如意

> 现实的无奈不仅是要面对过河拆桥，甚至于河还没有过就开始拆桥。
>
> ——迦钰小语

"医生啊，咳咳，您要救……救……救我啊，咳啊，我……我……我快没命了！"当吉大爷被推进诊室的时候，伴随着急促而高亢的呼吸声，含糊不清的话语一下子把我震惊到了。一起陪同进来的家属将他的病历和影像资料全都摆在了桌上。患者吉大祥，60岁，名字中寄托着父母对他的期望，就是希望他一辈子吉祥如意，从他之前的人生轨迹来看，基本都如他父母期盼的那般有条不紊行进着。

老吉退休前是某大型国企销售经理，平时主要工作就是接待与被接待，多年之后养成了喝酒的习惯，有事没事总喜欢喝上两杯。喝酒不仅误事还伤身体，一个半月前，吉大爷与几个老朋友喝酒，一时高兴没有控制住，多贪了几杯，突发脑血管意外，当场意识丧失、大小便失禁、肢体瘫痪，幸亏及时送诊，至某医院急诊行脑血管畸形介入手术后，勉强保住一条命，但仍遗留有语言功能障碍和肢体偏瘫。

三周前吉大爷病情逐渐稳定，医生与家属商量后，认为他需要继续进行相关康复训练，担心他回家之后条件不具备，如果错过黄金康复时间，后续恢复就会非常困难。协商一致后，遂将其转至该院合作的下级康复医院继续治疗，名义上是康复医院，实质主管医生依然是原来的手术医生，以保证治疗的连续性。两家医院相隔不过十多分钟路程，医生很负责任，每天都会安排年轻医生专程过去指导康复训练。吉大爷恢复很快，原来偏瘫侧肢体肌力渐渐有改善，就连语言功能也得到极大改善，已经能够含含糊糊表达自己的想法了，说慢一点的话，连蒙带猜基本上能够明白大概意思。

吉大爷爱人年龄与他相仿，身体看起来比他略好一些，也已经退休在家，以前在食品店卖各种特色小点心，工作强度不大。吉大爷一向比较自负，脾气略暴躁，两人膝下有个儿子三十多岁，尚未成家。小吉从小就不争气，不认真读书，小时候老吉没少在酒后抡起棍棒教小吉做人，他始终信奉棍棒底下出孝子，岂料越打越叛逆，最后与他渐行渐远，最后彻底不听他的话了。

长大后小吉个头已高过老吉，却不务正业，每天四处晃荡，也不去找正当工作，成天跟社会上不三不四的人混在一起。小吉虽然跟父母同住，但平常基本没有交流，晚上又经常不着家，没钱了就大言不惭地向父母伸手，是典型的"啃老族"。老两口就这么一个孩子，眼见着日日混吃等死，心里恨铁不成钢，偶尔忍不住当面说他几句，他不是摔门而去就是一声不吭。

吉大爷住院时所在的三级医院条件很不错，有医生、护士、护工精心治疗和护理，家属需要操心的地方并不多，最多协助护工帮忙擦洗身子、伺候大小便、换衣服以及喂饭等，如果有输液，兼顾看管液体速度和何时输液结束，告知护士及时更换输液袋子。但是转到康复病房之后情况发生变化，条件要差了许多，整个病区五十多个病人只有一个护工，基本就是协助夜班护士处理一些突发情况，不参与个别患者的具体护理。吉大爷住院后的护理成为急需解决的难题，单纯依靠吉奶奶一个人根本无法实现，六十岁的老人从早忙到晚，身体实在吃不消。好在小吉虽然游手好闲，不过看到老爹病重、生命垂危，在老吉抢救期间，他还是经常到医院来探视的，基本尽到了一个儿子该尽的孝心。

　　转到康复医院后，陪护工作的重任只能由小吉和母亲共同承担，按照一般家庭分工，似乎小吉应该晚上陪护，让妈妈回去休息比较合理。原因很简单，白天医护人员充足，即使有意外帮忙的人也多，但是晚上除了值班护士和护工两人外，再加一个值班医生，跟众多患者比起来，明显人手不足。此外，从老年患者的特殊性来说，晚上出意外的概率也更高，老年人晚上经常需要爬上爬下大小便，让年近六旬的吉奶奶担当似乎不是很妥当。但是很奇怪的是，小吉直接跟母亲说他晚上有事情要忙，所以白天由他来陪护，晚上则交给母亲。

　　儿子提了如此不合情理的要求，父母也不好过多与他争论，从他们内心来说，小吉愿意参与陪护承担责任，已经让他们内心很欣慰了。其实这也一定程度揭露了现实人性，就比如一个人人称颂的好人，所做的任何好事都会被认为理所应当，偶尔做了一件更有利于自己的事，众人都会惊哗，认为其自私自利的谴责声会不绝于耳；而一个人见人厌的所谓 Loser 突然间做了一件好事，世人会惊喜不已，交口称赞。总而言之，父母和亲友们都觉得这次小吉的表现还算不错，他每天早上 8 点准时过来接替母亲，晚上 6 点半母亲赶到，与她做一些必要的交接后就离开，日复一日，周而复始。

　　突发意外生病是不幸的，但是及时的救治、亲人尽力的陪伴与护理，让老吉各项功能都在逐渐恢复，一家人对于为他急诊手术的脑外科李大夫及其团队和护士们都是感激涕零的。术后一个月，老吉特意嘱咐儿子做了两面锦旗，让爱人和小吉一起送到李医生办公室和护理站，锦旗上书"技术精湛，品德高尚"八个金灿灿的大字。当天老吉做高压氧治疗，需要两小时左右时间，所以老婆和孩子正好走得开。母子俩对李医生千恩万谢，说到动情处更是直抹眼泪，诉说着一家三口对医院满满的感激，李医生和护理团队也向他们表达了谢意，并祝愿老吉尽快恢复健康，早日出院。

　　是啊，在人类各种各样的美好情感中，医患之间的情感或许是最为特殊的一种，因为本来素不相识的两个人因为疾病而结识，医者恨不得用尽世间所有灵丹妙药拯救身处水火中的患者，患者又将自己的健康乃至生命毫无保留地托付给医者，世间能承担如此重托的感情，恐怕有时候连至亲至爱的人也望尘莫及吧。有句话叫"救命之恩，无以为报"，说的就是这种让人铭记又令人感怀的医患之情吧。老吉一家人无疑是懂得感恩的，一面锦旗虽不贵重，但承载着他们内心深处对于医生的尊重和感激之情。

之后一段时间，尤其是给李医生及其团队送完锦旗后不到十天以来，老吉虽然每天都有康复训练，但是比起健康状态，活动量还是明显偏少，每天基本处于吃了睡、睡了吃的状态，卧床时间久、运动量相对较少，导致近期的胃口不是很好。这种情况很常见，对于一个住院时间较长的患者来说，一日三餐天天吃医院的病号饭，确实容易胃口不振。晚上，老吉让老婆烧了菜和稀饭带过来，并嘱咐一定要吃菜稀饭，因为连续吃了几个晚上，老吉感觉身体尤其是胃肠舒服不少。如果说有啥不方便之处，就是晚上吃稀饭容易导致小便量增多，晚上要多起来一两次上厕所，好在他住的两人间里带有一个小的卫生间，走不了几步路，还算可以接受。

那天凌晨1点半左右，老吉被小便便意催醒。当晚的菜稀饭老伴盐放多了比较咸，一晚上喝了好多水，当然本来医生也交代他要多喝水，卧床患者容易导致泌尿系统感染，多喝水有助于增加排尿，减少泌尿系感染。经过一个多月的康复治疗，老吉虽然还是一侧偏瘫，但是偏瘫侧肢体肌力恢复不少，差不多可以毫不费力撑着拐杖步行二十到三十步，从床铺到室内洗手间，距离不超过十步。

老吉醒来后第一时间本来想叫醒老伴，但看着趴在床边酣睡的老伴，内心很有些舍不得，最近一个多月老伴太累了，天天往返于医院与家里，照顾、陪护，偶尔还要烧几样自己喜欢的饭菜，实在是太辛苦了。一念及此，老吉就放弃了这个想法，决定自己撑着拐杖去解决。

老吉缓缓从床上爬起来，打开床头小台灯，十多平方米的小房间立马被灯光点亮了，老伴和隔壁床病人都没有被吵醒。老伴确实是太累了，老吉内心很欣慰，真心希望她可以多休息一会。他用力够到了床头的一副拐杖，然后支撑着自己坐到床边，再慢慢从床边站起来，这段时间以来他几乎天天都在训练这几项动作，已经可以运用自如了。

老吉一阵窃喜，万事开头难，只要今晚自己能够实现独自上厕所，那么今后对于老婆孩子的依赖就可以大大降低，至少能够努力达到生活自理。老吉撑着拐杖在床头略微站了两分钟，才开始迈出第一步。一切都很顺利，一步、两步、三步，老吉的步伐虽缓慢却不缺坚实。快到洗手间门口时，一阵急促的尿意再次袭来，而且较之前猛烈许多，老年人小便的特点就是如此，来势汹汹，老吉只能略微加速几步，想要快点挪进卫生间，还有不到三步就可以顺利解决问题了。

老吉全部精力都聚焦于马桶与小便上，全然没有注意卫生间地面有些水洒落在上面，卫生间地砖比较滑，也许是老病房缘故，并没有使用防滑地砖。老年人走路最怕遇水，老吉本来下肢力量就不足，踩上去之后立马感觉站立不稳，双腿打颤，他有些心慌了，双手抖得更加厉害，不料双腿又一打滑，立马摔倒在卫生间里了。本想给老伴儿省点事的老吉，未曾料到反而给家人增添了更大的麻烦。

老吉摔倒在地的巨大声响惊醒了老伴，她一看床上没人，赶紧跑到卫生间，看到坐在地上痛苦呻吟的老吉，赶紧冲到走廊大声呼唤值班医生和护士。医生赶来后检查发现老吉的左下肢朝外旋转很厉害，髋部痛感剧烈，于是大家共同使劲，将他抬到了病床上。为何没有直接送去拍片呢？原因很简单，康复医院平常只有白天开设门诊而无急诊，晚上门诊下班后，就只剩下住院病人了。因此晚上影像科室并不上班，除非遇到极特殊的情况才会临时安排拍片室的工作人员过来拍片。考虑到距离早上上班没有太多时间了，而且就是现在提出派人过来，一圈请示下来，再一圈联系下来，也差不多一样时间才能到，索性安心等待天亮吧。

早上小吉来换班，看到父亲的情况，突然像一头受惊的公牛一般，不问青红皂白，瞬间表现出极大的愤慨。他立即跑到护理站大吵大闹一番，把桌上好多交班资料都扔在了地上，似乎依然不解气，不知道他昨晚到底经历了什么不愉快。他大声怒骂，认为父亲住院期间，医院应该保障绝对的安全，晚上去一趟洗手间就摔倒了，医院肯定有责任，必须给他们一个明确说法。说句实话，小吉情绪为何如此过激，谁也不清楚，毕竟父亲摔跤后的具体情况还需等拍片之后才能知晓。科室主任和值班医生，包括护士长，一群人好说歹说才把他劝了下来，陪着大家把老吉送去拍片室。结果出来之后很遗憾，老吉摔跤导致了左股骨转子间骨折。

李医生听说后，医院查房没有结束就赶紧赶了过来，老吉最初是他负责治疗的，转到康复医院后名义上还是他主管，任何风吹草动他都要负责。看到片子后他拿不准主意，赶紧给平常关系好的专家打去求助电话，邀请过来帮忙会诊。骨科专家到了之后态度很明确，股骨转子间骨折治疗选择比较灵活，可以手术，也可以保守，如何选择根据患者实际身体情况而定，当然主流观点肯定建议手术为主，主张采取微创方式，因为创伤小，恢复快。而保守治疗恢复比较慢，而且长期卧床并发症多，护理压力比较大，但骨折应该能够愈合。

不过对于老吉来说，这个选择确实显得有点棘手。他的脑血管意外手术处于恢复期，而且从现在阶段来说应该属于需要相对活血期，此时麻醉或者手术可能会导致局部血肿，是手术相对禁忌症。假如对他采用抗凝治疗，又会导致前期手术失败可能性加大，按照常规大部分病人都要等三个月之后再考虑手术。李医生特别清楚老吉现在的状态，做不做手术都特别麻烦。总之，李医生、康复医院值班医生以及老吉一家人，在病床边商量了无数次，始终得不出合理的方案，其间小吉的态度和口气显得越来越差，甚至好几次对李医生就要挥拳相向了，幸亏边上有别的医生在场，包括他母亲出言制止才消停下来。

小吉就算对医院有再多不满，如此对待李医生实属不应该，因为李医生不仅是救他父亲生命的恩人，而且并不是导致他父亲摔跤的直接责任人。一定要说谁应该对此事负责的话，那么第一责任人应该是老吉本人，他母亲则应承担次要责任，怎么也算不到李医生的头上。

可是小吉毫不理会，他当天就已经用手机拍摄好卫生间情况，当然现场肯定已经是被"布置"过的，他自己往地上洒了一些水，然后拍照，逼着值班医生和护理人员签字确认就是父亲摔跤现场。起初值班医护都不同意，小吉就不依不饶，最后实在架不住他死缠烂打，请示上级后给他签字了事。

老吉一家人来看我门诊的主要意图，是来咨询我对老吉现阶段的处理建议。确实，在康复医院继续躺着接近一周，他感觉到自己的情况在日渐恶化，左下肢完全不能动，康复训练全面停滞。他内心显然非常着急，害怕将来瘫痪在病床上。小吉自从他摔跤之后，已经把主要工作从服侍父亲转向去不断骚扰李医生，使李医生的工作受到极大困扰，苦不堪言。综合分析之后，我建议他们还是要积极手术治疗，相关案例我们也遇到过，虽然有风险但是值得尝试，因为我们之前几个相似案例的手术都获得了成功。我告知他们可以请麻醉科会诊，选择对老吉全身影响最小的麻醉方式，然后手术方面以微创为主，尽量用短、平、快的麻醉和手术方式结束战斗。

老吉一家人当天下午在我的门诊，前前后后叙述了将近一个多小时，翻来覆去讨论各种重复问题，其间把许多怨气、怒气都撒到李医生身上，认为他不该把他转到康复医院，应该就在他们医院康复。我当时笑笑说，如果李医生把全部病人留在身边康复，院长给他100张床也是不够的。不过我能够感觉得出他们确实很焦虑，虽然轮番轰炸令我很头疼，但是从医者角度，我也特别理解他们的心情，希望能够用自己的专业知识尽可能帮到他们。

就诊即将结束时，他们问了我一个问题：可否转到我这边为老吉手术？我开诚布公地说，他的伤病在医院期间发生，治疗可能还是由原来医院解决比较合适，而且那边医院治疗此类骨折完全没有问题，只需要家属认真配合，一定能够获得满意的治疗效果。于是他们就继续回到医院找李医生，因为那家医院的大夫我基本都熟悉，还特意去电了解后续情况，据说老吉回去之后就顺利进行了微创手术，效果很不错。

半年后，我收到某区医疗事故鉴定委员会的邀请，让我去帮他们鉴定一起医疗纠纷。看到病历资料里面吉大祥这个名字，我感觉很熟悉，再翻阅详细资料以及医患双方的答辩词，才猛然想起他们一家人曾经到我门诊咨询过一个多小时。我非常清晰记得在鉴定现场，小吉和他父母对李医生恶语相向，全然没有当初的感激之情。

鉴定专家们很疑惑，他们告状的主体是医院的卫生间没有防滑垫，地上有积水，从而导致老吉不慎摔伤，但申请的事项却是医疗事故，于是问询他们一家人，李医生给他们治疗的错误在哪里？

小吉情绪激动地说："他没有把卫生间的水擦干！因为这样才导致我父亲半夜摔倒！"小吉话音刚落，他的妈妈在一旁立即大声附和，而专家们都在心里默默思考。

鉴定组长反问一句："难道李医生半夜还要去管厕所擦地？"

小吉立即高声怒喝："那我不管，谁让他是医生？他是医生就必须负责！就必须管到底！"边上，吉大祥瞪大双眼看着李医生，嘴里不断嘟囔着："医、医、医……"

初稿：2020 - 03 - 12　周四　14:51
修改：2020 - 03 - 19　周四　16:08
校对：2020 - 04 - 01　周四　16:26

借　条

> 十年饮冰，难凉热血，医者始终不言放弃。
>
> ——迦钰小语

　　孙海，65岁，浙江绍兴人，退休前是小学语文教师，几十年园丁生涯下来，差不多也算得上桃李满天下，夫人原来是当地社区服务中心的护士。老孙退休后与夫人赋闲在家，平素喜欢研究绍兴当地的历史人文和地理建筑，尤其醉心于王阳明的心学研究，据说绍兴当地阳明故里的某些精彩故事就有他的一份功劳。

　　老孙家中有个独子，从小家教很好，品学兼优，在杭州读完大学后，由于向往上海繁华的生活，便放弃了杭州的高薪工作，到上海某外企从事外贸工作。小孙工作非常认真、负责，入职后不久就受到公司重用，领导也对他非常器重。因此小孙日常业务很繁忙，出差很多，不仅是国内甚至还要经常跑国外，除了每年的年休假，基本没有自己的时间，细细算下来一年到头，难得有机会回一次绍兴，老孙夫妻也难得见到儿子一回，聚少离多。

　　老孙夫妻俩总觉得儿子太辛苦，没日没夜地工作，年薪确实挺高，但是身体能不能吃得消是一方面，更重要的是即将33岁的人了，居然还没有找到心仪的对象，一直没成家，不知不觉加入了都市"剩男"圈。老两口思来想去，始终觉得不是个事儿，就反复劝小孙索性辞职回绍兴算了，绍兴不见得就比上海差，在哪都是一份工作而已，何必单恋一枝花，把自己死死捆绑在上海呢！

　　彼时的浙江正是民营企业的天下，商机无限，民间资本风起云涌，催生了不少优质企业。小孙回到绍兴的时机非常好，作为一位有过上海外企经历的商业人才，自然相当抢手，立即被某家当地企业高薪聘请，不出两年就在绍兴买了房子和车子。安定下来后不久，也开始着手考虑找个对象。对老孙夫妇俩来说，回到绍兴工作的儿子闲暇时间多了不少，每逢节假日，儿子都会提前帮他们安排，有空就会陪他们国内国外四处旅行，如若自己没空走不开，也会替父母规划好行程，让老两口自行"潇洒走一回"。

　　总之，回到绍兴后的小孙混得风生水起，如鱼得水，所在企业的经营范围与他以前所在外企的业务有些关系，当然不存在同业竞争关系，所以他的业务拓展十分迅速。作为公司的高级副总裁，小孙出差时间完全由自己掌握，较之前而言明显自由不少。看着儿子回家后的工作和生活状态，老两口越来越满意，很为当初的劝说而怡然自得，并动员亲朋好友，广泛发动，帮小孙介绍对象。当然，介绍的人很多，小孙看上的很少，毕竟喝过黄浦江水的人，眼光颇为挑剔。老孙两口子却又并不着急，工作稳定向上，女朋友是早晚的事情。

　　有一次，山东泰安有个重要项目，销售经理反复谈判多次始终未获成功，导致项目推进缓慢，公司希望小孙能够亲自出马，争取一举拿下。小孙欣然答应，带领销售经理等一批人奔赴泰安。泰安是一座人杰地灵的城市，在山东省的三张名片中，一山一水一圣人，其中的山即指位于泰安的泰山，另外两个则是指趵突泉和孔夫子，由此可见泰安在山东省内的地位。老将出马，一个顶俩，小孙在泰安的工作进展异常顺利，合作单位欣然同意签约。

　　工作之余，合作方特意安排小孙为首的绍兴团队共同游览泰山。山东人自古热情好客，有朋自远方来自然不亦乐乎，一再强调要小孙给机会尽东道主的情谊。小孙思考下来，感觉刚刚接洽下来的良好合作氛围可以由一次双方共同游览起到推波助澜、趁热打铁的作用，再说团队中很多人虽来过泰安多次，却未曾有机会亲临泰山游玩，可以借这次机会犒劳下团队成员。

　　于是，他便答应对方可以抽半天时间共同游览泰山胜景。当天一早，一行人从一天门顺着台阶一步一步爬到中天门，一路对泰山上的一些特殊石刻，小孙相当感兴趣，也许是来自从小父亲的教育吧，众人也为小孙的博学多才而不断叫好，引得小孙有些自豪。当然，爬山对体力的要求肯定是不小的，何况小孙之前从来没有爬过太高的山，平日里缺乏锻炼，此时已经感到精疲力竭了。好在接待方很善解人意，立即临时改为集体坐缆车到南天门。

　　站在南天门上，眺望远方以及山下泰安城市的美景，小孙心中油然而生登泰山而临天下、一览众山小的豪情。游览过程中，他还萌生出许多创意灵感，准备回去之后立即实施，同时也深感工作之余的爬山之旅，有助于凝聚团队精神，振奋斗志，增进感情。一路上，小孙觉得雄伟壮丽的泰山确实值得一游。下山时经不住大家的鼓励与劝说，小孙还跟他们一起体会了紧十八盘与慢十八盘的惊险刺激，再一次感叹自己居然这么适合爬山。

　　泰山之旅，意犹未尽，小孙与合作方挥手告别，邀请他们尽快去绍兴体验当地丰富的人文历史，并说届时将由父亲老孙亲自担当导游，尽地主之谊，并相约未来合适时机再共游泰山。火车从泰安出发，一路向绍兴驶去，刚过徐州火车站，小孙突然感觉左膝关节剧烈疼痛，令他完全无法忍受。这种疼痛的剧烈程度，用他自己当时的原话来说，就是痛到让他怀疑人生，也使他根本无暇顾及窗外一闪而过的美景。小孙思索半天，感觉没有什么病因导致疼痛，唯一能够解释的就是最近的泰山之旅，他觉得是自己平时不锻炼身体，爬山运动量过大导致的，因此并未做太多联想。好在他坐的是卧铺车厢，索性躺倒睡觉，睡，是暂时解决问题的一剂良药，居然让他半梦半醒之间回到了绍兴。

　　回到绍兴后，小孙并没有受膝关节疼痛的过多困扰。他在家里找到一盒父亲经常吃的止痛药。老孙本有膝关节炎，经常去医院看病，医生给他开了些消炎镇痛药，嘱咐他疼痛时可以吃一点。老孙服药很不规律，偶尔想起来或者疼起来时才吃一片，想不起时就随手扔一边。吃完老爸的止痛药，小孙觉得疼痛很快就消失了，他心里很高兴，窃喜幸亏没有去医院，不然还要排队检查，浪费时间不说，指不定医生会给他诊断出一大堆毛病，开一大堆药，太浪费钱了。小孙很得意，我自己把自己的病看好了，经济又实惠。

疼痛消失后的小孙班照上、饭照吃、歌照唱、舞照跳，啥也没有耽误，对于一过性膝关节疼痛，根本不以为意。而且更加关键的是，小孙找到心仪对象了，女方毕业于上海外国语大学，是公司一个财务总监的外甥女，年龄比小孙小五岁，父亲是绍兴当地的企业家，小姑娘在家族企业里面负责对外合作交流，无论长相、谈吐、家庭背景都符合小孙的要求，他深感自己多年等待之后终于遇到意中人了，尤其两个人都曾经在上海或求学或工作，无形中多了好多话题。

恋爱的喜悦让老孙一家都很开心，夫妻俩也深感欣慰，甚至私下都计划着何时帮小孙完婚了，只是两个年轻人似乎完全没有此心思。泰山归来半路上的剧烈关节疼痛让止痛药止住了，但之后很长一段时间，小孙还是偶尔会感到膝关节部位有点隐痛，甚至和女朋友外出游玩时膝关节也会不识趣地出来困扰他。

每一次他都想当然以为是爬山所致，时不时还自嘲说爬一次泰山，居然给他留下这么深刻的印记，快变残疾人了。老孙偶尔会劝告说，要不还是抽空去医院拍张片子吧，总归放心点。每次小孙都摇摇头笑笑说不需要，我就是神医，我自己给自己治就行。

半年后的一天，小孙在公司开会，坐的时间有些久，突然觉得关节又不舒服了，就想去卫生间走动走动。他从椅子上猛地站了起来，左膝关节一阵钻心疼痛瞬间让他又跌坐了下去。小孙大叫一声，吓坏了正在做工作汇报的同事。只见他瘫坐在椅子上，大汗淋漓，大家赶紧手忙脚乱把他送到医院,拍片后医生诊断:左胫骨近端病理性骨折,骨巨细胞瘤可能。

　　老孙闻讯赶来,看着诊断,一家人惊呆了。绍兴医院很清楚地告知小孙目前的病情,建议尽快手术,避免局部肿瘤细胞对周边正常组织的侵犯。骨巨细胞瘤是一种很麻烦的骨肿瘤,良恶交界,先发时候很多是偏良性的,手术后很容易复发,每一次复发都会让肿瘤恶性程度大大增加。我之所以对骨肿瘤如此清楚,是因为我们科从20世纪70年代开始,就是以骨肿瘤治疗闻名全国的。

　　小孙在绍兴接受了第一次手术。第一次手术处理很完美,我看过手术记录,医生用尽各种办法,为的是避免术后复发。手术后小孙回家休养,一心养病,屋漏偏逢连夜雨,他所供职的企业居然跟他解除了劳动合同,象征性地赔偿他一笔钱作为补助。经常有人说民营企业是逐利的,换位思考一下也属正常,因为它的每一分钱投入都必须产生回报,才可能在市场上立足生存。当然,此处没有必要去探讨这种行为合理与否,我也并不清楚他们之间曾有过怎样的交涉,反正拿到一笔赔偿款后小孙就失业了。

　　更加雪上加霜的是,财务总监将小孙的病情通报给了外甥女,虽然小姑娘对小孙感情很死心塌地,住院期间也一直来陪伴看望,内心也希望可以继续跟小孙谈下去,可是她的父母亲坚决反对,他们将小孙的病情偷偷发给许多著名大牌专家会诊,都得出差不多的结论,认为小孙的病情将来一定会复发,预后不是很乐观。苦口婆心各种劝阻,尤其是想到未来漫长一辈子要始终跟疾病做斗争,终于让小姑娘妥协了,下定决心跟小孙一刀两断。不幸的事一件接一件落到小孙头上,他再苦闷再愤恨,在强大的现实面前,根本不值一提。

　　痛定思痛下小孙决定先把病治好再说。更为无奈的是,一年之后小孙手术部位再次感受到泰山归来时的那种隐痛。久病成良医,有了第一次经验,小孙很清楚是局部肿瘤复发了,就再次到医院拍片检查。果然手术部位肿瘤复发了,而且区域扩大了。没有办法,再次手术是唯一出路,老孙不甘心,带着小孙去杭州找更大型的医院、找更大牌的专家给他儿子开刀。

杭州专家很负责，手术前给小孙关节局部做了穿刺，送了病理，病理结果显示此时他的骨巨细胞瘤已经开始恶变，建议小孙先做一个疗程的化疗再施行手术，这样效果会比较好。于是小孙又转到肿瘤科做了一个疗程化疗，化疗效果很不错，待小孙身体复原后，顺利接受了第二次手术治疗。杭州专家为他做了非常彻底的病灶清除，随后又做了非常认真的局部病灶处理，同时还为小孙缺损部位做了植骨加固定手术。手术整体效果看起来很理想，只是一次次治疗，把老孙原来还很宽裕的积蓄慢慢消耗殆尽了，家庭经济情况每况愈下。

我与老孙一家相识于博士毕业前，那时候我给科里一位骨肿瘤专业的老教授做主治医师，我的许多关于骨肿瘤治疗的底子完全得益于老教授的言传身教，令我受益匪浅。由于长期遭受疾病折磨，小孙有点行尸走肉的样子，长年陪着小孙四处看病的老孙夫妇，从外表看明显比实际年龄要苍老许多，原本幸福无比的家庭遭此重创，令人感慨生活的残忍。

其时小孙经历杭州手术后差不多两年，再次复发，经过多方打听找到了老教授。老教授仔细分析了小孙治疗经过和病情后，认为目前情况已经非常糟糕，局部肿瘤恶性程度已经很高，有两种方案可供选择，一是截肢装假肢；一是瘤段切除＋肿瘤假体置换术。第一种干脆立竿见影，费用少，但对患者造成的心理阴影大；第二种费时费力，费用很贵，可能还会复发，但是心理阴影相对会少。老教授的倾向性很明显，建议老孙当机立断，不要纠缠。

常规的手术前谈话，由我出面跟老孙夫妇当面交流。看着历经沧桑的老两口，我心想，他们此时本该在家里享受儿孙一堂、其乐融融的天伦之乐，此时却不得不在医院里与我一起探讨他们独生儿子的病情，难免令人心酸。我完全按照老教授的交代，一五一十地给他们进行了详细讲解。谈话过程并不复杂，他们来医院之前已经跑过很多地方，咨询过不少专家，给出的意见也都相对较为一致，认为若再给小孙做保肢手术未必会有好结果，最合理的选择就是一步到位实施截肢手术。

老两口非常可怜，有时候我从手术室下楼，走楼梯时经常看到他们在楼梯口合着吃一份盒饭，看着两个人互相推让着把仅有的一口米饭留给对方，我深深为他们感动。老两口为了便于陪小孙，舍不得到外面租房子住，晚上就在楼梯口打地铺，挤着挨着睡在一起，我心里特别不是滋味，却又无能为力，只能更加尽心尽力地帮助小孙治疗。

小孙的截肢手术很顺利，许是多年来回奔波的求医经历让他想明白了很多事情，决定卸下沉重的心理负担，截去困扰自己多年的患肢，安装个假肢后重新开始自己的工作和人生，让父母能够有个幸福的晚年。看到小孙截肢后并没有沉沦，而是迎来了重生，我打心眼里为他高兴，为老孙两口子高兴。

出院前老两口结账时发现还少 2 500 元，他们急得坐卧不安，不知所措。如若让家里人送过来，必然错过出院时间，但是假如不能把钱交全，按照规定是无法办理出院的。老两口来到我办公室，想跟我商量一下可否为他们做一下担保，让他们先出院，回头把钱再补交上。看着老两口为难的神情，想着他们极其不幸的遭遇，我从自己工资卡上取了 3 000 元借给他们，之所以借 3 000 是想给他们留 500 元路费。老孙很感激，坐在医生办公室桌前，一笔一画，给我写了一张借条，然后带着小孙回家了。

从此以后，我再没有见到老孙，我猜想他是忙着带小孙看病吧。那张借条我保存了很多年，即使搬过几次办公室都一直未丢弃。钱虽不多，但我清楚记得，2003 年我的工资是每月 1 100 元，而博士毕业之前，本来心心念念一直渴望买一台手提电脑，便于查资料写文章，虽省吃俭用历经两年半都未能如愿。

初稿：2020 - 01 - 31 周五 17:15
修改：2020 - 03 - 08 周日 22:55
校对：2020 - 03 - 28 周六 16:25

平头哥

> 人体的复杂性,决定许多时候即使医者拼上全部,也未必能有力回天。
>
> ——迦钰小语

平头哥,35 岁,山东章丘龙山镇人,农民,已婚,有一个女儿。章丘位于济南周边,盛产小米和大葱,都算得上驰名全国的土特产。平头哥在龙山种地,主打产品就是龙山小米。我在山东实习时曾接触过许许多多患者,大多数随着时间推移都已淡忘,只有曾被拖拉机挤压的平头哥,虽已过去二十年,我的印象仍然相当深刻。至于为何称呼他为平头哥,是因为他的名字我早已忘却,不过他理着一个非常讨喜、超级短的小平头,故如此命名。平头哥是一个挤压综合征患者,从住院到出院,我都全程参与了他的诊断与治疗,所以不仅对他的病情很熟悉,对他本人也比较了解。

1998 年 6 月,按照学校统一安排,我和其他十四位好兄弟一起组成一个实习大组,奔赴济南军区总医院进行为期一年的实习。去实习之前,我对济南全部的认识几乎都来自老舍先生的作品,想象中似乎应该是一座恬静、祥和的城市。从上海到济南的火车要开十二个小时,差不多傍晚 5 点多,登上杭州始发路过上海的火车,一路向北,第二天早上 6 点左右才能抵达济南火车站。与繁华的大上海相比,彼时的济南,更像是一座未开发的处女地,除了大明湖、千佛山、趵突泉之外,似乎没有太多值得游览的地方，况且当时的趵突泉因为济南地下水被大量取用已出现断流。不过总体来说，符合老舍先生笔下《济南的冬天》的描述。

济南军区总医院位于天桥区，是解放军第90医院，老百姓都喜欢简称其为90医院，甚或直接用"90"代称。初到济南，一切都感觉跟上海没法比，天天吃馒头，菜也不精细，不过适应之后我却很喜欢，济南这座城市包括济南人民，都给我留下了非常美好的回忆。当时的90医院附近非常荒凉，除了无影山动物园之外，几乎没有什么值得游玩之处。无影山动物园是我们实习学生晚上最喜欢去的地方，大家经常会在晚上九十点钟，相约五六个人，偷偷爬到里面去玩耍，现在想来很是后怕，万一碰上野生动物怎么办？真是无知者无畏。

实习的日子是充实快乐的。到济南后，学校给了一笔钱，让我们买一台大彩电丰富一下枯燥的业余生活，又正好赶上世界杯法兰西之夏，便在那个夏天见证了罗纳尔多的横空出世和齐达内最后的封王登顶神作。当时一边实习，一边看世界杯，一边准备复习考研，生活充实得无法言喻且不亦乐乎。济南夏天有两面性，一方面是惬意的，每到黄昏时候，各种烧烤小摊就云集道路两旁，济南人喜欢用塑料袋装着啤酒带回家当饮料喝，解渴又消暑，外地人不了解往往误会，济南人怎么没事拎着小便袋子四处跑？另一方面，济南的夏天又是相当闷热难熬的，集体宿舍里没有空调，我们住的集训楼显得闷热无比，每天晚上我都要醒好几回，往往都是被热醒的，醒来后赶紧跑到洗手间，打开水龙头往身上冲几下，再湿漉漉地往床上一躺，趁着凉爽劲未过去之前抓紧入睡。热醒的时间点很重要，如果你是早上四五点左右醒来的，那就很郁闷了，因为这个时候大多是断水了。所以，在济南一年时间，并没有看到传说中的七十二名泉，当然趵突泉的白酒没少喝，因为便宜，是实习学生聚餐时的最爱。

当时的轮转科室编排是一去实习点就确定好的，三人一个小组，大科室一个月，小科室半个月，甚至有的就是一周时间。实习要求是多看多听多学，大家根据时间依次进行交接。9月份左右，我轮转到创伤骨科实习，这是最繁忙的科室，也是同学们最喜欢去的地方，缘于该科室的带教老师中不少是从二军大毕业分过来的老师兄或者老老师兄，对我们关爱有加，不仅喜欢给我们讲解专业知识，更乐于给我们各种上手术的机会，极大促进了我们的成长。在90医院实习的军大学生被普遍公认为较为聪明、好学、勤劳，是老师最喜欢的小帮手。我印象中的骨科急诊手术很多，而陪同老师做的最常见的骨科手术是断手、断指再植术，此类手术特别考验医生的耐心和精细度，因为缝一个手指头差不多要耗费五六个小时，即使只是在一边旁观手术都足以令你怀疑人生。

一天早上，我刚刚跟老师结束历时一整夜的急诊手术。手术病人是一个中年女性，是馒头厂的工人，工作时不慎被馒头机切割伤导致左手3、4指离断伤。当时的济南，断手指病人特别多，估计是社会发展进程中忽视对劳动者的保护吧。那天晚上接完两根手指头，手术结束后老师精神依然很抖擞，我却已经哈欠连连。8点多钟我们回到病房，看到病床上躺着一个青壮年病人，右上肢包裹着纱布，面容很痛苦，脸色苍白，显得病恹恹的，看起来非常虚弱。房间里或站或坐的家人有四五个，这差不多也是济南当地一个特点，一人看病，往往拉家带口会跟来一群亲友陪同，也许就是所谓人多好办事吧。

病人就是平头哥，昨天开着自家柴油拖拉机去地里干活，北方许多乡下农民，先富起来的都会买这样的手扶拖拉机。这是一种多用途农用机械，不仅可以作为代步工具，还可以作为运送物资工具。平头哥当天忙到傍晚6点钟，把地里该干的活都完成得差不多了，才发现天色已晚，便匆匆忙忙开车准备回家。

晚上偏僻乡间小道是没有路灯的，而且路很窄，路肩相对也比较松软，支撑力不是很足，平头哥大概是内心着急，开得有点快，没有注意路边有块突起的石块，车轮擦上石块后拖拉机发生侧翻，翻车后平头哥整个人被压在了拖拉机下面，右侧肩膀处被死死压住，动弹不得。起初平头哥想努力自救，无奈拖拉机重量远远超过他自身的抬举力量，根本无从逃脱。妻

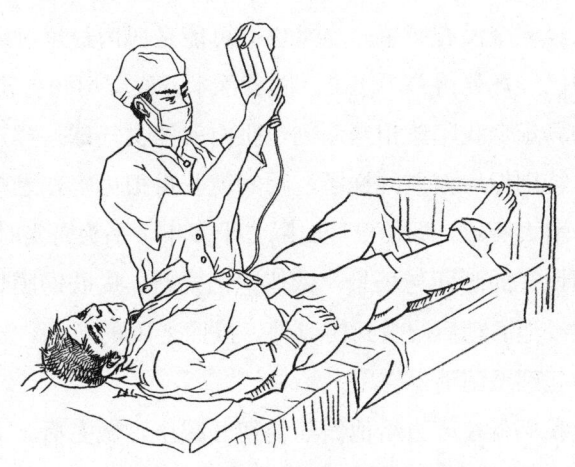

子等到半夜见他还没回家,相当着急,赶紧叫了一帮亲戚一起帮忙寻找,好不容易在翻车处发现他。大家齐心协力把他从拖拉机下面解救出来,此时已经过去将近八个小时了。

家人赶紧将平头哥送到章丘当地医院,医生检查发现平头哥已经有早期挤压综合征症状,右肩部肌肉肿胀、疼痛剧烈,小便量明显减少,诊断为重物挤压伤、挤压综合征。医生感觉病情太危重、太棘手,建议他们连夜赶往济南。从章丘赶到济南后,直接就送到了90医院。平头哥右侧肩膀肌肉非常丰富,挤压超过六个小时以上,很多肌肉已经开始发生坏死。老师认真检查后,发现平头哥右侧肩膀肌肉肿胀很厉害,右手末梢血供很差,患者自称感觉越来越麻木,应该是压迫右上肢血管和神经所致。手术室白天手术已经正常开始了,我们只能临时发送手术请求,等待手术室安排。由于等待时间会比较久,经过跟家属紧急谈话商量后,老师决定就在床边为平头哥做切开减张。这个决定无疑是正确的,因为如果再拖下去,平头哥的状况很可能会急转直下。

我快速帮老师做好各种准备,又跑到手术室借了专用切开包。切开前,我问老师要不要打麻醉,老师用针头戳了戳,平头哥毫无反应,说明局部皮肤和肌肉已经完全没有痛感，当然也有可能是肌肉过度肿胀导致痛感转移，或者组织已经坏死得差不多了。随着手术刀逐层切开皮肤和皮下筋膜，之后呈现出的场景令我印象相当深刻，肌肉就像吹气球一样迅速从裂口膨胀出来，感觉特别像烤面包的样子，瞬间就胀得很厉害，老师解释说是组织坏死后压力增大所致。即使已经时隔二十多年，平头哥当时所住的病床、房间以及老师切开的画面与场景，依然记忆犹新。皮肤筋膜切开后，老师用大的盐水垫浸泡酒精后湿敷到伤口处，按照老师的意图，这样可以跟外界隔离，同时起到杀菌消毒作用。

当天早上我们就在床边给他做筋膜切开减压，做完后，老师嘱咐我赶紧为他联系血液透析室，平头哥必须尽快去做血透，否则局部肌肉坏死产生的毒素吸收入血后会攻击他身体诸多器官和组织，首当其冲就是肾脏，过量毒素通过肾脏代谢，会导致肾脏急性功能衰竭，生命就有可能随时发生危险。老师交代我陪同平头哥去做血液透析，实习学生嘛，日常的主要任务就是陪同患者做各种检查或者治疗，我欣然接受了这个任务。90医院的病房楼非常破旧，血透室在另外一栋三层小楼，条件比起老旧病房楼要好多了。做血透时间很长，也不需要我全程陪着，想着早饭没有吃，就跟平头哥老婆说，让他们继续做治疗，我去吃个早午餐再回来。

跟他们交代完，我把白大衣脱下来拿在手上，往医院大门口走。济南总院并不大，一条长长的师范路，将它分隔成两个院区，一边是工作区，一边是家属区。我们刚来实习时，两个院区之间并没有天桥连接，所以医生们上下班都是直接横穿马路，非常危险，直到我们实习即将结束时，才造了一座天桥，供医生们穿越马路。自6月份到90医院实习以来，我已经慢慢适应了济南慢吞吞的工作节奏和生活方式，医院门口每天早上都会有早餐卖，有馒头、包子和各种粽子，其实也是在济南，我第一次知道原来粽子除了包肉之外，还可以包这么多东西，有红枣、冰糖等，唯独没有肉馅的。在这一年中，经常有好心朋友给我们带来各种各样济南特色包子，不过偶尔品尝一下北方特色粽子，似乎也很不错。

吃完早餐，由于一夜没有休息，餐后碱潮泛起，导致我有些晕晕乎乎，想睡觉，不过想着平头哥还在透析呢，害怕发生危险会挨老师骂，赶紧一路小跑赶回去。一到血透室，他的透析仍然没有结束，他老婆看到我立马就喊道："老师，您回来啦，他挺好的，没啥事。"平头哥老婆属于典型山东媳妇，特别善良、淳朴，属于吃苦耐劳型的。

这里必须解释一下"老师"这个称呼。在济南，患者称呼医生不是大夫、医生、教授或者主任，而是统称老师，初到济南时，非常不习惯、不适应这样的称呼，不过听久了也就慢慢习惯了，还有点喜欢这种称呼，因为显得一视同仁。我私下猜测老师的来历，会不会因为山东是孔圣人家乡，对于像医生这样有学问的就称为老师，是否带有一层尊敬在里面？这一点很像我的家乡泉州，称呼医生也不叫大夫或者医生，而是称"先生"，跟济南的"老师"好像有异曲同工之处啊。

当天做完透析回到病房，平头哥的精神似乎好了不少，断断续续也能够回答一些简单问题，我趁此机会抓紧完成病史采集，并快速完成病历书写。那时候医院病历都是手写的，不像现在，可以一遍遍在电脑里反复修改后再打印，当时写完之后后面就一直连着往下记录了，因此入院记录和首次病程录的采集与书写非常重要，记得当时还经常举行书写病历评比比赛，字写得好看的同仁总是会占优势。接下来，为平头哥换药和血透成了我每日的必修功课，每天床边换药都要帮他剪掉一大堆坏死肌肉，这些坏死肌肉若不及时清除，做再多的血透也无法达到完全清除毒素的作用，即便如此，肌酐仍然处于不断动态变化中，时有反弹；换完药之后，再陪着他一起去血透。

接触下来，平头哥给我的感觉是一个非常乐观的人。他年轻时当过三年兵，本来有机会转志愿兵，因为父母年事已高，无人照顾，不得不选择退伍回家。跟我闲聊时，他会流露出对军校学生的羡慕和对自己未来生活的担忧，其中最大的忧虑是生命会不会有危险，另外就是手能不能保得住。这些问题对我来说，以当时的知识水平和临床经验根本无法回答，但是我仍然壮着胆子跟他说，肯定没有问题，要有信心，要相信医生。每次听到我这么说，平头哥都会露出憨憨的笑容。特鲁多说得很有道理，有时去治愈，常常去帮助，总是去安慰，我则属于常常去帮助和总是去安慰吧，至于能不能治愈，那是老师的职责。

　　国庆节前一天，是我们到济南实习四个月来的第一个假期，作为党支部书记，我特意组织大家一起骑自行车到千佛山，集体爬山，中午就在山脚下聚餐，相当于一次党团活动。大家纷纷响应，一大早我们十五个人集体骑车出发，一路上兴奋无比，抵达千佛山后，便开始登顶比赛，虽然没有登泰山时"会当凌绝顶，一览众山小"的铁血豪情，不过千佛山至少也是济南第一高山，大家还是相当尽兴。临近中午，我们在山脚下一家山东饺子馆吃午餐。我当时特别喜欢济南的木须肉，即使现在也依然特别怀念，不知何时可以再回济南去大快朵颐一番。一大盘木须肉有四五个人分量，满满都是肉片、黄瓜、黄花菜、木耳、鸡蛋，好吃得不得了，印象中那天中午吃了好几盘木须肉，加上不同馅料的饺子，大家很尽兴。就在午餐即将结束时，我接到老师打来的呼机，我当时使用的是一个在上海购买的摩托罗拉二手中文寻呼机。老师给我留言，让我赶紧到医院，平头哥出状况了，需要马上施行急诊手术。

　　刚刚吃过木须肉和饺子，我浑身是劲，骑上自行车就往医院狂奔，一方面是担心平头哥，毕竟相处这么久，不希望他有危险，另一方面怕迟到太久，老师会雷霆震怒，每个实习学生内心都是敏感脆弱的，最希望得到老师的表扬和肯定。赶到医院时，平头哥已经被推进手术室，我赶紧换好衣服进入手术室。原来是平头哥肌肉坏死进展性扩大，范围向前臂扩展，每天一次血透已经无法控制住肌酐增长，肾功能在急剧恶化，再不当机立断截肢，就会危及生命。当天手术做得令我很虐心，虽然只是在一旁打勾（拉手术切口的勾子），看着老师将平头哥的右上肢从肩关节处做了离断，我只能在一旁默默替平头哥担心。

　　手术后，平头哥恢复很快，没多久就出院回家了，走之前一家人千恩万谢，不断朝我们鞠躬。从此之后，我再没有跟他相见过。一晃二十多年过去了，对于济南的许多记忆已经慢慢变淡，渐渐模糊，但是有些相关的人和事，毕竟因为自己亲身经历过，虽称不上铭心刻骨，却也成为了一份宝贵的人生积淀。每个人的一生都像一段漫长而遥远的旅行，其间总是能在不同的时间和不同的场合，不断结识来往迁徙的旅者，有的只是擦肩而过，有的或是点头之交，而有的总是会在你的脑海中留下一段特殊的记忆。

初稿：2020 - 03 - 04　周三　22:00
修改：2020 - 03 - 18　周三　08:20
校对：2020 - 03 - 25　周三　11:45

车祸元凶

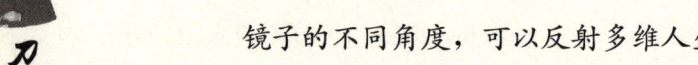

> 镜子的不同角度，可以反射多维人生。
> ——迦钰小语

阿亮，上海宝山人，时年 48 岁，公交战线上的一名"老司机"，夫人下岗在家专心家务。儿子比较争气，大学毕业后已经工作。阿亮从小不喜欢读书，高中毕业后没有考上大学，赶上公交公司招聘司机，就陪好朋友一起去报名，经过多轮面试，居然幸运地被录取了，从此成为一名公交车司机。阿亮有个弟弟，毕业于某知名大学，为人比较谦和，在上海自己经营一家中等规模企业，与他关系很不错。

公交车司机是一份非常辛苦的职业，早出晚归不说，长年累月下来，事业不一定突出，但是颈椎、腰椎大多会突出，泌尿系统尤其前列腺更常常会遇到问题，这些都属于司机常见的职业病。阿亮原本盘算着，计划到 55 岁时办理提前退休，开了一辈子公交车，已经有点职业倦怠，精力也大不如前，早退早享清福，估计到那时儿子差不多也该成家立业了，自己就一门心思安心在家带孙子，享受天伦之乐。

多年前一个看起来很普通的夏天夜晚，却因为阿亮而变得不普通，因为许多普通人原本该有的普通生活就此发生了改变。当晚 7:30 分左右，阿亮驾驶公交车从虹口足球场附近的始发站出发，终点站是宝山城区牡丹江路附近，车上的乘客大约二十多人。阿亮当天从早上 5 点多出门，已经连续工作十几个小时了，加上夏日炎热难耐，晚上睡眠质量不佳，又要早起，此时他感觉身体略微有些疲惫，不过是否是疲劳驾驶这里暂且不提。这条公交车行驶路线阿亮非常熟悉，二十多年下来，行驶几千个来回肯定不止，对他来说就是一系列常规动作，启动、加速、制动、下客、再启动、再加速、再制动，来回循环操作。他基本了解沿途每一个站台、每一个路口，甚至每一个路口经常出现的交警，一切都熟记于心。

晚8时许，阿亮驾驶着公交车在高架桥下平稳行驶着，此路段车辆不多，也没有红绿灯，这是今天最后一趟车了。一想到一会到了终点站就可以收拾收拾回家了，阿亮就浑身来劲，微笑不由自主爬到脸上。忙碌了一天，此刻他迫不及待想回家休息，就稍微超速行驶。这对于很多司机来说属于常规操作，在他们的潜意识里，只要不被警察现场抓住就没事，即使被违章处理也有公司兜底。

阿亮满脑子想着回家后可以吃夜宵，思想免不了有些开小差。此时，一辆摩托车冷不丁从侧前方猛冲出来，直插在他前方大约三米处，如果公交车不制动或者不避让，将会直接撞到摩托车。作为一个经验丰富的老司机，此类情形对阿亮来说相当常见，处理也是驾轻就熟，他赶紧制动、打方向盘，谁知道方向盘打得过猛，车速突然失控，一头撞上了高架立柱。

"当时很邪门，真的，非常邪门，这种情况我遇到不知道多少回，真要仔细计算的话，估计几十回都不止，算是非常常见的路面状况，速度虽然有点快，但不至于方向盘把不准啊，我总感觉当时有个东西拉着我的手，硬生生把车引到高架立柱上。"事后一年多，阿亮和他弟弟到我办公室向我表达感谢时，闲聊时向我如此陈述事情经过，看得出此时的他对于当时的情形依然觉得不可思议。

但我认为这很容易理解，疲劳是每个人身体的大敌，疲劳状态下，思维、意识、反应以及动作协调性，都会大打折扣。阿亮早起经过一天工作，中间几乎没有休息，此时处于疲劳或者亚疲劳状态都是既成事实。因此导致双手动作与反应不合拍，下意识想去掌控方向盘，而手部动作却没有及时跟上,我想阿亮应该属于此类情况。不过事情既已发生,去纠结或者争论这个似乎没有太多意义。

瞬间的猛烈撞击致使车辆严重变形,车头直接陷进高架桥里面,阿亮立即陷于昏迷之中。经历如此巨大碰撞,他没有当场丧命实属幸运至极,一般在这种情形下,死亡率接近百分之一百。但是这次事故导致了全车二十多位乘客,包括一名38岁高龄孕妇在内,均有不同程度受伤。这对于医院急诊室医生和车上的所有伤员来说,注定将是一个不眠夜。

110、119、120所有城市应急力量迅速向现场聚集,伤员中情况最危重的无疑是阿亮。从急救抢救原则来说,第一时间肯定先抢救阿亮。果然阿亮被第一个送往医院,并直接送进抢救室:重度颅脑损伤、肺挫伤、肋骨多发骨折、双上肢多发骨折、髋部骨折……教科书中记载的绝大多数司机发生重大车祸时的受伤情况,逐一完整呈现于阿亮身上。

当晚正好我值班,经历一天忙碌手术后已略感疲惫,事故发生时,我正在病房与患者和家属谈话,突然,急诊预检台直接打电话告知我,高架桥下有突发交通事故,大量病人已经送到急诊室,请我赶紧过去组织抢救。伤情就是命令,挂断电话,我二话不说,立即放下手头工作,带领年轻医生一路疾行往急诊室赶去。

到达急诊大厅后见到的第一幕就令我深感困扰,被陆续送到急诊室的二十多位伤员乱成一团,突如其来的灾祸让很多人一时难以接受,他们本互不相识,却因一场事故"聚到"一起,他们中绝对没有任何一个人对这样一场意外会有任何心理预期,即使被及时送到了医院,他们的心情肯定可以用"群情激愤"来形容。

"坐公交回家会碰上车祸,没天理啊!"

"天啊,没有人管我啊,痛死了!"

"作孽啊,我还要准备明天的工作汇报呢,这可怎么办?"

"我好疼啊,我还能活吗?谁来救我啊?"

往日相对比较安静的急诊大厅顿时被哀嚎声、抱怨声、痛哭声淹没,伤病员乱作一团，这种场面显然不利于患者诊断与收治。幸亏我们常年在急诊一线摸爬滚打，个个都训练有素，大家分头对患者伤情依次进行处理，但仍未能完全安抚患者紧张焦虑的情绪。他们中的大多数人仍处在事故刚发生后的应激焦虑状态中，急诊大厅内焦躁混乱局面一时无法完全平息。

由于长期从事创伤救治，让我面对突发情况时依然能够保持清醒头脑和清晰思路，驾轻就熟地快速安顿批量伤员。医生和护士迅速根据伤情等级登记，同时考虑伤员情绪，有序展开对伤员及家属的心理疏导和安抚工作，主动了解患者情况、查看伤情、平复受伤后紧张激动情绪，使伤员们逐渐接受现状，积极配合治疗，急诊室内混乱局面暂时得到控制，救治工作效率也大大提高了。创伤急救有个基本原则，要重视大呼小叫的病患，更要警惕"没有声音"的安静患者，往往后者的伤情会更加危重。

将"普通"伤员暂时交给主治医师和住院医师后，我一头扎进抢救室，把主要精力放在伤势最重的阿亮的抢救上，组织多学科专家共同拯救阿亮生命。车头与高架桥墩猛烈撞击，让他瞬间失去意识，方向盘与胸部碰撞又让他罹患多发肋骨骨折、肺部组织广泛挫伤，左大腿碰撞力量传导导致左侧髋臼粉碎性骨折、脱位合并下肢多发骨折，这种合并伤差不多可以算得上"创伤之王"了，因为太复杂、太难救治了，医学上称为仪表盘损伤（dashboard injury），涵盖了阿亮所有的伤情。

抢救室内阿亮命悬一线，血压不稳，没有升压药维持根本稳不住，血氧饱和度持续下降，急诊头颅 CT 显示颅内有出血，肺部 CT 情况很不乐观。时间就是生命！开通多通路静脉通道，紧急配血型，年轻有活力的住院医生迅速拿着提血单跑到血库取血，然后再快速返回建立生命通道；麻醉专家快速插管、镇静处理，避免患者无意识躁动导致二次损伤；胸外科做床旁闭式引流。

骨盆髋臼不稳定骨折，盲目搬动会导致更多出血，加重失血性休克甚至威胁生命，我当机立断直接在抢救室内给他打上外固定支架，这种冒风险操作其实有违医护常规，有可能导致后期局部感染，一旦引发感染，患者或者家属完全有理由投诉我。但是跟生命比起来，局部感染显得微不足道，此时我更没有时间去考虑投诉问题。很多时候，医生都是在刀尖上跳舞，需要格外小心谨慎，但如果我们连在抢救生命时都瞻前顾后、畏手畏脚，最终将会危及的却是患者的生命！

阿亮弟弟毕业于某知名大学，初步接触后我觉得他人很不错，有修养、懂科学、信赖医生。嫂子有严重心脏病，他没有让她参与谈话过程，由他全权代表家属签字。阿亮在抢救室抢救时，我数次跟他弟弟谈话，告知病情，他始终表达出对医院的信任、对医生的尊重，最让我感动的一句话是："他的情况我们很清楚，你们尽力就好，什么结果我们都能接受。"也许他很清楚他哥哥的伤情，选择将主动权全部交给医生，似乎是一个非常明智的选择，毕竟专业的人做专业的事情，才能提升成功的几率。

即使很多年过去了，我还能想起在抢救室里急救阿亮的每一个细节、参与救治的每一位医生、每位医生在抢救室内的站位以及我在抢救室外与他弟弟的多次谈话。对医生来说，往往不需要任何辞藻华丽的感谢与吹捧，来自患者及其家属最单纯的信任与尊重，就是最好的礼物。我一向反感对医生封神，抢救成功了就吹捧上天；也绝不赞成妖魔化医生，抢救失败就一味归罪医生，这两种极端对于医生职业发展来说都是极不利的。

抢救阿亮时发生了一个插曲。几个伤员不满给他们接诊的都是年轻医生，更不满所有专家教授都在抢救室里抢救他们认为最该死的公交司机。一帮人在抢救室外大吵大闹。

"你们是什么狗屁医生啊？完全好坏不分，这种乌龟王八蛋让他死掉算了！"有人在高声怒斥。

"好人不救，救坏蛋，你们太可笑了！他是事故的元凶，元凶懂吗？就是应该直接枪毙的坏蛋。"有人在破口大骂。

"不公平啊，快帮我寻专家来，我要看专家！我不要小医生给我看。"有人在大声疾呼。抢救室外的嘈杂吵闹声让我们无法静心抢救，我只能暂时中断手上的工作，赶紧跑出去安抚一下他们的情绪，再三叮嘱医生抓紧安排住院。

将心比心，我其实内心特别能够理解他们的情绪宣泄，对他们来说这个夜晚的经历如同一场噩梦。很多人此刻本该舒舒服服在家，吃完饭洗好澡准备上床休息了，却无端遭遇飞来横祸。医生不是警察，医生要做的是治疗，是拯救生命，尽力选择对病人最好的救治方式，而不论面前这个人是谁。对我来说，阿亮纵然犯了天大的错误，也由法律去评判，此刻他只是一个需要紧急救治的伤员！

一个个关键措施到位后，阿亮生命体征总算稳住了！但很快我们就获知，医院里所有重症监护病房都没有床位：烧监没有，急诊没有，老病房楼没有……焦急中多亏了胸心外科监护室雪中送炭，临时把一个病情稳定的心脏术后患者转回病房，腾出床位给阿亮。血压稳定三十分钟后符合转送条件，大家齐心合力把阿亮送到胸心外科监护室。我们所做的这一切，阿亮并不知晓，他可能永远也不会知道，这个夜晚有一群素昧平生的人，为了他的生命在忘我工作着。

安顿好阿亮已是凌晨1点，我带着曹博士再次回到急诊室，担心有伤员被遗漏了没处理好。直到确认对所有伤员已经进行了处理及检查后，时间已是凌晨两三点了。经历了一整天高强度工作后，大家都疲惫不堪，但我知道此时还不是放松的时候，在没有经过系统治疗前，伤员病情随时可能恶化，甚至危及生命，我决定休息前再巡视一遍患者，确保万无一失。

当我们正在逐一巡视伤员，走到二楼观察室时，拐角处病床上传来焦急的哭喊声。我担心是患者伤情恶化，赶忙过去，发现是一位高龄孕妇，脸上显露着焦虑，眼中含着泪水。我看了一下伤者信息：小雨38岁，孕六个月。她一看到我立马拉住我的手说："医生，我好不容易才怀上孩子，真的很辛苦，帮帮我啊，我的腿断了好痛，会不会影响到我肚子里的宝宝？会不会啊？医生……"小雨半躺在病床上泪水哗哗直流。为了保住小雨的腿和孩子，我们进行了无数的努力，最终让他们一家如愿以偿。

而阿亮还躺在胸心外科监护室，生死未卜，我带着团队继续投入到救治中。他的生命力确实很强大，经过胸心监护病房严密调理，颅脑外伤渐趋稳定，没有经过开颅手术处理，随着出血慢慢吸收，他奇迹般苏醒了，可喜可贺。之后他的肺部情况恢复迅速，经过一段时间引流后，积液基本清理干净，肺部达到自主呼吸后，管子也成功拔掉了。

半个月左右，阿亮顺利从胸心外科监护室转到烧伤监护室。病情稳定符合手术条件后，我们首先对他髋部骨折脱位及下肢多发骨折进行复位手术。命保住之后，我们必须尽快恢复他的功能，这应该是他伤后经历的最重要、最关键的手术。保险起见，我决定将手术分成三个阶段，分期分批实施。阿亮前后经历大大小小五次手术，彻底恢复了身体机能状态。住院期间，他经常陷入情绪低谷，担心自己的未来，一次次手术创伤与打击，对他而言都是生与死的考验，好在他都硬撑着挺过来了，心理也日渐成熟，慢慢接受现状，努力配合治疗。

当年12月，经历三个月炼狱般的治疗后，他达到了出院标准。为了进一步巩固治疗效果，他出院后并没有回家，而是被转到下一级康复医院继续进行功能训练，所谓的三分治七分养，对他而言尤其重要。第二年春节后，阿亮已经可以自行走到门诊来复查了，心情也随着身体康复终于云开雾散了。当然，他时不时还是会流露出对车上乘客的愧疚之意，一个有善心的人必然会对自己犯下的过错进行彻底深入的反思。

阿亮最终没能再重返工作岗位，因为发生了特大交通事故，因此被交管部门吊销驾照，终身不得再考驾照。他和他弟弟因为此次事故与我结识，兄弟俩劫后余生特别感谢我，一年后特意到我办公室，专门送了个致谢的牌匾给我，我一直保留至今。

初稿：2020 - 03 - 05 周四 11:10
修改：2020 - 03 - 18 周三 19:28
修改：2020 - 03 - 27 周五 17:02

补差价

> 现实面前，很多灵魂不堪一击。
>
> ——迦钰小语

贾正，38岁，安徽滁州人，多个外卖平台的送饭小哥，近三年一直在中原路附近活动。中原小区人口众多，医院、企业产生了一定的虹吸作用，也催生了火热的餐饮外送服务市场。平日里，贾正经常活跃在医院的各楼层送饭，天长日久，不免与不少经常值班的年轻医生、护士熟识。

来上海之前，贾正原本在安徽乡下务农，地里农活本就不多，他婚前养成游手好闲的坏习惯，经常跟一些不三不四的人混在一起，虽然没有干过特别出格的事情，但人看起来总显得不那么正气。等到婚后有了孩子，贾正嫌乡下干农活又脏又累还赚不到钱，日子没有奔头，跟妻子商量后决定把孩子留在老家，由父母帮忙照看，夫妻俩一起到上海闯荡，总比窝在乡下强多了。

初到上海，夫妻俩既没有学历也没有技术，一时半会也找不到理想的工作。不过，一起出来的许多老乡晚上会在街边卖炒饭、粉丝汤，辛苦是辛苦，但总能赚到点钱。于是，夫妻俩花了600元钱订做了一辆多功能炒菜车，就是早前上海马路边常见的"黑暗料理"推车，做起了安徽料理生意。贾正的脑子挺活络，通过实地考察地形和踩点之后，把炒菜档开在了嫩江路和世界路路口。

此地周边有大学、中学、医院以及众多居民小区，人流如织。他们晚上6点从白城路的租房地出发，6点半左右抵达出摊地点，之所以选择这个时间，是为了避开城管人员的围追堵截，因为大部分城管人员这时候该下班吃晚饭了。到达出摊点之后，夫妻俩开始布置、张罗。贾正踩点时特别留意到边上有个老乡开的修车铺，答应每个月支付300元电费给他，老乡便允许他借用修车铺的电路。

这天傍晚7点左右，生意正式开张，陆续有学生、工人、白领光临炒菜摊，夫妻俩轮流主厨，如果遇上周边有人打电话订饭，贾正就会兼送饭的角色。一晚上忙忙碌碌，几乎要持续到凌晨3点左右，差不多无人光顾之后，夫妻俩才整理物品，打道回家。至于收入，运气好的话，碰上顾客众多，城管又没有来罚款，一夜忙碌下来能赚到300来块钱，这比起农村强多了。如果碰上城管，那就很难说了，罚款一次就要50元或100元，那么当天晚上还是有得赚；如果运气不好，连车和物品一起被没收，那就损失惨重了。

随着上海城市管理的规范化和精细化，夫妻俩的炒菜摊短期内被连续没收过两回，眼见路面生意越来越难做，又无比辛苦，两人商议后决定不出摊了，转而寻找新的工作机会。正所谓天无绝人之路，炒菜摊没法做了，快递行业正在逐渐兴起，对于贾正这种以出卖劳动力获取生存的人来说，正是个难得的好机会。于是贾正去快递公司面试，当场就被录用，从此挨家挨户帮人送起了快递。接、送快递是一件非常辛苦的工作，需要手脚勤快还要吃得起苦，有时候接晚了或者送晚了都会被客户投诉。

快递做的时间久了，贾正又渐渐厌烦，他本就不是一个吃苦耐劳的人，天天梦想着天上能够掉下一大堆钱碰巧砸到他。一段时间后，不想再干快递了，有人便建议他改行送餐，工作自主性比较大，赚钱也不少，于是他立即改行，投身到送饭大军行列。炒菜摊停业之后，贾正妻子就去家政公司上班，在别人家里做阿姨，带孩子、照顾老人，兼洗衣和做饭。

有一天，贾正从中原路某快餐店取了餐后，准备送到体院宿舍楼。常规路线应是从嫩江路转到恒仁路,但这天他有些贪心,同时接了两个单子,另一个在长海路中原路路口,他预料应该都能及时送到,当然需要加快点速度。我不是很清楚送餐行业的规矩,据说如果没有及时送到,会有相应的惩罚。第一份餐送得很顺利,贾正看看时间略微有些紧张,就赶紧骑上车急速赶往下一家。到了长海路上,一个 M 打头餐饮业同行(简称 M 小哥)从侧方撞上了贾正,车倒了,饭撒了,贾正受伤了。后来 M 小哥说,他也是着急要去送下一单,害怕人家给差评,所以仓促间才会撞到贾正。

M 小哥很慌张,估计被吓坏了,不过所幸事发地点离医院急诊不远,好在贾正腿没有伤到,只是右肩膀很疼,他自己估计骨头伤到了。M 小哥扶着他一起去急诊。到了急诊,医生拍片后诊断为右侧锁骨骨折。为他接诊的小周医生是我的研究生,江西农村出来的老实孩子,是一个非常认真负责的好医生,工作中任劳任怨、踏实肯干,我蛮欣赏他的临床工作作风,硕士毕业后便把他留在身边工作。从医疗角度来说,贾正的骨折是常见伤病,小周给他开了住院证,做了术前检查就收到病房了,我记得很清楚,贾正住在六人间,床号是 10 床。

住到病房的贾正一看是大房间,首先不高兴了,大声叫喊着要求把他调换到小房间,最好是独立单间。他说 M 企业是跨国大企业,他们员工撞了我,警察已经到现场定过性了,由 M 企业负全责,因此所有相关治疗费都是由他们负责,你们给我换最好、最贵的房间,我要住舒服一点,这个大房间太吵了,晚上我睡不着。贾正出身于农村,生活在上海的最底层,按理说并非大富大贵之人,到上海后租住的环境肯定也不会有多好,但是当他遇到可以由他人为他买单的情况时,内心中潜藏的占便宜心态显露无疑。多少条件胜过贾正千倍万倍的人,一旦住进医院,都会规规矩矩接受医生安排,少有人会提出类似的额外要求。他这种调换房间的无理要求当然被拒绝了,病区只有两个小房间,都是收治比较危重患者的,他根本不符合入住的标准和条件。

一计不成,再生一计,贾正吵闹半天发现房间调换不成,便跟周医生提出第二个要求，希望当天就给他安排手术，原因是骨头断了太疼了，他想早点做好手术可以尽早重返工作。本来锁骨骨折手术就不大，相对简单，为了尽量加快床位周转，周医生当即答应。术前常规谈话时，涉及内固定选用进口还是国产器械时，贾正坚决要求使用进口钢板，他的理由似乎很充分，振振有词地说 M 企业员工撞了我，必须无条件为我负责，我的治疗费用他们全部实报实销！他的想法很简单，反正别人买单，凭啥我不选择最好的呢？

小周医生虽然不是老医生，但毕竟工作有些年头了，还是有些经验，就特意提醒他，让他最好能跟 M 企业联系一下，如果他们不能报销，后面可能就要自己负担这笔费用。贾正当即拍着胸脯说，你们尽管放心吧，他们绝对不敢，假如将来他们不给我报销，我就抱着铺盖住到他们店里，闹死他们。说这些话的时候，他一脸得意，仿佛光彩无比。夫妻俩始终坚持他们的选择，而且在手术谈话上签字确认，坚持一定要使用进口器械。从医院现有的告知制度来说，贾正是完全民事行为能力人，他有足够的权利和能力选择自己的手术方案，医生只能根据他选择的方案为他做治疗，这于情于理都没有任何问题。

锁骨骨折是个简单而又普通的手术，曹医生带着小周一起上手术台，手术非常顺利，一个小时不到就结束了，贾正回到病房看到等候多时的妻子，夫妻俩露出了难得的笑容，术后三天他就出院回家休养了。一个月后，周医生带着贾正来我办公室，我觉得很奇怪，一般患者复查都去门诊，怎么小周把他带到我办公室呢？周医生跟我说，贾正要向他索赔，而且缠过很多次了。我更困惑了，贾正的手术才做完一个多月，从治疗角度来说，即使有问题出现也不会那么快，究竟出了什么问题现在就急着要索赔？就算患者对手术有异议，怎么也要等到一年之后吧。

我把周医生和贾正一起引进我的办公室，想听他们各自细说一下。贾正还是之前那副无赖样子，跟我讲述起他的经历。原来，他出院后，信心满满拿着各类发票去找 M 企业报销，甚至连他住院期间给自己叫的外卖发票都包含在内。M企业财务人员看过他的住院单子之后，明确告诉他进口钢板不属于他们的报销范畴，按照公司相关规定无法给予报销，只能按照国产钢板给他报销。贾正认为是M企业的财务人员忽悠他，以为他是农村来的好糊弄。什么规定不规定的，老子才不认可呢！贾正说，规定规定，就是乌龟（龟）的屁股（腚），谁信谁是王八！但是M企业的工作人员未置可否，将他们丢在一旁。夫妻俩只能在财务室门口候着，见一个人就跑上去堵一个，可惜始终未能得到满意的答复。

　　夫妻两人回家后越想越来气，感觉这家跨国公司就是骗子，欺负他们老实人。两人在家里琢磨半天后，决定给M企业一点颜色看看，意图相当明显，你们不给我好日子过，那么我也要以牙还牙。这方面，他们绝对是天才和高手，居然真的抱着铺盖跑去M企业门店，躺到大厅里大吵大闹，坚决要求公司给他按照进口器械报销。门店员工起初很纳闷，不知道哪里跑来的地痞流氓，无奈之下只得叫来保安，把夫妻俩赶出去。

　　贾正夫妻对门店员工破口大骂，甚至威胁要揍他们，门店员工训练有素，根本没人搭理他们。于是两人只得继续升级手段，跑到门店大厅阻拦食客点餐。一次又一次，门店员工一开始挺同情他，后来被骚扰多了，实在是忍无可忍，只能拨打110报警。警察接警后迅速赶到，对他们夫妻俩进行严厉的警告教育，告诫他们此类行为属于违反治安条例，让他们赶紧离开，否则就要对他们采取措施，并且建议说如果对赔偿有异议，可以走法律途径。夫妻俩又连续去M企业大闹数回，每次都被要求走司法途径，便再无人搭理他们。

　　M企业作为跨国企业，规章制度完备，并有专业法务人员提供法律保障。贾正夫妻眼见闹了一个月也闹不出个所以然来，害怕再闹下去警察真会给他们颜色看，到时候落个拘留之类的案底就太划不来了，可是夫妻俩无论如何都咽不下这口气，不想吃这个"哑巴亏"，思忖半天，觉得这个进口器械材的钱怎么也不该由自己出。转念一想，M企业不解决，那就去找医生协商解决。

夫妻俩首先找到周医生，要求他赔差价。周医生很纳闷说，当初是你自己强烈要求选择进口器械的，字也是你自己签的，明明白白，准确无误。贾正说当初我们都不懂，不明白进口与国产的区别，你没有跟我们说清楚，你让我们签字我们就签了，现在M企业不给报销，就必须由你们全权负责。小周可能从来没有见识过这种无赖之徒，依然试图晓之以理，对他说："进口钢板是你当初坚持选的，通过手术放到你体内了，我怎么帮你赔呢？"贾正斩钉截铁地说："我不管，实在不行你再帮我做一次手术，把放在里面的钢板取出来，给我换成国产的，这样总行了吧？"

贾正这个思路绝对是我见过的最高明、最有创意的思路，如果贾正能够获得良好教育的话，应该会是个很不错的创意人才。当初坚决要求使用进口器械的是他，去M企业寻死觅活的是他，现在异想天开希望医生做手术帮他替换钢板的还是他，真是无知者无畏啊。他当真以为现代医学技术已经高度发达到如此地步，能够在手术部位装上拉链，可以随时打开或者关闭？

看着贾正夫妻振振有词的样子，我不禁哑然失笑，并为他的高超创意大大点赞。我让小周把当初他自己签字的页面复印出来给他看，但他还是一副死不认账的样子，死皮赖脸地说这个签字不算数的，你们没有给我讲清楚，你们如果讲清楚了费用不能报销，我肯定不会选的。反正我不管，你们必须给我退钱。我听后笑笑说，手术是按照你们夫妻选择的方案进行的，就比如你去饭店吃饭，点完上菜后不想要了，要求退回再重烧，有这种可能吗？现在给你退钱没有任何道理，赔钱也没有理由，假如你们对治疗有任何异议，请你们去医院通过正常途径反映情况。贾正夫妻听了我的建议，当即决定去医院闹。于是夫妻俩又一起跑到医院机关进行投诉，机关检查完全部医疗文书和相关告知文件签字，认为医院不存在任何过失，不予受理，便请他们回去。

贾正夫妻并不打算就此善罢甘休，跨国企业不敢继续闹，但是医院他们敢。有时候，医院的处境真的非常尴尬，有些人对于普通的餐厅饭馆都不敢随意去闹，但对于承担治病救人重任的医院，却可以闹得理所当然、理直气壮，使医院方面不得不牵扯更多的精力用以应付此类事件。贾正夫妻就是这种心理，他们觉得别人不敢闹，但是周医生他们敢闹。

于是从此每天上班、下班路上，夫妻俩不断骚扰周医生，令周医生不堪其扰。本来上次周医生带他们到我办公室聊过之后，我认为这件事就应该结束了，夫妻俩应该会自觉理亏，不敢再闹，可直到两个月后，曹医生跟我报告说两人还在不断纠缠周医生。听后我很是生气，遂把周医生叫来询问，确有其事。我问周医生，他们找你要多少钱？周医生说他们找我要进口和国产器械的差价，大概 3 500 元。

我让小周将贾正夫妻再次请到我办公室，由我出面，与他们夫妻进行了深入而友好的交流，而后交代小周与他们夫妻签署了一份协议，由我支付给贾正夫妻 3 500 元差价，并且约定从此之后不得再为此事纠缠。签完协议，夫妻俩拿着钱，笑容灿烂无比，还对着我们连说了几声谢谢。我不知道他们是感谢我们治好了他的锁骨骨折，还是感谢我们给了他想要的额外的金钱。也许几个月来的辛苦付出，终于有所回报、有所收获，他们或许会特别感谢自己的坚持。

再次遇到贾正已经是一年之后。这次他状告的是一家二级医院，理由是医生取钢板时把伤口切歪了 1 厘米，导致他内心自卑，无法见人，生活受到严重影响，要求医院赔付他的精神损失费。当时我作为医疗事故鉴定专家，在会议室倾听医患双方陈述时，贾正夫妻与我四目相对，两人略显尴尬，硬生生挤出了一丝笑容，但我还是可以看出，他们的尴尬、紧张中透露着几分坦然。

初稿：2020 - 01 - 31 周五 17:15
修改：2020 - 03 - 09 周一 14:26
校对：2020 - 03 - 28 周日 17:16

孝　顺

> 以爱的名义绑架，以孝顺的名义伤害。
>
> ——迦钰小语

老薛，88 岁，退休已二十多年，退休前曾担任一家大型国企的中层领导，平素体健，爱好运动，没有患上任何在他同龄老人中常见的慢性病。爱人比他小两岁，两人经常一起参加社区或者单位组织的旅游，四处游山玩水、领略大好河山，退休生活过得充实又完美。老薛爱好书法和摄影，是其所在社区书法协会和摄影协会的主要组织者与参与者，平日里乐于与同好们交流切磋，曾经出版过两部摄影和书法作品集，算是老有所学、老有所为、老有所乐的优秀代表。

说句实在话，处于老薛这个年龄段，很多老年人或许早早患上老年痴呆症而无法自理，或许开始感到腿脚不利索行动不方便，或许不断为年近暮年而自怨自艾悲观叹息，而他则绝对属于我接触过的众多老年患者中兼具身体硬朗、头脑清晰、性格乐观的典型。

老薛与夫人结婚时正是建国初期，正处于国家面临大变革、大建设时期，百业待兴，每个人都积极为国家作贡献。在当时举国上下宣传的"人多好办事""人多力量大"的强烈感召下，"多生孩子多种树"也成为每个家庭以力所能及的方式声援国家建设的直接途径，老薛夫妇也不例外。他们就像唯恐落后他人般，一口气连生了六个子女，虽然离评上"光荣妈妈"

或"英雄父亲"还是略有差距，但在中国传统伦理观念中多子多福、养儿防老、人丁兴旺本也是值得引以为傲的。当然，从抚养孩子的角度来说，老薛夫妻俩克服了常人难以想象的困难，努力维系着家庭生活，把孩子们一手拉扯大，并让他们按部就班地上学、长大、成人、工作、成家、生子，过上了平凡普通但也不失精彩的生活。

老薛的孩子们虽然没有享受大富大贵，但夫妻俩还是尽力为每个人开辟属于他们的成长路线。六个孩子三男三女，老大66岁、老二64岁、老三62岁、老四59岁、老五57岁、老六55岁。老大、老二、老五当年都是纺织女工，老三是个退休工人，老四、老六是中学退休老师。现今，子女们都已退休在家，有属于各自的家庭生活。老薛两口子不时会发发感慨，认为自己是世界上最幸福之人，因为孩子们确实都很爱他们，隔三差五到家里来看望，嘘寒问暖。兄弟姐妹有时候还会分头把老两口接去自己家里住，让他们享受天伦之乐。不过对老薛自身而言，与子女们生活在一起虽然无比开心，但也有不便之处，就是不够自由，毕竟隔代的生活习惯和观念都有所差异，所以除了偶尔抽空去子女处走动走动外，两口子还是以自己居住为多。

一天午后，天气温暖，阳光和煦，云淡风轻，老两口午饭后如往日一般，准备到楼下转一转，呼吸下新鲜空气，这是二老多年养成的习惯。穿戴整齐后，他们踱步到小区东边一个小花园里。两口子很喜欢这个小花园，当初考虑换到这个小区的很大一部分原因也是因为此，搬来后小花园就成了他们饭后散步的主要区域。之所以不愿意去子女那边长住，主要原因之一就是子女们居住的小区设施陈旧，没有小花园这样的优美环境可供散步休闲。小花园虽不大，却亭台楼榭样样俱全，还有各种各样的果树和花草，每个季节都呈现出不同的美景，让人很是流连忘返。从早到晚，小花园里人来人往，络绎不绝，有人散步，有人遛鸟，有人遛狗，有人做操……

这天花园里人倒是不多，略微显得有些冷清，不过亭子里面依然有一些老搭子在打牌。老薛经常会想，这些人牌瘾真大，差不多天天雷打不动地在一起斗地主，难道不会腻味吗？当然作为一项群众喜闻乐见的娱乐活动，斗地主因为门槛低、老少皆宜、输赢不大，受欢迎程度很高，尤其对于那些纯粹为了找乐子打发时间的人来说。老两口信步走到亭子里，坐在激战正酣的桌旁长凳上，默默观赛。看了没多久妻子觉得有些无聊，就拉起老薛继续到小花园里散步。

当他们走到一个葡萄架下面时，老薛突然感觉身后有东西蹿过来，余光瞟到一团黑影冲他飞奔而来，"前面当心啊，大狗跑过来啦！"有人在高声叫喊，似乎是在做善意提醒。这个花园里经常有人遛狗，老薛早已司空见惯，就下意识地往边上一躲。不巧的是，葡萄架下正好有一块凸起的石头，老薛一只脚踩在石块上面，猛地脚下一滑，紧接着一个趔趄，双脚交错，立即摔倒在路边草地上。老薛几乎不能动弹，躺在地上痛苦无比，妻子急得捶胸顿足，旁边好心邻居赶紧叫了120，把他送到了医院。

到了医院，急诊拍片后诊断是左股骨颈骨折。对于治疗来说，这是毫无疑问绝对需要手术的类型，完全没有通过保守愈合的可能性。当天我正好值班，老薛被送到医院时，我正在特需门诊看病人。考虑到老薛年纪比较大，小曹一时拿不准，就给我打电话希望我去帮忙把关，我便告诉他等门诊结束就赶过去。当天下午病人比较多，等门诊结束时已经是4点钟左右，我离开门诊后，直接去了急诊室。

老薛当时正躺在检查床上，脸上表情十分痛苦，床边站立的是他的夫人。老太太两只手紧紧抓着老薛左腿，期望通过牵拉暂时缓解一下他的疼痛。我详细询问了患者的受伤经过、以往的身体状况、有无合并疾病等情况，就开始查看相关化验检查。小曹把老薛的片子递给我，我认真看完后觉得诊断非常明确，而且综合评估下来他的身体条件相当不错，完全可以耐受手术治疗。我便跟他们夫妇俩一起分析病情，告知他们受伤导致左股骨颈骨折，国际上通行的处理方案就是手术治疗，也是目前唯一可行的出路，如果选择保守治疗后遗症会非常多，病人几乎完全没有愈合希望。

"医生，我们选择手术，麻烦您帮我安排住院吧，我痛死了！"老薛听完后看了看我，用非常坚定的语气跟我说，看得出骨折的痛苦对他是极大的折磨。

"小曹，伤者有其他家属吗？来了没有？"我转身问曹医生，毕竟伤者年纪较大，即使他们想要自己做主，但子女等其他家属的意见与配合也是至关重要的。

"教授，他们的子女还没有到，前面打过电话通知过了，他们都答应尽快赶过来，现在应该在路上了。"小曹果然很细心，准备工作做得清楚细致，毫无疏漏。

"医生，没事的，您就放一百个心吧。我有六个孩子，他们都很孝顺，现在都在赶过来的路上。"老薛躺在病床上，呻吟声不断，他希望尽快摆脱疼痛。"医生，求求您了，您就抓紧给我开住院证吧，我真的受不了了，痛死我了！我的孩子过来之后肯定马上就给我办住院手续了，咱们节省一点时间吧。"看着老先生如此确信，如此信誓旦旦，我就猜想他的孩子们应该也会支持父亲做手术的，这样的话不如早点给他办住院手续，也可以节省家人过来后的准备时间。于是我就交代小曹给他准备床位，给他开好住院证后，我便赶回办公室处理其他事情。

傍晚6点，小曹给我打来电话，让我如方便再去一趟急诊室，下午骨折老先生的家里有些情况，需要一起讨论一下。我抬头一看，时间过去两个多小时，为何还没有办好住院手续？我担心小曹会不会搞错，追问他是否是下午我看过的那位88岁老先生？小曹连声说是，并说家属已全部到急诊室了。电话里能够听到小曹所处环境非常嘈杂，想到88岁老先生在急诊室已经待了数小时之久，我担心他会有生命危险，就不敢多耽搁，快速赶到急诊室。一推开急诊室的门，整个诊室内乌压压挤满了人，老薛的子女们在诊室里面你一言、我一语围着小曹追问，看得出来他们都特别担心父亲的病情。

我把他们一起请到隔壁办公室，再次认真详细地向他的六个子女做了病情通报。告知他们的父亲因为外伤导致了左髋部股骨颈骨折，该部位是人体上半身和下半身连接的主要部位，起着承上启下重要作用，骨折之后患者将无法站立，长期卧床将会导致肺炎、褥疮、泌尿系感染和下肢深静脉血栓四大并发症，这些并发症随时会使老薛面临生命危险。至于治疗方案，最佳处理选择肯定是手术治疗，如果顺利闯过麻醉关和手术关，那么今后的生活质量会高很多。

我刚一讲完，未等我发问，薛家老大率先开口："谢谢医生啊，我从小到大都特别爱我爸爸，他对我特别特别好，爸爸是这个世界上我最亲的人。他这一辈子太不容易了，年轻时吃遍了所有的苦，含辛茹苦把我们六个人拉扯大，现在年纪这么大了，老天爷不长眼啊，让他遭此横祸。但是我不希望我爸爸经受哪怕一丁点闪失，假如他做手术出危险了，我会一辈子不安心的。有父亲的地方才有家，我要陪着他，天天能够跟他说话，我不能接受没有爸爸的日子。"看得出来，薛老大与父亲的感情确实很深厚，翻来覆去陈述着她对老薛的"爱"，一番表白可以感天动地、催人泪下，但当我问到准备选择何种治疗方案，她只是坐在边上使劲哭，死活不肯表态。

老大话音刚落，老二紧接着说："医生啊，我跟您说啊，我家老父亲是个大好人，大善人啊，平时走在路上看到蚂蚁都要让着走不忍心踩到。弟弟妹妹们啊，咱们老爸是大家的共同希望，咱们不能让他冒风险啊。我完全同意老大的意见，咱爸爸太不容易了，如此大年纪，哪能受得了麻醉、受得了开刀的苦啊，爸爸呀！你怎么这么命苦啊！你的女儿多希望替你受罪啊，让我断骨头好了呀！"老二泪水涟涟，表现得如同老爹已经不在人世间一般。她跟老大基本是一个腔调，纯属情感表白型，中心思想就希望爸爸好，至于怎么让他好完全不说明、不道清。

老三对老大、老二的浮夸表现不置可否，面无表情、讪讪地说他家一个小区的隔壁邻居80来岁，前两周刚刚去医院做了一个脑血管手术，据说手术做了一半不到，突然血管破裂，接着就大出血，医生用尽各种办法也无济于事，病人直接就死在手术台上了，连抢救机会都没有。父亲这么大年纪了，给他开刀风险太大，万一发生生命危险怎么办，谁负责？隔壁邻居的例子确实是一个相当不错的理由，但是把脑血管手术跟骨折治疗混为一谈，也是令人颇为不解，让人忍俊不禁。

与前面的哥哥姐姐相比，老四的态度截然不同，他坚决支持手术，并表态说来急诊之前已经咨询过好几个医生朋友，他学生里面就有医生，经多方打听后，都认为手术效果好。老四认识的同小区好几个老头老太骨折后不开刀，躺在床上没过多久很快就不吃饭了，过不了多久就去世了。老四刚刚说到这里，立即招来老大、老二、老三和老五的激烈反击，他们都显得特别生气，音调瞬间高了很多，群情激愤，集体痛骂老四心肠坏掉了，老爹刚刚受伤没几个小时，就迫不及待诅咒自己老爸，真是天底下最大的不孝之子。他们还历数老四平时得到老爸照顾最多，受教育程度最高，之所以要把老爸送到手术台上，肯定是担心后面要照顾老父亲，不想多出力，他们还推论出老四这种情况属于久病床前无孝子的典型表现，谴责他良心已经被狗吃了。老四一听兄弟姐妹们如此集体声讨他，只能闭嘴不吭声，躲到一边生闷气。

老五跟着大家骂完老四，又哭诉了一番父母拉扯他们长大有多不容易，她坚决不允许老爸如此高龄却要承受不测。她反复追问我一个问题：医生，你说我爸需要手术，你能够保证百分之一百成功吗？我如实回答不能承诺也无法保证，如此高龄接受手术谁又敢保证绝对安全？老五接着"诘问"我，那么您能够帮我们估算一下风险有多高吗？我说风险发生率很高，具体有多高，需要入院后进一步查体，才能根据具体情况具体分析。老五不依不饶说这样可不行，希望我能给他们一个准数，到底风险高不高，如果高，到底有多高。我很无奈地看着她笑笑说，风险只能提示我们需要更加谨慎，危险的发生率即使只有百分之一，但如果发生在老先生身上就是百分之一百。老五听完我的话，只在一旁呜呜直哭，不再表达意见。

听完前面五位发表完各自高见，我转向老六，想听听他的意见。老六看了看哥哥姐姐们，想了一会才下定决心：一般说，我同意老四意见，坚决支持老爸手术治疗。老六语音未落，立即招来跟老四一样的待遇，连带着刚刚挨过骂的老四又被重新翻出来,陪着老六又接受了一番集体唾沫"洗礼"。看着办公室里热闹"演出"的一家人,各怀心事、肆意发挥、卖力表演,我已经基本猜到他们的真实想法了,于是嘱咐小曹做好谈话记录,让他们签字带着父亲回家。让人出乎意料的是,他们还同时拒绝了将老薛转到二级医院继续休养的建议,异口同声说父亲养育他们长大,他们要亲自服侍老爹、陪父亲康复,要把敬爱的爸爸对他们的爱不折不扣地还给他。情真意切,令人动容,换了谁在现场恐怕都会为这相亲相爱的一家人真心点赞。

于是,老薛就这样被拉回去了!被他那群信誓旦旦一定会给他办理住院、会给他治疗的子女们带回去了。有人说,医院是个小社会,不论你是高官富商还是工人农民,褪去外衣躺到病床上,只有一个共同名字——病人;有人说,医院是面镜子,照出人间百态,或品格高贵或丑态百出。潮水退却,才知道谁在裸泳;疾病面前,才知道谁在裸奔。

半年后某一天,诊室来了一位不速之客,是薛老四。他的到来让我相当诧异,赶紧问他老薛现状,是否与家人商量好了准备住院手术?薛老四说他是专程过来告诉我的,但并不是为了要住院手术。薛老四说,他父亲回去两周不到就开始咳嗽发烧,无奈之下只能天天跑医院,前后跑了两个多礼拜急诊,天天输液,时好时坏,经常好不容易把体温压下去又开始发烧,不到一个月屁股开始发红,而后慢慢向周边蔓延,直至最后烂成了很大很深的一个口子,再也没有医院肯接诊,无奈之下只能天天在家自己换药,骨头始终没有长好,每天大小便轻轻动一下就哇哇叫。

起初一个月,子女们尚能按照排班轮换着来照顾老薛,但他们都显然高估了自己对于父母的真情实意,也未曾料到老话"久病床前无孝子"揭露的普遍现象和朴素道理。果然,不出两个月,除了老四、老六坚持照顾老父亲之外,其他子女便开始找各种理由请假,希望能不来。理由各式各样,要么说自己身体不好要去医院看病,要么借口往返路途太远叫不到车,要么直接回复需要留在家替子女带孙子等等,一个个把当初的豪言壮语都抛到九霄云外，似乎连演戏也觉得是种累赘了。

老薛回家三个多月就走了，走的时候极其痛苦——肺部有肺炎，屁股烂了形成褥疮，毫无尊严，痛不欲生，生不如死。我听后很后悔，真的很后悔，要是当时自己再坚持一下就好了。薛老四向我摇了摇头，不知在喃喃自语些什么。

初稿：2020 - 01 - 31　周五　17:15
修改：2020 - 03 - 09　周一　20:30
校对：2020 - 03 - 20　周日　16:52

选 择

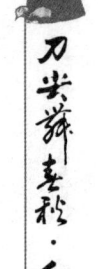

爱的光辉，任何时候都会闪耀光芒。

——迦钰小语

小天，31岁，长途卡车司机，安徽六安人，已婚并育有一子。妻子之前跟着他一起跑长途货运，兼做导航员和保姆。他的父母都是当地最普通的农民，一辈子过着面朝黄土背朝天的日子，除了向老天爷、向一亩三分田要点活命的口粮之外，平凡甚至卑微得连发出的声响都少有人听到，他们也没法给儿子提供更好的机会与资源，只能顺其自然，任其发展。

小天高中毕业后独自去深圳闯荡，当时的深圳属于年轻人的乐土，只要你有足够冲劲、拼劲和闯劲，总会有机会熬到出人头地的时刻。小天的父亲身体一向不好，长年跑医院看病，差不多就是一个药匣子，家中里里外外完全靠母亲一个人操持，照顾老公、看护孙子，日子过得艰辛无比。万事开头难，初到深圳，没有学历和关系，小天只能从最低级工作干起，起初在布吉的一个工地找了份工作，出卖体力，没日没夜加班干活，累死累活不说，每个月底除去有限的生活费用，剩下的都寄回家里贴补家用，到年底再一盘算，钱没有赚到多少，日子却越过越艰苦。

他感觉这样下去并非长久之计。正好有个同乡在深圳做房产中介，动员他一起到中介公司上班，工作轻松不少，收入也可能更好。房产中介公司位于龙岗，距离深圳市区有些距离，不过比起工地上风吹雨淋，这份工作显然要轻松很多。当然体力上看着减轻了,但是思想压力其实更大。不过很奇怪,小天似乎天生就是做房产中介的人才,为人八面玲珑,脑子灵活,口齿伶俐,最关键的是嘴很甜,非常善于见人说人话,见鬼说鬼话,见到大姐喊美女,见到大哥称帅哥,见到阿姨喊大姐,见到大爷喊大哥,深受来店客户的喜欢和好评,于是入职后不久就迅速打开了局面,收入也比工地上高了许多。

从蓝领工人转型成为房产中介员工,小天慢慢喜欢上了深圳这座繁华的城市。小天勤奋好学,全身心投入工作,几乎达到忘我的程度。同时为了提升自己,他非常自觉地自我充电、自我加压,晚上下班后,给自己报了好几个素质提升培训班,希望能够让自己高中学历的短板追上远大的职业梦想。

休息之余,他终于有时间真正去接近深圳、感受深圳,就连已经少有人问津的世界之窗、中华民俗村,他都特意跑去逛了一遍,甚至梦想着未来能在深圳定居,成家立业生孩子之后,可以把自己曾经的奋斗经历讲给孩子听。本来如果一切顺利的话,小天会勤勤恳恳、踏踏实实扎根在深圳,将中介工作做下去,一步一个台阶,从店员、到主管、到店长、到区域经理,沿着既定轨迹向前进。

可惜小天并没有,他后来数次跟我提起在公司发生的一切,并归咎为鬼迷心窍。房产中介是一个鱼龙混杂的行业,各色人等混迹其中,人员复杂,有许多不为外人了解的行业潜规则。初入行的小天跟着老员工学习,他们都会热心给他指引各种赚钱门道,有些合法合规,有些则游走于灰色地带,但他还是坚守住了底线,丝毫不为所动。他很珍惜现在的工作和已有的一切,不想节外生枝。我有不少朋友或者同学,多年从事房地产相关工作,偶尔碰在一起也会谈起他们行业内的一些内幕,说得绘声绘色,妙趣横生。

大概从业三年多后,小天父亲平素就不怎么硬朗的身体急剧恶化,从以前一个月去一趟医院,变成了三天两头就要去住院治疗,家庭的经济负担和家人的陪护压力也日益加大。原本换工作后,小天对自己的收入做了重新合理安排,除了定额寄给父母贴补家用外,他每个月把必须生活支出之外剩下的部分存了起来,目的很简单,未来想要在深圳立足,没有积蓄无异于痴人说梦,他必须提前做好准备。父母只有他一个孩子,又没有其他收入来源,有困难时只好、只能,也必须找小天伸手,小天的存款蓄水池本来就很浅,一来二去很快就要见底了。

小天父亲住院耗费金钱的速度远远超过他赚钱的速度,渐渐地他发现,无论自己再怎么努力、再怎么拼命,都无法填补父亲生病产生的金钱窟窿。于情于理,就算工作再忙碌,他都应该请假回老家陪伴父亲,但又想到回去之后,一家人全部的收入来源就彻底中断了,损失会更为惨重。对许多像小天这样的年轻人来说,漂泊在大城市,不仅生病不敢请假,可能连家人生病也不敢回去看望,岗位的稀缺、工作的可替代性、新人不断地涌入,让他们时刻感受着强烈的危机感。

门店外面有一棵南方常见的苦楝树,长得很高,树冠茂盛,枝叶丛生,是他经常郁闷时抽烟的地方,现在又扮演了他吐露心声和苦闷心灵的"树洞"角色。父亲近期需要做一次大手术,急需住院费用,打电话来希望他想办法筹集,这又给他心理上压上了一块巨大的石头,压得他喘不过气来。

看着卡上只剩下三位数的余额,小天深感无计可施、一筹莫展。中介公司有时候会替工作忙碌的客户临时保管一些定金、押金或者代客户转交房租,作为中介公司的一项增值服务,也是赢得客户好感的一种营销手段。小天一向是客户的贴心管家,客户都对他很信任,有些客户甚至会全权委托他代收代管房租。小天每次都不辱使命,深受客户好评。当天正好有位租客来交房租,深圳很多大客户都不喜欢直接与房客发生经济往来,一般会委托中介承担管家角色。这位租客的房租三个月交一次,一共 45 000 元。付完钱后,小天代开一张收据,然后抽空为客户存入账户,再跟房东发信息确认,即告完成。

握着滚烫的 45 000 元,小天心跳急剧加速,连续几个晚上都内心焦虑无法入眠，每当闭上双眼，脑海中就浮现出父亲病中低声呻吟和母亲无助的眼神的画面，作为父母唯一的儿子和希望，他备受煎熬。母亲告诉他此次父亲住院费用大概需要 50 000 元，而家里已经一贫如洗了。小天跟店长好说歹说，才答应借给他 5 000 元，并且约定下个月底一定要还。小天很理解，都是在外打工的年轻人，谁家都不富裕，5 000 元与 50 000 元，对小天来说，并不是数字的差异，而是在父亲生与死之间横亘着的一道深深鸿沟。

思来想去，小天把 45 000 元和借来的 5 000 元凑在一起，去了一趟银行，打入母亲的账户。他心里盘算了一下，最近正好在谈一笔房屋买卖，目前进展顺利，如果能够按照心仪价格顺利成交，买家许诺给他一笔不菲的奖励，以前他根本不敢去碰这些，觉得违背中介的职业道德，但是这一次他想如果对方坚持，那么就准备破例一次，总不能看着父亲遭受病痛折磨却不做一点努力吧。钱打过去后，母亲便将父亲送进医院，顺利做完手术，医生说非常成功，小天得知后也松了一口气，并暗暗为自己感到自豪。为人子女，当然是百善孝为先，他无疑做到了。

房东的房租肯定不能拖太久，好在房东对他很信任，加上工作繁忙，偶尔也会忘记正常收租的时间。小天抓紧撮合买卖双方，督促他们加快签约进程，并使出浑身解数希望他们能够成交。谁知道卖家耍心眼，脚踩两只船，最终把房子高价卖给了另一个客户。小天原本希望能够拿到买家的奖励，努力帮着一起压价格，谁知道卖家也不傻，几乎大多数房屋买卖并非单一委托，所以卖家为了卖出最优价格，一女多嫁也很常见。很自然生意谈崩了，小天奖励没有拿到，自然无法补上房租的缺，相当沮丧。房东察觉房租一直没有到账，催促小天帮忙去讨要，几次之后觉得有些疑问，就直接与房客取得联系，方知房租早已经转交小天了，于是东窗事发。

至于他如何与房东和解，公司又是如何处置的，他闭口不谈，可能对他来说，这是个内心深处不能触碰的伤疤吧。"至少从那时候开始，我就不能再从事这个行业了，被列入了黑名单。我尝试着从深圳跑到杭州，甚至上海，人家都会问起我之前的从业经历，当我报出后他们自然会去之前的工作单位调查，然后基本上都是一次面试之后就不了了之了。"小天很无奈，"好在老天爷也算关照我，我父亲做过手术之后，身体居然恢复得不错，不需要再隔三岔五跑医院了，多少算是一个好消息吧。"失之东隅，收之桑榆，生活是动态平衡的，老天爷对他关上了一扇门，也替他开了一扇窗。

失去工作，又一直找不到好的机会，小天只得回到父母身边。父母张开双手温暖地接纳他，在二位老人心中对儿子的愧疚甚多，始终挂念着他。小天有个远房亲戚做物流的，见他回老家没有合适工作，就邀请他去公司上班，小天愉快答应了。远房亲戚很给力，还主动给他做了一回媒人，介绍了个沾亲带故的对象给他。小天那时已近25岁了，回家解决终身大事，也是每个普通中国人必须完成的任务。

于是，回到六安的小天，似乎一下子看到了生活好转的曙光。婚后一年就生了个可爱的儿子，为了多赚钱，给儿子创造良好环境，小天更拼命了。他主动向亲戚提出希望能外出跑长途，趁年轻多挣一些钱。跑长途比在公司里面坐班要辛苦很多，但收入也明显要高多了，对他来说金钱是最重要的，毕竟一家五口人的生活全部指望着他。

起初一年他先替远方亲戚跑货运，收入提高后家里状况明显好转。亲戚考虑到他家庭实际情况，一直都想提携他，于是瞅准机会推荐他买了一辆二手货车，建议他自己单干。从员工到个体户，其中的艰辛小天非常清楚，不过他没有认输，咬牙坚持了下来，渐渐地生意就有了些起色。他经过比较后决定只跑上海，因为这条路线最赚钱。他们业内有句形象又夸张的比喻：马达一响，黄金万两；车轮一转，一天一万。一开始，小天夫人陪着他一起跑长途，照顾他路上的饮食起居，后来小孩长大需要照顾，小天就专门请了一个师傅陪自己跑，两人交替开车，自然减轻了不少压力。当然，跑长途最大问题是缺少休息，只要有活就得不停跑。

一天下午，小天行驶在沪宁高速上，车已经过了苏州，即将驶入上海。

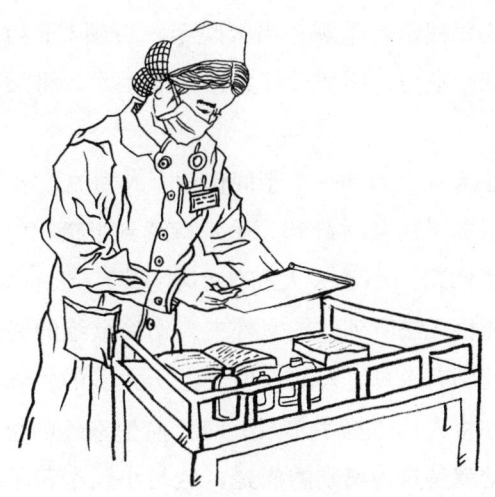

　　最近生意很好,基本上都是两天一个来回,沿途看情况也会接一下散货。小天实在是太拼命了,神经始终如绷紧的弹簧一般。可能是跑得太勤,持续连轴转,就算铁打的人也会感到疲劳,况且这辆二手货车的车况也不算特别好。

　　当天在沪宁高速上,小天驾驶的货车突然穿过隔离带撞向对侧车辆,顿时侧翻在高速路上。119费了九牛二虎之力,将货车轿厢切割之后才将他救了出来,巨大暴力导致小天头颅严重损伤,当场失去知觉,双侧股骨干粉碎性骨折合并失血性休克。同车师傅很幸运,头面部皮外伤合并轻微脑震荡。120紧急将他们送到医院来找我,远距离运送的原因是他的远房亲戚与我的一个安徽学生比较熟悉,那个学生推荐了我。

　　被送到急诊室的小天,面色苍白,浑身颤抖,嘴唇发紫,呼之不应,双侧股骨干粉碎性骨折出血量有时会高达两三千毫升,虽然途中120对他采取了一系列急救措施,失血性休克得到一定程度纠正,但是根本无法完全控制。我们在抢救室立即对他展开了急救,不过小天毕竟年轻,身体抵抗外界创伤和自我修复能力比较强,输入适量血液之后,休克症状明显缓解，但是颅脑损伤仍然不容乐观。当天晚上，头颅CT扫描后，脑外科专家认为脑外伤症状很危急，需要进行急诊开颅手术，将颅内出血问题尽量解决。

当天晚上，小天在上海的一个亲戚代替家人为他签字紧急行开颅手术，远在安徽的家人根本无法及时赶到。手术持续到半夜12点30分，才将小天从死亡线上拉了回来。小天夫人和他小舅子第二天一大早就赶了过来，处于昏迷的小天压根无法听到监护室外夫人伤痛欲绝的哭声。《林徽因传》里有一句话说得特别有道理：人的一生要经历太多的生离死别，那些突如其来的离别，往往将人伤得措手不及。对于监护室外的小天夫人来说，此时此刻正在经受的就是这种离别的痛楚，她与小天辛苦了四五年，没日没夜地拼命，为的是一家人可以幸福、快乐地生活，如果小天从此离开的话，之前所有的努力付出都将毫无意义。

好在老天爷是善良的，小天夫人在经历三天等待煎熬之后，终于迎来了爱人的苏醒，感谢现代医学的先进技术，创造了不少人间奇迹，促成许多劫后余生的重逢。小天苏醒之后，再经历数天严密观察，反复确认颅脑损伤彻底稳定之后，我们将他转到了普通病房，一是为他节省费用，一是为了他能与家人接触，有利于更好地与伤病做斗争，而监护室内的孤独与烦闷只能靠小天自己排解。脑外伤与双下肢粉碎骨折，令他陷入自己即将成为残废的自我判断之中，悲观情绪的蔓延，小天甚至有时候会对拯救他生命的医护人员发无名火。

果然，见到亲人的小天，情绪明显得到极大改善，对生活的渴望和对未来的期待，让他重新找到了希望，继续全力配合医疗团队的治疗。我鼓励他说，如果一切顺利的话，他将来完全可以继续跑长途，重返工作岗位的可能性极大，并为他制订了相当严密的手术方案。待准备工作就绪后，我们为他做了双侧股骨干髓内钉内固定。术后恢复得很好，考虑他老家路途遥远，半个月即转康复医院，决定在康复医院进行继续治疗，待他能下地行走之后再回六安。术后三个月，他已能自行行走，半年后，重新做起了货运生意。不过这时候的他角色也发生了变化,只当老板不出车了。生活并没有完全把他的路堵死,日子再难,也要坚持走下去。

　　一个人没有被生活击倒,才能一次次爬起,去面对生活与命运的挑战。虽然他曾经做过错事、走过弯路,但谁又敢说自己一生中没有做过任何错误的选择,所做的一切都是尽善尽美的呢?况且,每个人在做出一个决定或是举动时,他的处境、客观的状况、内心的挣扎都是其他人无法揣测的,无法感同身受的,也没有资格任意评判。对于那些挥金如土的人来说,自然无法理解一分钱难倒英雄汉的心酸;对于那些身强体健的人来说,自然无法理解久病床前无孝子的苦楚;对于那些情场得意的人来说,自然无法理解孑孓独行茕茕而立者的寥落……

　　正如罗曼·罗兰那句脍炙人口的名句所言,世界上真正的英雄主义,在于认清生活的本质后依然热爱生活。世上本没有完美的人生,有的只是勇敢地奋争、坚定地选择、乐观地悦纳,既无悔于过往,亦无惧于未来。

初稿:2020 - 03 - 11　周三　22:46
修改:2020 - 03 - 19　周四　15:31
校对:2020 - 03 - 32　周二　16:48

横肉光头

> 医者与患者家属是同一战壕的战友，最担心的是战友的背叛。
>
> ——迦钰小语

医院从来就是个特殊的舞台，每天都会有各色各样人粉墨登场，你方唱罢我登场，演绎着一出出精彩的人生大戏。虽然很多时候我们无法预知下一个主角是谁，但是我们很清楚，主角从来就不缺。

之前对105岁老奶奶抢救成功，给了我极大的信心，让我对高龄骨折老人救治有了更深的体会，登门求救患者也越来越多，有些是慕名而来，有些是引荐而来。无论是谁，我都会尽自己所能为他们提供一切力所能及的帮助，尽量让他们延续有尊严的、有质量的生命。大部分老人随着时间推移，都被我慢慢淡忘，唯独一个特殊老太太让我内心直至今日仍有不安，因为她在门诊数次向我求救却被我"断然而无情"地拒绝了。

我经常会想，不知道老奶奶现在情况如何，是否依然健在？每念及此，心头总会生出许多懊悔之情。

周二上午的专家门诊，10点多时，从诊室外推进来一个老奶奶。她表情淡漠、面无血色坐在轮椅上，颤颤巍巍紧随其后的是她先生，经询问得知，老先生姓沈。沈先生拿出夫人的病历和检查单，我接过来仔细一看，沈奶奶75岁，四个月前不慎摔伤，导致右侧股骨颈骨折，各项化验检查均提示无明显异常。再翻阅之前就诊记录，很奇怪的一点是几乎全部专家都写着"手术指征明确"，却又无一例外建议患者回家休养。矛盾，相当矛盾！

四个多月过去，右边股骨颈骨折的骨断端已经把股骨头基本磨损光了，片子上只能看到一层薄薄的股骨头外壳。原因很简单，老人每天大小便，只要一抬腿，股骨颈与股骨头就会发生摩擦，日积月累、水滴石穿，自然就磨光了。我抬头打量了下沈奶奶，觉得她虽然75岁，但综合来看感觉身体情况应该很不错，完全能够耐受手术。我心里略有些奇怪，老人这个年龄不算很大，而且身体情况如此良好，为啥医生不愿意给她手术呢？

"老奶奶，您为啥不选择手术啊？躺着多遭罪呢。"考虑到这四个月他们应该已经转过不少医院了，为了节省时间我就直切主题。我见过太多老人因为骨折没有及时手术，最后的日子屁股烂的、肺部有炎症的、泌尿系有感染的，生命完全没有尊严。手术虽然有危险，不论术中还是术后都会有一定风险，但相信每一位医生都会努力去规避，医疗实践过程中面对很多不确定因素，但是总比采用保守疗法看不到任何康复希望好得多。手术固然有风险，但还有机会康复，这就是两个不同选择的巨大区别所在。

"医生啊，我这个情况能手术吗？我特别想手术的啊！我现在躺在床上，日子真的好难过啊！"沈奶奶迫不及待地回答道，边说话间隔咳嗽几声。沈奶奶还跟我反映了一个新情况，由于卧床太久的缘故，最近感觉屁股很痛，呼吸也不是很顺畅，躺了四个多月，沈老先生和她吃了多少苦头啊。

"您这种情况应该是符合条件可以手术的啊，为什么刚受伤时候不选择手术呢？"对老年髋部骨折患者来说，第一时间手术获益是最大的，因为从老人特点来说，躺的时间越久，给身体带来的各种并发症的危害越大。

"我和我老公都坚决要开刀，但是第一次住院后，检查都做好了，医生也准备安排手术了，谁知道手术谈话后又临时通知我们出院，说风险太高了不能开。"沈奶奶有气无力地说。

"医生啊,其实情况是这样的,老太太最近开始……"一旁沈先生听老太太说了半拉子想要补充,就在这时从门外闯进来了一个头光光亮、满脸横肉、肥头大耳、膀大腰圆的中年男子,进门时踩了边上一个病人的伤腿,痛得病人高声怒骂,家属想要挡住他,也被他一把推开。旁人一看此人如此蛮横,不想惹他,只好作罢。

老沈一看闯进来的光头汉子,立即像小学生看到老师一样,站立着不敢说话。横肉光头闯进来后径直走到桌子边上,身子趴在桌上向前倾,瞬间一股浓烈的烟臭味夹杂着宿醉的酒臭味扑鼻而来,熏得我一下子感觉快要窒息了。我有些不悦,定睛一看感觉此人绝非善类,左肩下夹着一个手提包,典型上海街头小混混,绝对是小混混而不是大混混那种。我没有时间也没有兴趣搭理他,礼貌地让他朝后退,并跟他说我正在给病人看病,有事情一会再说。

"老先生,您继续说吧!"制止完横肉光头,我示意沈先生可以继续说下去。我特别讨厌这种不速之客,不仅没有礼貌,而且特别不讲规矩。

"谢谢您了,教授,我想我可以补充一下老太太的情况。"老先生抖抖嗦嗦看了看光头,似乎有些害怕,刚开了个头又戛然而止,好像在想往下该怎么说。我很认真地盯着老先生,老人反应慢一点很正常,接触多了也就习以为常了。突然,让我惊呆的一幕出现了,边上站立的横肉光头又使劲往前挤开老先生,然后啪地一巴掌打在老先生脸上,"闭嘴,你不要讲,我来讲。医生我给你说,我是他儿子,我来说!你这个老不中用的,闪一边去,说不清楚别乱说!"

儿子打老子?还打得这么理直气壮?!我人生经历不算短,见过的患者及家属不算少,虽说谈不上阅人无数,但是这么多年接触下来小几万人肯定是有的,也见过许多"畜生"对父母双亲见死不救的,但至少都会编一个冠冕堂皇的理由掩饰一下,敢于在医生面前,敢于在众目睽睽之下公然打自己父亲的,横肉光头算得上天下独一份。我一下子被搞蒙了,竟然不知道要问什么好,陪同我出门诊的两个小伙伴也被震惊了。毕竟,在大众伦理观念里，一个人再混蛋，也不至于打父亲。

"你是病人儿子吗？请你不要激动，有话慢慢说！"不管怎样，看得出他们家是横肉光头在当家，即使我内心再厌恶，还是非常无奈地转向他，现在他是病人家属，我必须忍着性子跟他谈话。

"医生我跟你说啊，我不是不想给她开刀，但是我们没钱，能不能给我们申请免费医疗啊！你们这么大医院，不是经常说什么救死扶伤对不对，一定不会见死不救！我老娘这么大年纪了，谁知道还能活多久啊，有一天没一天的，我自己都下岗了，没钱给她住院手术，吃饭钱都没有！"横肉光头巴拉巴拉讲了一大堆，中心思想非常明确，他不仅没钱也不想出钱，老娘70多岁了估计活不了多久，不愿意花"冤枉钱"。无赖的套路都是极其相似且无甚新意，他们希望一切都如自己所愿，如其所愿之外东西还要是最好的，东西是最好的之外还要是免费的！听完我很有些无语。

沈奶奶听了儿子的话有些难过，眼睛里闪着泪花说了一句："我自己有钞票，你把我们的退休工资卡还给我们，我要开刀，我不要残废一样躺在床上。"老太太说完这句话，我有些理解，他们夫妻俩不是没钱，钱都被横肉光头拿走了。

更加让人震惊的一幕再次出现。横肉光头听老太太顶着他说话，居然又是一巴掌甩在沈奶奶脸上，"啪"的一声脆响，门外等候的病人几乎都听到了，不论是病人还是家属都被惊呆了，不少人开始窃窃私语，议论着横肉光头的忤逆行为。

"住手！你干什么，有话好好讲，别乱动手！你再这样我叫保安了。"看到这一幕我非常生气，高声怒斥制止他，我似乎有些了解为啥这么明确手术指征却没有医生愿意给老太太手术。

"医生，对不起，对不起！我父母都喜欢乱说话，动不动惹我生气！"横肉光头看到我发火了，变脸比变天还快，转瞬一脸无辜样，小混混特点很鲜明，遇弱则强、遇强则弱、恃强凌弱。"如果我们开这个刀，你能保证一点风险都没有吗？能保证百分之一百安全吗？还有啊，你能保证手术后百分之一百成功吗?"横肉光头追命连环问,确实问得我头皮发麻。

在我跟横肉光头一问一答的时候,我眼睛瞥到学生已经准备帮沈奶奶开住院证,我快速伸手按住了正点动鼠标准备开住院证的学生的手,微微一笑很冷静地跟横肉光头说:"首先,我不能保证一点风险都没有,人生七十古来稀,你母亲年龄摆在这里,身体机能已经比较差了,尤其又在家躺了四个月,风险会成倍增加,这个世界本就没有无风险的事情,很多出车祸的人早上出门还不知道当天会有危险呢,这是其一;正是因为有许多不确定风险存在,所以不论是手术前准备工作,还是麻醉、手术以及手术之后,都随时随地会有危险发生,因此我无法保证百分之一百安全,这是其二;老年人手术虽然出发点是好的,希望她能够通过手术获得良好功能,但是再好的手术也不敢保证手术后恢复就一定能够达到预期,也就无所谓的百分之一百的成功。"

我虽然完全明白横肉光头的心思,他是断然不会给他母亲出钱住院手术的,但是为了避免与他发生过多争执,我必须耐着性子跟他把道理讲清楚,希望可以客客气气把这个瘟神送走。

"医生,说句心里话,我并非不想给母亲开刀,我做梦都想给她做手术啊。我是家中独子,一直跟父母相依为命,可是我不愿意自己的母亲冒风险啊!我不怕花钱,但是我怕她老人家有生命危险啊。您是一个好医生,我特别信任您,觉得您说得特别好,我想请教您一下,照您的意思,即使在你们这么大医院开刀,也是有可能会人财两空的是吗?"横肉光头很懂得谈判技巧,继续追着我问。他似乎已经从我话里话外听出了手术的难度和风险,于是开始打悲情牌,当然我知道他只不过是鳄鱼的眼泪罢了,所谓为母亲着想也只是他的虚情假意罢了。

在我的职业生涯中,见识过许多亲人以爱的名义选择放弃对病人的手术治疗,理由基本上是患者年纪太大、家里人特别需要她、家里人一刻也离不开她、家里人不想她冒风险、家里人希望她少吃苦头……凡此种种,不一而足,我将如上情况统称为以爱的名义对老人的伤害,放弃手术看似为老人好,殊不知放弃手术的危险比手术更大,给患者造成的肉体折磨和痛苦更大。当然,横肉光头演得不像,我根本不相信。

"当然有可能的,而且可能性不小!只要有手术,必然就会有风险。"聊到这个程度,我非常清楚,也知道必须尽快结束无聊论战了,再跟他纠缠下去毫无意义,还会耽误其他患者的诊治。外面等候复诊的患者已经挤满走廊,等得有些不耐烦了。

"医生,您行行好,可否帮我们做手术啊?求求您了,我们可以花钱,这个手术您能做吗?"横肉光头不准备善罢甘休,他非常明白话说到这个分上,他已经成功把我逼到墙角了,他想用我的嘴说出他想要的答案。其实不管患者年龄有多大,合并症有多少,所有可能的危险因素、风险都被医生看在眼里,有些确实是病情太重无法克服。最棘手的是家庭因素,在从医生涯中大概有 5%-10% 的髋部骨折老人到最后是被家人放弃手术的。

"不好意思,这个手术我做不了,如你所言,我无法保证百分之百成功,手术风险确实很大,麻烦你们另请高明吧!"当我说出这句话时,内心无比自责和痛苦,却又有种如释重负的感觉,而老头老太泪水立马哗哗流了下来,我做过年龄最大的高龄髋部骨折患者 105 岁,身体状况比沈奶奶要差很多,可是人家八十几个家属勠力同心,坚决跟医生一起战斗,我不可能跟已经丧失做人基本原则的横肉光头在一个战壕,因为他随时会调转枪口,把我当成敌人。

"你们看看,你们看看,我没说错吧,跟你们说过多少遍了,报纸上的报道十有八九都是骗人的,这个医生说得这么清楚,他也做不了,你们这下死心了吧!老老实实回家呆着去,躺着养养就好了,别天天想东想西,安享晚年不是很好吗?"横肉光头很满意地得到了他想要的答案,转而用我的话在父母面前抖了起来。眼前这个人特别两面与矛盾,换脸如换衣服般快速。我不知道他是何种心态,也没有兴趣去猜测。

沈奶奶看着儿子得意的、堆满横肉的脸,看着他溢于言表的喜悦,很有些悲愤交加!她的眼神从起初的希望到失望再到绝望,眼里从一开始的含满泪水到眼泪扑簌扑簌往下掉，老先生亦是老泪纵横，不敢言语。我看着横肉光头推着沈奶奶从我诊室离开，沈先生紧随其后不断抹着眼泪一步三回头，沈奶奶的轮椅虽然朝前，头却一直朝后扭着看着我，慢慢离去。此时此刻，沈奶奶肯定内心中对这个世界失去了希望，失去了继续活下去的勇气吧。

沈奶奶，对不起了，虽然这并非我所愿。

我在心里默默对着沈奶奶说了好几遍对不起，这是我从医以来遇到的最大羞辱和最难选择，放弃为她手术的决定我在一分钟之内就迅速决定了，但我永远无法忘记沈老夫妇绝望的眼神，即使我知道他们的痛苦我又能如何！？

俗话说种什么因得什么果，横肉光头这个不孝之子难道不是他们俩自己种下的恶果吗？如果他们当年严加管教，小孩不走偏路，又怎么会吃今天的苦头呢？老太太是很可怜也需要手术，但高龄老人手术本身就风险重重，我没有时间和精力在未来跟横肉光头去斗智斗勇，还有许许多多需要医治的病人，我不能不管不顾让整个治疗团队置于危险之中。我真心祝愿沈奶奶能够恢复健康，虽然从我的专业角度看，这恐怕是永远不可能实现的事情。

他们仨就此从我的世界里消失了，再未出现。我不知道横肉光头夜深人静时是否会想起儿时父母对他的疼爱；或者在他多年之后，即将离世之时，是否会抱有人世间最该有的遗憾和悔恨；再或者，天堂在上，地狱在下，他自己又该如何选择自己的路呢……

初稿：2020－02－27　周四　19:33
修改：2020－03－17　周二　21:04
校对：2020－03－24　周二　09:29

刀尖舞春秋·人間

第三篇 人　　间

极限挑战

> 把困难留给自己，把希望留给患者。
>
> ——迦钰小语

近十年来，慕名前来就诊的高龄骨折患者数不胜数，不少人开玩笑说我是 80 后、90 后甚至 00 后（即指 80 岁、90 岁、100 岁以上老年人）的超级男神，也有人说我是高龄骨折老人生命最后的守望者。很多医生不想做、不愿做手术的病人，通过各种途径找到我，我都会想尽一切所能帮助他们，为他们"顺利"手术，助他们"顺利"康复出院。

为何要给"顺利"二字加引号？因为手术治疗从无完全的顺利之说，每一名高龄骨折患者的康复出院通常是由一群医护人员通宵达旦的辛劳换来的。目前，上海已经提前进入老龄化社会，老年人口约为 367 万，占全市人口总数 27%，每年发生髋部骨折的患者数不胜数。预计到 2030 年，我国平均每年骨质疏松骨折患者会高达 500 万，社会各界对此应有足够重视，做好充分准备。

作为一线城市，中国老年髋部骨折治疗问题在上海得到了集中体现，患者人数逐年增加，平均手术年龄不断增长，医疗环境进一步复杂化，而患者焦虑畏惧、家属犹豫迟疑、医生规避风险等因素，进一步造成高龄髋部骨折患者治疗难度加大。在医者眼中，每一名患者都是一条鲜活的生命。我一贯反对为创某种纪录而去进行某个手术，但有一名特殊的患者，却在不经意间"创造"了我个人、据说也"创造"了上海的最高龄患者手术纪录（非官方正式统计）。

陈奶奶，105岁，就算在上海这座女性人均寿命86岁（2019年发布数据）的城市里也绝对属于高寿。一天晚上我值班，正在办公室跟学生讨论课题，9点多小曹打电话给我，语气里有些惊慌失措，他说急诊来了一位超高龄的髋部骨折老奶奶，陪同就诊的家属估计有三十余人。他从未见过这么大年龄的患者和这么多陪同的家属，实在拿不定主意该如何处理，请示我是否方便到急诊室去一趟，帮忙制订一下方案。我放下电话，立即快速跑到急诊室，一路上反复掂量着105岁这个年龄。到了诊室门口往里一看，黑压压全是家属，好不容易挤进诊室，看到躺在急救车上的陈奶奶。听家属介绍，陈奶奶家住虹口区，来院前已受伤十多天。

经询问得知，陈奶奶平时跟大儿子一家住在一起，耳聪目明，身体较为硬朗，没有合并任何特别严重的慢性疾病，他们家族也许有特殊长寿基因，一家人五代同堂将近八十几口人。据说逢年过节或者给陈奶奶祝寿举行家庭聚会时，规模不亚于召开一次小型研讨会，需要提前预订酒店最大包厢才行。两周前，陈奶奶早晨起来上厕所时不慎滑倒，摔下时右侧屁股着地，头部也有轻微擦碰，立即倒在地上无法动弹，家人既担心颅内有无出血问题，又害怕髋部骨头是否摔断，急忙将她送到附近一家三级医院就诊。

经检查，头颅CT没有发现异常，骨盆拍片后医生诊断"右股骨粗隆间骨折"，急诊做了相应检查就办理入院了。入院后科室很重视，连续组织两次全院会诊，会诊后医生告诉家属，麻醉和手术风险非常高，随时都可能有生命危险，建议回家卧床保守治疗。既然医生说无法手术，患者年龄偏大也是客观事实，家人没有坚持的理由，只能把老奶奶接回家中休养。

老奶奶回到家后，骨折所致只能整天平躺，家里为她请了两个护工24小时轮流换班照顾。起初三天一切尚可，精神和胃口都无异样。比较麻烦的是右侧臀部受伤部位，每次大小便，护工只要一搬动，她就哇啦哇啦痛得直叫，家人护工闻之甚觉不忍。几次下来，老奶奶为了不因搬动而产生剧痛，只能强忍大小便，久而久之憋成大小便失禁，处理起来更是无比麻烦。

三天不到，屋里屋外弥漫着一股恶臭味，一家人三餐受影响不说，基本生活更是受到严重干扰。一周不到，护工渐渐面露不悦，很多人可能会有些误解，觉得护工就是做护理工作获取酬劳的，有何不开心可言呢？其实在他们行当里确实存在挑肥拣瘦情况，工作也分好活和差活，对护工来说护理老人属于辛苦活，虽然钱多赚一点，却不如照顾年轻病人来得清爽。

当然，护工问题并不是主要矛盾，相对比较好解决，加钱即可，还是老奶奶自身问题不好处理，由于害怕大小便搬动带来的疼痛，主动减少了喝水和进食，属于自我保护性条件反射，而且绝对卧床活动严重受限，家人为老奶奶翻身时发现她的屁股后面开始发红发肿，并且伴有咳嗽，咳得厉害时还伴随有喘息声，时不时有浓痰咳出。家人赶紧嘱咐护工提升护理的细致程度，希望能够减轻上述症状。

无奈护工就算是再用心，依然于事无补，老奶奶情况进一步恶化。十天不到，又是咳嗽，又是褥疮，吃也不想吃喝也不想喝，家人看在眼里，心急如焚，商量之后觉得再等下去会危及生命，于是家人分工协作，分头奔走多家医院，带着病历资料求诊于各路专家，专家们给出的意见或者建议基本趋于一致：老奶奶诊断非常明确，具有强烈手术指征，目前出现咳浓痰和褥疮均属于常见卧床并发症，需要家属加强护理，若以上症状进展，后续老奶奶可能会死于并发症，但是考虑到老奶奶年龄太大建议还是继续卧床保守。

一家又一家医院、一个又一个专家跑下来，家属已经筋疲力尽，基本绝望。当天晚饭过后，老奶奶开始发烧，咳痰增多，家属不愿让她在家等死，于是决定抱着最后一线希望到我们医院试试。看着病情如此危重的陈奶奶，我不假思索地嘱咐曹医生，立即邀请麻醉科、心内科和呼吸科专家，组织一次小型会诊。

各科专家反复讨论病情,大家的意见相对比较一致,认为患者为超高龄且肺部已经出现感染征象,手术风险极高,稍有不慎可能导致人财两空的结果,建议继续保守治疗。私交较好的专家劝我不要接手,105岁的生命各个器官均已到终末期,不论在手术台上、手术后、病床上,皆有可能随时自然终结,一旦发生就无法说清,况且对医生来说,多做一个少做一个高龄患者并不会给自身的功劳簿增添任何一抹亮色。但在我看来,从医之路治病救人,从来不是为了个人名利,而是希望能够在病人需要的时候及时帮助他们。

有句话说得很有道理,身为一名医者,当你面对高龄骨折老人时,你的态度决定了你的高度。推掉一个病人或许只需要花5分钟或10分钟,可以讲很多手术禁忌症,何况它们都是客观存在的事实。但若把一位高龄骨折老人拒之门外,会给病人、家庭乃至社会带来长期深重的负担。其实我何曾没有过放弃手术治疗的念头,但看到患者家属五代同堂的企盼目光,医生救死扶伤的责任感使我觉得,只要有百分之一的希望,就要尽百分之百的努力。于是,我安排曹医生先给她办理入院手续,希望能够给她一次机会,彻底检查一番再做进一步评估。

入院后,我们认真做好术前各种检查,耐心调整患者各项生理指标,始终跟麻醉专家保持沟通,尽量按照他们的要求认真积极做好准备。陈奶奶的手术风险之大无需评估即一目了然,但为了与家属充分沟通,达成一致,我特意邀请全部家属,即五代同堂共计八十余人到医院来做一次谈话。以往跟家属谈话,一般都是三五个人,在办公室即可完成,而跟陈奶奶家属谈话时,我特意借了一个会议室,八十多人把中型会议室塞得满满当当,煞是热闹。

面对家属,我很坦诚地说,如果老奶奶冒险一拼做手术尚有一线生机,放弃手术继续卧床估计不出三个月肯定就性命难保了,手术风险虽然会很大,但是我认为值得一搏。老奶奶受伤所致股骨粗隆间骨折,是老年人常见的严重髋部骨折,好比埋在体内的一颗"定时炸弹",如果不做手术,身背"炸弹"的患者只能卧床严格制动，随时都可能因心肺功能障碍、泌尿系统感染、下肢深静脉血栓、褥疮等并发症而失去生命。

至于手术方案，考虑到老奶奶已经105岁了，身体状况不太理想，骨质疏松也十分严重，我建议此次手术采用当时国际上最为先进的微创手术股骨近端抗旋髓内钉（PFNA）。其方法是经皮肤切开3厘米微创切口，穿刺向股骨髓腔内置入髓内钉主钉，并向股骨头方向置入抗旋螺钉，通过二十分钟左右操作即可达到复位、固定骨折断端的目的，即刻消除骨折不稳引起的髋部疼痛，如果患者身体状况良好，数小时后即可以坐离床面。该新型术式较常规开放式手术治疗具有微创、创伤小、疗效确切、并发症少、疗程短、手术恢复期短、医疗费用低、改善生活质量明显等诸多优点，但对于手术技术、操作手法和术者经验等的要求也很高。

为了进一步提示手术风险，结束谈话前我再次跟他们强调，105岁对任何人来说都是超高龄的年纪，古语有云风烛残年，即指老年人生命力如同风中蜡烛，稍微有风吹草动就会引发生命危险；古语又云无疾而终，即指老年人到了一定年纪，即使没有疾病也会有生命自然结束的一刻。因此如此高龄老人手术，任何时候发生生命危险都是意料之中的事情，但是对于陈奶奶，不手术的风险比起手术风险要更大。

家属们听完我对病情以及手术方案的分析，纷纷表示理解，想必很多知识他们从各种途径也已经知晓。家属们异口同声说，只要我同意为老奶奶手术，任何风险他们都愿意承担，甚至还反过来宽慰我，希望不要有任何思想负担，放心大胆去做，把她作为一个典型临床案例去攻克。一个家族的老人能够长寿，良好修养和家风的传承是重要因素，所谓厚德载物反映的也正是这种道理。虽然有民间谚语称"好人不长寿，坏蛋活千年"，但我更愿意相信好人才能长命百岁，坏蛋应该早下地狱。有了家属的理解、配合和支持，我信心大增，带领治疗团队认真做好术前各种检查，耐心调整各项指标，制订严密方案。

作为国内第一批接受培训并开展微创髓内钉技术的创伤骨科医师，我的团队从 2008 年起至今已为数百位患者解除了病痛。我们将这一微创技术广泛应用于股骨近端骨折治疗，因手术创伤小、近远期效果满意、医疗费用低而受到广大病患，尤其是高龄患者的欢迎。随着老龄化时代来临，今后这种高精度微创手术将会成为一种常态，越来越多患者将会受益于这一新技术。

手术前，我们再次反复讨论并制订各种手术和麻醉突发情况的处理预案，确保万无一失。当天上午 9 时，陈奶奶被接进手术室，麻醉医师再次为老人监测各项生命体征，然后为她施行了最新的神经阻滞麻醉。作为建院以来，也是上海市迄今为止已知施行的最高龄手术，麻醉医生和巡回护士都异常严肃、认真对待。麻醉结束后开始进行透视下的闭合复位，由于患者骨折断端移位比较严重，几次通过体位摆放复位都不够理想。时间就是抢救时机，就是生命，我冒着透视 X 射线对身体的伤害，争分夺秒为老奶奶闭合复位，经过不懈努力终于攻下这个难关，完美复位。

而后便正式进入手术环节。穿着铅衣，开始熟练地进行经皮穿刺、C 臂机定位、微创开口、高精钻头扩张、放置髓内钉、主钉到位、透视、缝合……手术操作过程仅约三十分钟。老奶奶很争气，手术全程各项生理指标正常，出血仅 20 毫升。经过大家严密而又齐心协力的配合，三十多分钟后，手术顺利结束。看着她推出手术室的背影，想想整个手术过程，我不禁有一丝后怕，要是陈奶奶手术过程中出现一点点危险，甚至生命终结的话，手术室外八十多个人能放过我吗？此时的后怕是真的后怕，并非矫情，而且是第一次有这样的后怕。当然，这都只是一闪而过的念头而已，现今想来也是有些可笑。

手术结束后，我快速走出手术室回到病房，术后及时跟家属通报有助于他们了解手术情况。果然，全家人都在翘首以盼等着我，一回到病房他们立即围拢过来，急切想知道手术的情况。我面露笑容跟他们交代说：手术非常成功，老奶奶术中表现很优秀，没有一丁点风吹草动，等几个小时麻醉过后，老奶奶就可以在床上自己翻身了，相信用不了多久，她就可以下地行走了。家人听了都很高兴，期待着老奶奶的劫后重生。

第二天早上查房时，躺在病床上的老奶奶刚刚吃过早饭，她显然已经认得我，我一进病房，远远看到我就向我开心招手，绽开堆满皱纹的笑脸。等我快步走到她身边，她竟主动拉着我的手，握得紧紧的。老奶奶105岁了依然耳聪目明，从她术后跟我说的第一句话就可以感受出来。

"我现在可以坐起来么？"我怕她说话太用力，特意俯身到她耳朵旁，鼓励她说可以坐起来，然后招呼小曹把床头慢慢摇高，让她暂时70度左右斜靠着。老奶奶有些不敢相信自己的眼睛，自从摔倒骨折后，她第一次真正坐了起来。在医护人员的全力治疗下，老人家的疼痛逐渐缓解，直至最终消失。出院前最后一次查房时，老奶奶紧紧握着我的双手，由衷说道："感谢你们给了我又一次生命！"字正腔圆！

回家后，老奶奶恢复很好。术后两周，为了不让她来回折腾，我特意安排曹医生上门为她拆线。两个月后，老奶奶回来复诊时已精神矍铄，拄着文明棍，行走自如。拍片后，可喜地发现，老奶奶的骨头已经完全愈合了，肺部的炎症也完全消失了，臀部的褥疮没有恶化并已逐渐开始好转。老奶奶很有意思，复诊时居然带着全家五代同堂八十多人集体给我送锦旗，那场面"吓坏"了门诊的很多工作人员和病人，以为是医闹的患者家属搞出如此大的阵势，那壮观的画面至今依然历历在目。我当时跟她开玩笑，为什么有这么大的权威性，叫得动这么多晚辈陪同？她回答，是家人感念我们的努力，保全了他们五世同堂的幸福，纷纷自发聚集前来。

在亲人患病的危难关头，成千上万的家庭在急诊室里真情流露，有些家庭因为患者病情的客观原因不得不向亲人做最后的告别；有些家庭为了患者的一线生机日夜相伴；有些家庭在患者不稳定的病情变化面前饱受人生抉择的煎熬。亲情令每一个家庭成员在这一刻紧紧凝聚，共同进退，生死相依。

每一个外科医生每天直面患者生死，承受着巨大责任，独自背负着千钧压力，并在尽自己一切所能，让无力者有力，让悲观者看到希望！

初稿：2020-02-28 周五 23:02
修改：2020-03-16 周一 20:44
校对：2020-03-20 周五 13:14

师生情

> 回报老师最好的方式，就是用老师当年教你的技术为他疗伤。
>
> ——迦钰小语

某天值班，正在办公室跟刚入学的研究生讨论课题，制定研究方向，准备即将到来的开题论证报告。小曹来电说，科里退休老医生L教授刚骑车摔伤导致左股骨粗隆间骨折，已经收住院了，问我要不要去病房看看他。我撂下电话，二话不说推门即出，径直向L教授病房冲去。

L教授时年80岁了，他静静躺在床上，一看到我立马大声叫我，好像忘记了左髋部的疼痛，语气如同十六年前一样，依然亲切依然温暖。护士长早早赶到床边，对他嘘寒问暖。老教授们为科室的发展贡献过自己的青春，是科室的宝贵财富，值得尊重与敬佩。

L教授，骨科非著名专家，酷爱看病开刀，痛恨做科研、写文章、做学术，一直到退休仍然还只是个副教授。我读研究生行使代主治职责时短暂跟过他学习一年，陪伴他度过了退休前最后的职业时光。每个科室都有潜规则，研究生代主治基本上就是服务快退休的老教授，毕业留校的本院正式主治医师服务年富力强的教授。细细一想，我前后服务了三名即将退休的老教授，跟他们在一起的时光虽然短暂却很充实。

老教授们大多重技能轻理论，实战经验相当丰富，面对患者往往不会过多掰扯理论知识和书本条条框框，手术技巧上基本贯彻"白猫黑猫能抓老鼠就是好猫"的唯一标准，不过分拘泥于教科书上的死规定，很多操作能够让我们这些科班出身的年轻医生大开眼界。我的许多手术启蒙即来自他们。

"S博士，好久不见啊，还是那么年轻帅气！这几年啊，我们这些退休老医生经常谈起你，我对你情况很了解呢，知道你现在做得很好，我们都很为你高兴啊！"L教授开口就是对我一通表扬，搞得我脸有些发烫，非常不好意思，竟一下子不知如何应对。

"L教授，您过奖了，愧不敢当啊。我当年开刀的本事都是向您学的，要说我们做得好，还不如说您当年教得好呢。"老师如此表扬我，不回赠一顶高帽实在有些过意不去。L教授听完果然摆了摆手，看起来很是受用。确实，我在我研究生导师手下做主治医师、学习手术技能已经是我博士毕业后了，相对来说L教授更早教我临床实践。从这个角度上来说，我这么说并不纯粹为了拍他马屁，更多是阐述一个事实。

"L教授，您安心养伤吧，有啥困难及时跟我们说，我们一定想办法解决。"护士长毕竟是科室老同志，跟L教授共事时间非常长，主动宽慰L教授，令老教授很感动。

"S博士，我这个骨折养养就行吧，应该不需要手术吧，以前这种情况我们差不多都是卧床休养的。"寒暄过后，L教授开门见山，跟我讨论病情。

"L教授，听说您是骑车摔伤的？怎么这么不小心呢？"我当然了解他的想法，希望能够主导一下自己的骨折治疗，不过现在他是患者，而不是当年我的老师，治疗主动权可不能随便放手呢。我故意不跟他探讨治疗方案，先问问他的病史。

"我退休后这些年，没啥事干，每天就骑车锻炼身体，在家闲得慌，你看我锻炼得很好，身体一直很硬朗呢！"L教授有些自豪，还得意地抬起了未受伤的右腿，活动几下给我看。

"嗯,锻炼是很好的一件事,但是您这个年纪骑车要当心啊,像这样摔一跤就得不偿失了。现在髋部感觉疼吗?"我接过话茬,继续跟他探讨。

"刚摔跤那会很疼,不过现在不怎么疼,小曹刚给我穿了防旋鞋,上了皮牵引,感觉不错,基本上保持不动就不疼。小曹是谁的学生啊?工作能力很强啊,后生可畏,后生可畏。"老教授就是好,逮谁夸谁。

"那是必须的,小曹是张教授的硕士生,我的博士生,所以他既是我的师弟,又是我的学生。当然不管怎么说,小曹都是您师孙辈了。"我走上前,握着L教授的手笑了笑说。

"原来如此啊。对了,S博士,请教一下,像我现在这种情况,保守行吗?可否不开刀呢?"老教授显然很想早点确认自己的治疗方案,便旧话又重提,我特别理解他的心情。有些时候医生面对疾病会过于自信,觉得学医的什么都懂;有些时候医生又会过于恐惧,比一般人还要讳疾忌医。

"L教授,像您这种情况,按照目前国际最新理念,手术效果会好很多,将来后遗症也会少很多。现在手术方式与技巧跟您当年带教我的时候也有很大不同,采用微创方式即可,手术时间也很短,放心吧。"我首先给他吃了一颗定心丸,将目前国际上的最新理念向他介绍了一番。

"但是我有些担心手术对我的创伤,我这么大年纪,身体还受得了吗?万一……"L教授的担心实属正常,在他那个年代,如此高龄的该部位骨折,确实大多数选择保守治疗,当然这些都是十多年前的老观念了。

"L教授,您不要太担心,跟您一样部位的骨折,我们团队开过最大年龄的有105岁,破了上海纪录呢。跟她比起来,您这个年龄都算小弟弟了!"小曹在边上补了一句,还顺带着开了一个小玩笑,老师面前"自吹自擂"的话我还真不好意思说。不过这是事实,也足以起到安抚L教授的作用。

考虑到L教授刚受伤,身体会比较疲惫,我让曹医生和护士长先离开去工作,我留下跟他又继续闲聊了一会。L教授有个独生儿子,2000年前后去加拿大定居了,每年或者每两年回来看他们老两口一次,平常L教授就和夫人在上海生活。L教授儿子很优秀，在加拿大发展特别好，原来一直要接父母一起去定居，可惜他们夫妻俩不喜欢国外生活，去过几次暂住始终都无法适应。L教授说已经把受伤的事情告诉儿子了，他答应这两天就会尽快赶回来，问我是不是可以等儿子回来了再做决定。

"L教授，您放心吧，手术没有那么着急，我们还要做好多术前检查，您这么大年纪了，又是科室老前辈，即使要手术，我们术前也会组织一次全院会诊的。"为了缓解他的紧张情绪，我继续想方设法让他放宽心。

"谢谢S博士了，那就太好了，等我儿子回来一起商量之后再决定。给你们添麻烦了。"老教授有些不好意思，感觉是给我们添麻烦，而不是先想到自己的伤病，老一代人的精神品质让人敬佩。

L教授伤后的第三天，儿子不远万里从加拿大赶回来了，看望完父亲后，就直接来敲我办公室门。我当时还很诧异，一般家属都会提前预约时间，而他却如此轻车熟路直接找上门来。他自报家门后，我才知道他就是小L。小L看起来很健谈，感觉对医院上上下下非常熟悉。他主动提及很多他当年在医院的往事。原来小L曾经在这里工作过近十年，后来觉得所从事的工作完全没有挑战性，而且收入又低，基本上一眼能够看到退休状态，就决定辞职，出国定居。这次回来才知道，许多他当年的同事现在都已经是各个领域的大咖了。

"S教授，我刚刚去看过我父亲了，他把你们对他的好原原本本都跟我说了，真的谢谢你们的关照啊！我一路上无比担心，但刚刚看过之后就完全放心了。对了，我想了解一下我老爸这种情况下一步该怎么处理啊？"寒暄结束，小L直奔主题，这一点也不让我意外，毕竟这是他此次回国的首要任务。

"你父亲这种情况，从近十年国内外技术发展来看，手术百分之一百是最佳选择，手术的优点很多，病人可以早期活动、早起床、早下地，手术复位固定保证后续骨折良好愈合，不大可能发生肢体残疾，唯一缺点就是要冒一点风险，麻醉和手术的风险；保守治疗看似不冒风险，其实风险更大，将来遇到的问题也会更多，卧床并发症不可避免，护理难度和压力都会很大，而且我认为保守能完全康复的几率很低很低。"跟小L谈话我没有必要藏着掖着，对他全部实话实说，和盘托出。

"S教授，我父亲跟我说，他有些害怕手术，刚刚在病房一说到可能要手术，都快要哭出来了。我刚刚还跟他开玩笑说，自己开了一辈子刀，临了自己要上手术台却怕成那个样子。"小L有些不好意思地说。

"你父亲的心态我很理解，自己当过骨科专家，对手术各方面比一般人更了解，所以也会更加畏惧。但是我觉得这是两码事，畏惧与需要治疗是两个不同问题，如果这个疾病必须要治疗，那么再畏惧也必须去做；如果所患疾病不要治疗，那么害不害怕都无所谓啊。"我继续分析给小L听，他曾经在我们医院呆过，当然熟悉这一切的利害关系。

"嗯，您说得特别对，我们家的现实情况也不可能让他躺在床上养，养得好养不好另说，关键我这次回来最多三周，三周后我必须回去，加拿大还有一大堆活等着我去处理，再说我妈妈身体也不是很好，恐怕没有能力照顾他，请保姆又怕不得力，所以可能手术比较适合。"小L是一个非常坦诚之人，说起治疗方案选择毫无掩饰。

"这样吧，我们一起去跟你父亲面对面聊聊，一起再给他洗洗脑子、做做思想工作如何？"也许因为是我曾经老师的儿子，所以比跟一般的病人家属交流似乎要信任度高许多。我带了一本最新骨科专著，与小L一起走出我办公室，决定找老教授一起聊聊，对他进行知识再更新。

我和小L一起走进L教授病房，他刚吃好晚饭，看到我们马上露出难得的笑容。我把我跟小L聊的情况跟他做了一个详细汇报，然后拿出带来的教科书，一五一十跟他讲解了目前手术进展，告诉他手术全程30-40分钟，切两个4-5厘米的口子，全程微创，出血量不超过100毫升。L教授听后觉得有些不可思议，惊讶于技术的日新月异，他当年做这个手术至少两小时以上，而且手术复位和固定很麻烦。我跟他说，这就是医学的发展、技术的进步。老教授听完，会心一笑，不再言语。

在L教授床边，我们进行了一次特殊而有成效的术前谈话，L教授是一个比较通情达理的教授，加上小L一路上也没少向一些朋友了解他父亲的治疗方案，觉得跟我所提方案高度吻合，父子俩商量后决定选择手术治疗，不再犹豫迟疑了。

走出L教授病房，我有些如释重负，说服曾经的带教老师接受我的治疗方案，确实难度不小，因为在他心目中你永远是当年那个长不大的"小屁孩"形象，是他曾经的学生、跟班和助手，要让他充分信任你，放心把自己托付给你，在医学领域，不是一件容易的事情，需要互相之间更多的交流与沟通。

排除掉L教授的思想负担之后，我们马上为他安排了手术。毕竟是一个单位曾经并肩战斗过的老教授，手术室上上下下都很重视。将来谁都会老，善待这些老前辈，或许就是在给后辈做榜样，也就等于善待自己。手术如我们事先预计一般，非常顺利。L教授身体素质确实很不错，整个麻醉和手术过程进展顺畅。手术后L教授安全返回病房。我不清楚L教授躺在手术台上让自己曾经带教过的学生为自己做手术会是何种心情，骄傲与自豪应该是占了绝大多数吧！作为一个学生，有机会为自己曾经的带教老师解除病痛，我心中充满了感恩之情和强烈的责任感。

L教授术后恢复非常快，基本上没有发生任何意外，相当平稳，术后第二天就让他在床上做直腿抬高训练了。L教授很配合，锻炼很刻苦，进步很快。小L难得回国陪伴，对父亲的服侍尽心尽力。L教授恢复超乎预期，两周后顺利拆线，第三周拍了片子，骨头愈合非常良好，结合他的骨骼情况，我建议他可以在床边站立锻炼。第一次站起来，L教授很兴奋，他说自己从来没有想过会这么快站起来，恢复能如此迅速。

小L回国前，特意到我办公室来聊天，L教授住院这段时间他没事就到我办公室来闲聊，跟我有种一见如故的感觉，彼此之间似乎没有丝毫陌生感。像他这样的家庭，未来会面临越来越多的困难。一方面，父母亲年龄越来越大，身体出现状况的可能性与日俱增。另一方面，对他个人而言，国外的生存压力也日益加大。虽说他每隔一两年都会回国陪伴父母，但很难保证家里一旦出现意外，能第一时间赶回来处理，陪伴双亲。

当然，小 L 说得最多的不外乎是对治疗组的感谢，很认可我们的治疗方案和效果，邀请我有机会去加拿大游玩，他可以全程当导游陪同等等，临了小 L 拿出一大包东西要给我，被我严词拒绝了。他坐在我办公室，滔滔不绝讲了许多冠冕堂皇的理由，诸如他在加拿大生意做得很好，并不差钱之类的，希望我能够给他机会表达内心的感恩之情。

我笑了笑跟他说，首先我理解他对父亲的真情，毕竟未能长年陪伴，希望通过这种方式表达对父亲生病的重视；其次我本来就不接受东西，不论是任何人送的都不会接受，更不要说是自己老师；第三有些东西比钱更重要，比如人与人之间的感情，L 教授是我的老师，当年教会我很多东西，值得我们用一辈子去尊重，我们做这一切都是发自内心理所应当的，请他不必有过度的解读，坦然面对即可。

之后，小 L 就离开上海回加拿大了。考虑到 L 教授回家后无人照顾，我等他术后一个月，差不多可以在室内慢步行走了，再安排出院。我特意交代他今后尽量少骑车，千万要当心，别再摔跤，他欣然接受。老先生出院前感觉很内疚，嘴里老是念叨着多住了十几天院，非常过意不去，却从未提及自己对这家医院、对这个科室曾经的付出与贡献。

L 教授出院后，大概到我的专家门诊复查过三四次，之后就完全恢复健康了。看着他一次比一次好，我们都很欣慰。半年后他生活就能完全自理，不需要再来复查了，我们见面机会也就少了。

一年后，我在校园步行，准备去给本科生上理论课，远远看到 L 教授骑着自行车迎面而来，有如风一般的少年，脸上飞扬着轻松与自信……

初稿：2020 - 02 - 14　周五　19:09
修改：2020 - 03 - 17　周二　12:55
校对：2020 - 03 - 21　周六　13:17

手 艺

医术很多时候并没有高明之分,只有恰当之别。

——迦钰小语

方老太是宜兴当地小有名气的紫砂壶手工艺人,从祖爷爷辈开始就是紫砂制作艺人,祖辈传承。方老太年近七旬,为人和蔼厚道,泥料选材优中选优,从不掺假,设计考究,手艺精湛。有不少人对她的作品极为追捧,甚至还出现一大批专门收藏她作品的粉丝,作品屡获各种评比大奖。

宜兴距离上海很近,大多数宜兴人得了所谓的疑难杂症后,第一时间都愿意往上海跑。久而久之,我认识的宜兴朋友也日渐增多。其实从医学角度来说,作为外科医生,我跟方老太一样,在宜兴当地也积攒了不少的粉丝。

早前,方老太每天生活比较单一,两点一线,从家到工作室。儿子从小不爱学习,却对紫砂工艺非常着迷,很早就开始跟着她学艺,希望能继承她的手艺。虽然目前已经出师,名气跟老太太比相差甚远,毕竟经验和资历仍显不足。紫砂壶行业就是如此,制作者的名声决定了身价与销量。每天早饭后,方老太搭儿子车一起去上班,中午再跟着儿子一起回家吃饭,下午累了就在家休息,让儿子自己去工作室守着,招待一下各方来客。这样的生活简单而惬意。

方老太在宜兴乡下有一栋自建房,背靠大山,屋后有条小路直通山顶,山上漫天遍野都是竹子。宜兴最著名的旅游景点就是竹海,当然方老太的家距离竹海尚有段距离。宜兴人喜好竹子，竹子既有板桥先生笔下"咬定青山不放松，立根原在破岩中，千磨万击还坚劲，任尔东西南北风"的坚忍不拔，也是东坡眼中"宁可食无肉，不可居无竹，无肉令人瘦，无竹令人俗"的人间美味。后山上长年空气清新，宜兴本地原来也没有什么重污染的企业，空气质量本就很不错，后山上的负氧离子含量据说在全国也是位居前列，对人体健康特别有好处。老太太不上班的时候，常常拉上老先生一起爬山锻炼身体。

最近一个月，老太太赶了几个作品，略感身体疲倦，就跟儿子说在家休息几天，不去工作室了。一天下午两点多钟，她午休后和老先生闲来无事，便顺着屋后小路，听着小鸟鸣叫，拾级而上。快到半山腰时，许是多日辛苦，加之老太太长期醉心于创作，视力已大不如前，在一个转弯角，台阶略微高了一些，老太太脚迈得略低，脚尖碰到石阶前端，立足不稳，老先生一看老太太站不稳，便伸手想抓一把，无奈她已经一个跟跄滚落在石阶旁，幸亏是靠里行走，否则后果不堪设想。方老太左小腿碰到路边石块，只感觉小腿里一阵剧痛，无法动弹，老先生比老太年长好几岁，看着倒在地上的老太心急如焚，碰也不敢碰，情急之下只能打电话给儿子，嘱咐他带着120赶来把老太太抬去医院。

从山上往山下抬老太太可不是一件容易的事情，120急救人员花费了好一番功夫，才安全将老太太送到了山下，毕竟上山容易下山难，何况还要抬个伤病员，更是难上加难。一路上老太太既担心安全，又担心自己的伤腿，老公和儿子则在前后用心护卫，焦虑无比。一到山下，立即放到救护车上，朝宜兴当地最大、最好的医院疾驰而去。

到了医院，急诊医生赶紧为老太太安排拍片，拍片发现老太太左小腿两根骨头齐刷刷都断了，医生说叫左胫腓骨粉碎性骨折。比较幸运的是，摔下时没有伤口，闭合伤处理相对要简单一点。医生查房时跟方老太及家人很明确说必须手术。方老太一听吓坏了，人生七十年，除了偶尔伤风感冒外，从来没有做过手术，方老太血压立马飙升，整个人快晕倒过去了，她有非常强烈的恐惧手术心理,对于医生的建议直接拒绝,明确表示不想手术,若手术,毋宁死。

方老太在床上躺了几天之后,腰酸背痛不说,大小便都不正常了,越躺越难受,越躺越着急。医生每天查房时都会跟她讲好几遍手术的必要性和优越性,并且明确告诉她,她的毛病保守治疗是不可能恢复好的。家里人也好说歹说轮番地劝,并拿着老太太片子四处求医,得到的答案是一样的,建议手术。

老太太最后终于想通了,不再坚持,不再纠结,愿意接受手术治疗,家人打听下来都说是个常规手术,不需要兴师动众跑外地,就请了宜兴当地最好的专家给老太太手术。医生在她两块碎骨各放上了一块钢板,起到固定作用。手术不复杂,术后老太太恢复非常快,两周后拆线就回家了。

老太太回到家休养,老先生天天在家陪着,还特意请了一个阿姨在家烧饭,照顾方老太的生活起居。手术后方老太很满意,觉得应该很快就能够恢复了,态度上积极配合,每天根据医生交代的方法认真训练,并经常给自己主动加量,希望骨头能够早点长好,自己能够尽早站起来,她心里还老惦记着好多订单没有完成。

术后第一个月去复查,情况不错,部分骨头开始愈合了,医生嘱咐可以拿双拐慢慢站起来了,老太一听精神为之一振;第二个月再复查,骨头较前有进步,但不明显,医生说可以去掉一个拐杖,撑单拐行走;第三个月,拍片后发现骨头没有太大进展,医生说大概长了百分之五十,让她继续撑单拐行走,如果实在想工作,可以每天去上半天班,不过分劳累就行。

听完医生的话,方老太很开心,感觉自己如同出笼的小鸟一般,终于要解放了。老太太腿脚虽然不利索,不过至少已经可以跟从前一样,每天去干半天活。唯一不适的就是半天下来,左脚会肿得很厉害,走路时间稍长的话,左小腿还会有些轻微疼痛。于是,老太太每天回家第一件事,赶紧把脚抬得高高的,消消肿。

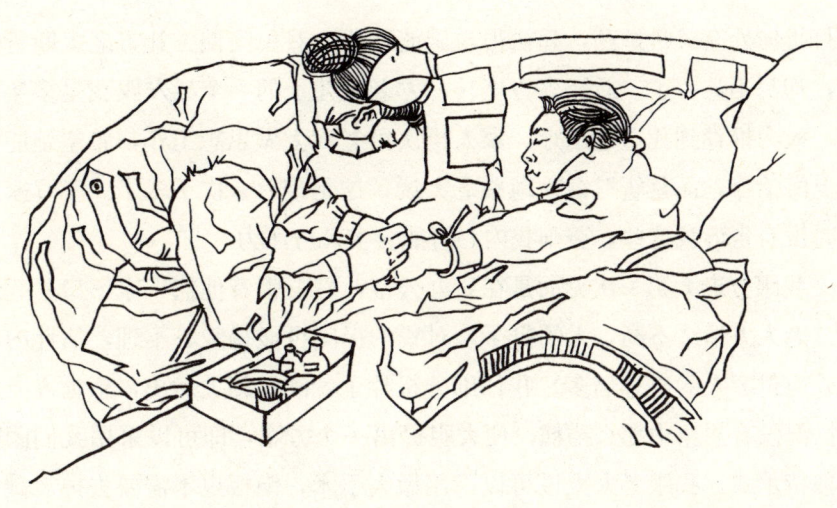

　　每个月老太太都按时去复查，几次拍片下来发现进步不大，医生担心老太太无法接受，并不敢当面告诉她骨头愈合很缓慢的事实。与她家人私下商量后，一致同意继续观察后再说。

　　俗话说伤筋动骨一百天，方老太自己并不着急，她知道年纪大的人恢复慢也是正常。一年后，医生眼看不能再等下去了，很无奈地告诉她，她的骨头没有完全长好，可能需要再做一次手术，目前状态叫骨不连，担心时间久了，下肢力量一直由钢板承受，钢板会疲劳断裂，建议把钢板去掉，改成往骨头里面插根钉子进去，再从腰上取一些骨头放到断掉的地方。听完医生讲解，方老太当场就懵了，盯着医生半天久久说不出话，恍惚间也不知是怎么回到家的。

　　回到家，方老太不吃不喝，不理任何人。在我接触的病人中，很多人都会有方老太这样的反应，起初特别惧怕手术，好不容易放下思想包袱接受手术，指望能够一蹴而就，不承想一年苦熬之后，愈合结果不如意，希望与现实之间的落差会让患者一下子失去信心。

　　方老太情绪日渐低落，面容日渐憔悴，家人看在眼里，急在心里，多方打听何处有灵丹妙药,起初很希望能够找一些民间偏方让方老太断骨重生,却都不甚了了。后经多方辗转,方老太儿子的一个战友跟我是多年好友,极力推荐到我这边治疗。家人再次给老太太做思想工作,希望她能够去上海治疗,而且斩钉截铁地跟老太说,这是最后一次手术了。幸亏家属当时没有告诉我这些,否则我内心可能会多几分压力。

我跟方老太第一次见面是在我办公室,好友带着他们一家三口一起过来。老太太情绪不高,无精打采,对我的提问也显得爱答不理,估计内心深处应付家人的心态居多。我仔细分析片子,阅读相关病史,感觉方老太的情况没有想象中那么糟糕,便大胆提出一个方案,即可以采用我们团队的独特术式。我跟老太太说可以不用做大手术,钢板也不需要去掉,做个微创小手术即可,把小骨头上面钢板去掉,截断,然后取一点腰部骨头,填补到大骨头缝隙里就成,骨折愈合几率很高。

老太太一听我跟宜兴当地医生说的方案不一样,不用做大手术,不用拿钢板、不用装钉子,眼神里透出些许亮光。"教授,您说的靠谱吗?好多医生都说要动大手术,您该不会是在哄骗我老太婆吧?"方老太有些狐疑地看着我,似信非信。

"我能跟您开玩笑吗?我是大医院的专家,又不是什么江湖郎中,为啥要骗您呢?再说,我骗您对我有啥好处啊?能赚一百万还是能长一斤肉呢?"方老太的反应和问题符合预期,我并未跟她过多争辩,而是耐心解释。

"哦,您别见怪啊!我是宜兴乡下来的,说话比较没礼貌,千万别不高兴哦。我想知道,如果按照您所说的,这种方法能行吗?以前治好过病人吗?他们恢复好吗?"方老太显然对我的方案很感兴趣,但又信心不足。

"老太太您放心吧,我怎么能跟你计较呢。看病做手术这么大的事情当然要了解清楚才行喽,就像别人去买你的壶,好几万元一把,不认真挑选询问怎么能随便下单呢?"为了让老太太跟我尽快熟络一点,我开起她的玩笑来了。"我跟您说吧,这种治疗手段是我们独创的,目前治疗过几十例像你这种类型的骨不连,成功率百分之百,当然这些病人都很配合,手术后的锻炼和复查都很及时很刻苦。我倒是担心手术后您能不能配合我们锻炼呢。"我笑着对老太太说。从治疗角度看,想要取得较好的效果,必须要得到病人及家属的高度配合。

老太太思索良久,并未马上下决心,便在一旁跟家人用宜兴话反复商量。她有些小看我的语言学习能力了,想当年我成功克服掉福建普通话,又经历上海话的磨练,她以为我听不懂宜兴话,其实跟宜兴病人打交道近二十年,我虽然说不好宜兴话,但听懂是毫无难度的。老太太显然还是有很多担心,对手术依然有极大的恐惧感,但总体而言对我的方案还是很信任。最终一家人商量后一致决定,老太太就在我这边治疗,唯一的要求,是希望我亲自帮她手术,这样她才放心。我毫不犹豫当场答应。

方老太住院了,这也是她第一次在上海住院。老太太给我印象非常不错,非常善于跟小护士小医生相处,老奶奶一样地疼爱他们,大家也很喜欢她,亲切地叫她方奶奶,大家彼此相处愉快,我压根没有看出她曾有过郁闷低落的经历。

经过精心的术前准备,方老太手术如期开展。我把她小骨头上的小钢板去掉,再截断一厘米左右进行应力改道,目的是希望以后小腿的力量能够从大骨头走而不再经过小骨头,增加对大骨头应力刺激,然后把大骨头不愈合的地方里面的软组织全部予以清理,反复搔刮,留下的骨头空腔大概有中等鸡蛋大小,再从腰间骨盆开窗取同等体积骨头填了进去。整个手术四十五分钟,老太太全程没有任何不适。

术后第二天下午,为了加快恢复,让植入的骨头尽快发挥作用,我要求老太太开始下地训练。方老太躺在病床上,用哀求的眼神跟我商量,"教授,我昨天刚做完手术,伤口还有些疼痛,能否让我再恢复两天?现在走会不会伤口长不好啊?"

"可以是可以,但是如果你想骨头早点长好,越早训练越好。昨天手术我相当于给你骨头里面派去了很多援兵,你只有通过坚持不懈地训练,把这些援兵尽快训练成你自己的兵,让它们跟你自己的骨头融为一体,才能发挥作用。否则啊,这些援兵就会变成散兵游勇,手术可能就白做了。你不要担心,我在旁边保护你,大胆一点。"越早下地锻炼,对于骨愈合越有好处,何况方老太的骨头已经一年多不愈合了,需要尽快训练。

在我的"威逼利诱"之下,方老太瞬间勇敢了起来,立马起身拿着双拐,开始下地忍痛行走。老太太紧咬着牙,每走一步都龇牙咧嘴,痛苦不堪,走不了几步就大喊大叫,我继续在旁鼓励她。渐渐地,她的步伐越走越好。俗话说,慈不掌兵,医生同样如此,有时候在一些特殊治疗时段,就应该对病人要求严格一些,只要你的初衷是为了他们尽快恢复健康,他们最终都能理解并心存感激。

一周左右,老太太可以扶拐自如行走了,看到自己比前一次手术恢复快许多,她非常高兴,训练起来更有信心。有一次查房时,她无意中跟我说,其实她跟我一样都是手艺人,纯粹靠双手技术吃饭。制作紫砂壶和开刀都需要悟性和琢磨,有些人做了一辈子还是个手工艺者,上不了层次,但是像她或者她父亲、爷爷,都已经达到匠人的层次了,她希望我好好努力,早日做一个匠人。我笑笑说,能够做好一个开刀手艺人,我就知足了,并无其他野心。老太太听完乐得哈哈大笑。

三个月后复查,老太太骨头已经基本愈合,半年后拍片已经完全愈合了,老太太成功地丢掉拐杖,重获自由。

之后方老太对我就像亲戚一样亲密,逢人就说我好,左邻右舍谁骨头有毛病总是第一时间推荐我,无形中让我在宜兴获得很高的知名度。老太太逢年过节都会托朋友来问我何时有空去宜兴,虽然由于工作繁忙至今未能成行。方老太依然乐此不疲,隔三岔五打电话给我,说如果我去宜兴却没有告诉她,她会很不高兴的,我都笑笑说,如果去一定会拜访她。

一晃多年过去,跟方老太也数年未见。有一天,朋友来看我,说老太太现在过得特别好,紫砂壶创作也是佳作不断,订单不断。朋友随身带来一对紫砂小猪,说是方老太做的茶虫,送给我玩玩。两只小猪惟妙惟肖,憨态可掬，吐着舌头咧着嘴开怀大笑。我心想，人老心不老，老太太真是越老越顽皮啊！

人生如戏，全靠手艺！

初稿：2020 - 02 - 15　周六　14:55
修改：2020 - 03 - 17　周二　13:22
校对：2020 - 03 - 23　周一　10:37

钻石婚

　　放弃很容易，坚持需要毅力。

　　　　　　　　　　　　——迦钰小语

　　周二下午的特需门诊，当天下雨且雨量不小，病人不是很多，趁着他们都去拍片的间隙，我与研究生一起探讨一些课题上的事情。3点钟左右，护士带进来一位老大爷。老大爷穿着很朴素，头发和衣服部分被淋湿了，脸上淌着雨水，用低沉的声音略带羞涩地跟我说，因为下雨天的缘故，120排队时间很长，在家等了半天好不容易才等到120来家里接人，所以不好意思来晚了，没有挂到号，想请求我能否给他加个号，他带家里骨折的老太太慕名来找我看病。看着老大爷着急又夹杂些许无助的神情，我毫不迟疑地答应了，并让他抓紧把病人带进来。

　　不多一会儿，老先生推进来一辆平车，上面躺着一个面容僵硬、毫无血色的老太太。询问得知，老先生姓王，84岁；老太太姓李，82岁，有一个儿子尚未结婚。两人情况很特殊，某种意义上已经不能算夫妻。因为65岁时两口子为某些不可调和的家庭琐事吵得不可开交，最终离婚。离婚后依然住在同一个小区，老太跟儿子住，老先生自己住，分开后两人关系反而有所缓和，除了不住在一起，还是经常走动。有一天晚上6点半，李老太在厨房烧晚饭时，电话铃声响了，怕是儿子要交代是否回来吃饭，她慌慌张张跑到客厅接电话，不慎绊了一跤，当即右侧臀部着地，电话没接到，骨头摔断了。送到医院拍片后诊断为右股骨颈骨折，医生跟母子俩交代说，照道理骨折需要开刀，但是风险很大，包括麻醉和手术等危险，每一条都最终指向生命危险，吓得母子俩六神无主。最后医生建议回家休养一段时间再说，母子俩只能无奈放弃手术。

当天晚上，小王把母亲接回家卧床养病。患者及家属思想很简单，如果疾病通过保守能得到康复，时间长就长一点吧。我个人对此始终持反对观点。股骨颈骨折百分之九十九以上都不可能通过保守获得康复，必须进行手术干预，风险再大也务必要手术，这可以作为各位读者务必记在心里的一句宝典，将来家人如果不幸遭受此类骨折，直接告诉医生选择开刀，风险再大都要手术，因为这种骨折不手术不可能好！保守的漫漫康复路上，有四大杀手虎视眈眈：肺炎、褥疮、泌尿系感染和下肢深静脉血栓，随便哪个杀手都可以给老人以致命一击。当然，当时接诊医生为何会建议保守治疗已无从考究，若要深究，可能是愈演愈烈的医患矛盾让很多医生对高龄患者望而却步吧。

李老太回到家里，护理成了首要问题，总不能将老太太独自放在家里，吃喝拉撒睡怎么办？可是请谁来照顾老母亲呢？这对小王来说是首当其冲必须要解决的难题。他煞费苦心反复思考，自己只是个普通工人，在军工路一个自行车厂干活，工作需要三班倒轮班，一个月拿到手 5 000 元钱不到，日子本来过得紧巴巴，如果请假回家照顾老娘，工作随时会丢，现在工厂最不缺的就是他这种类型的工人，技术含量较低，分分钟就能够找到替代者。一旦丢掉工作，工资一分也拿不到，生活完全没有保障；假如请护工，一个月差不多 5 000 元左右，小王工资全部拿去都不够支付。怎么办？小王陷入解不开的困局之中。

一夜冥思苦想后，小王想到了一个不是办法的办法，或者算是折中的解决方案吧，就是恳请父亲过来帮忙照顾。老王已经 84 岁，年纪很大了，自己照顾自己尚且有困难，但是看着苦苦哀求的儿子，再看前妻躺在床上的惨状，没人照顾实在说不过去。老王退休工资也不多，请护工也不现实，没有办法，为了儿子，老王当仁不让承担起照顾老太的重担。护理老年髋部骨折患者不仅是个技术活，更是一个苦力活，因为这当中需要按照时间节点定期翻身拍背、活动下肢、按摩伤肢、早晚清洁会阴部等，即使是身体健康的中青年，一天下来也会叫苦不迭，何况是年已八旬的老王。他天天从早忙到晚，伺候吃、伺候穿、伺候洗澡、伺候大小便，吃喝拉撒睡都要伺候，从两眼一睁累到熄灯，有时候半夜不仅自己要起夜，还要服侍老太太，基本上没有睡过安稳觉。

李老太右侧髋部股骨颈骨折之后，短期内骨头不可能长好，不论是翻身拍背，或者是每次大小便，只要一搬动都是一阵剧烈疼痛，对李老太无异于强烈肉体打击，但是搬动又是每天必须进行的项目，无法回避，久而久之，一次次搬动下来，股骨颈与股骨头的两个断端反复摩擦，渐渐地股骨颈把股骨头都磨光了，这是老太太大小便时候一动就痛的原因。李老太在床上直挺挺躺了半年，心情越来越糟糕，难免对老王恶言恶语，老王身体本来也不好，吵架在所难免。一段时间下来，老太数着日子觉得越过越没希望，而护理卧床老太半年后，老先生身体也处于崩溃边缘，感觉自己骨头也快散架了，心情烦闷无比，完全没有自我。两人日思夜想并认真商量后决定，只要有医院有医生愿意接收，无论如何放手搏一记，坚决要手术，是死是活听天由命！

说实话，仅靠老王一个人护理，李老太半年下来基本上没有发生卧床并发症，不能不说是一个医学奇迹，由此可见王先生对李老太的用心。半年时间并非短暂，俗话说久病床前无孝子，许多亲生儿女护理父母能够坚持到三个月的都不多见，实属不易。同时李老太也是我见过的为数不多的股骨颈骨折卧床保守能够坚持半年的患者。当然这种情况绝非个例，只是其他我遇见的案例家庭情况相对较好，可以负担起同时请几个护工轮班，而老王一个人就做到了这些，确实相当不容易，也相当不简单。

听完老王讲述老太的情况，我正在思考李奶奶下一步该怎么办，老王突然跪在了地上，边上李奶奶也放声哭了出来。"医生，救救我们吧，我们活不下去了!"老王边说边抹眼泪,"太难了,我坚持不下去了!"

"老爷爷,您别这样,快点起来!"眼前发生的一幕让我很震惊,赶紧站起来跑到老王边上,使劲要将他扶起来,但是老王很倔强,死活不肯,他从口袋里掏出了一张纸递给我,"医生啊,我们网上查过了,也问过许多患者,很多人都让我们来找您,您千万千万给老太婆一个机会吧,您放心,不管出现啥情况,我们都不会赖着医院,不会赖着您。为了不给医生有心理负担,也为了给儿子看到我们老两口的决心,我们遗书都写好了。您看看,这是我们俩写的遗书,出了任何问题我们全部自己负责。"老先生虽然有些泣不成声,但说话逻辑很清晰,我赶紧递给他一张纸巾。

"老爷爷,您先站起来,现在不时兴这么做,很不合适,再说我没有说不给老太太手术啊,您赶紧起来,否则我真不给她做手术了。"我假装吓唬他,老爷爷才赶紧从地上站起来,回到对面椅子上坐下来。而后我慢慢打开老爷爷和老奶奶联手写的"遗书",触目所及,皆是二位老人的心声。"遗书"里面事无巨细,历数了老奶奶从受伤在家卧床开始,老爷爷一天到晚的工作流程,一个月、两个月到六个月两人的心路历程,论述详实,摆事实讲道理,写满了老爷爷的艰辛无奈、老奶奶的痛苦折磨,最后两位老人共同表达了一样的心声,希望医生能够接纳她,给她一次机会,否则他们俩人只能相约结束生命,离开世界了。

看完老爷爷老奶奶声情并茂的"遗书",我瞬间沉默了,这就是病人及其家属面临的严酷现实,每一个病人背后都连系着一个家庭,共同分享着悲伤与快乐。我见过太多老人因为髋部骨折没有及时手术,生命最后日子里出现了臀部腐烂、肺部炎症、泌尿系感染等问题,毫无尊严地走到人生尽头。手术虽然有危险,但医生会尽全力去规避风险。医疗技术确实存在很多不确定因素,术中和术后也可能会有危险发生,但相比采用保守疗法只能获得0的生存希望,手术即便只有1%的成功可能,也值得去一搏。

李老太的病情确实复杂,合并一种非常少见的先天性肌萎缩症,这种疾病很容易导致麻醉过程和术后出现肺部问题,估计初诊及后续接诊医生都害怕合并疾病的诱发因素，故不愿意去触碰李老太的手术。好在我们之前有过部分经验积累，对此有充分信心解决。我没有在门诊跟二位老人继续讨论病情，一是时间不允许，二是还未进行全面检查，而先直接交代学生为他们开出住院证。无论如何，对于已经走到悬崖边的两口子，于情于理我都必须给他们一线生机，哪怕这个机会充满着风险，随时会因为指标异常等因素中止，我也想让他们俩能够暂时喘口气、歇歇脚。老两口听说能够安排住院，感动得泪花直流，也许这就是他们最想要的结果。

入院后开始紧锣密鼓的检查，除了前面说到的疾病之外，老奶奶的肺部功能显得稍差，其他各项指标尚在可接受范围内，如果患者及家属能够下定决心还是有希望搏一下的。我特意把小王叫到一起，希望听听他的意见。我首先把病情做了详细介绍，很坦诚说到麻醉和手术的风险，并表达了可以放手一搏的态度，请他们家人斟酌。

"医生啊，这段时间以来，天天躺在床上，日思夜想，我已经彻底想明白了，不手术的话天天躺在床上，苟延残喘等死，我生不如死，何况老王身体也一天不如一天了，他不可能一直照顾我，谁知道将来谁先走呢？假如是我先走，那么老王还有好日子过，如果是他先走，那我就更加没有希望和盼头了。反正我坚决要求手术，把我的遗书一起附上去，我可以去公证，将来出了问题，小王不允许就此说三道四。"老太太许是吃了太久的苦了，旧话重提，把遗书又一次拿了出来。

"教授，我完全赞同老太婆的意见，恳请您帮她做手术吧！手术如果出现风险，我们认了，这样一了百了，对我们都是解脱。不论小王意见如何，我们都坚决要求手术。如果他敢反对，我们就自杀，死给他看。我们再没有精力和体力耗下去了，无论如何求求您了，给她一个机会，给我一条生路吧。"老先生虽然在法律上跟老太太并无关系，但此刻他的发言无疑很关键，毕竟他才是日夜守护老太太的人。

一段时间以来，小王亲身见证了母亲的痛苦、父亲的无奈，亲眼目睹了双亲的遭遇，时常恨自己为人子女却无能力帮助父母解除痛苦。从内心上讲，他肯定不希望自己双亲如此受苦，看着母亲日渐憔悴，父亲备受煎熬，他的内心何尝不是时时在滴血呢！小王非常坚定地支持父母决定，并表示已做好最坏的打算，期待最好的结果。

起初我很担心小王的态度，害怕又是一个横肉光头，那就非常麻烦了，好在接触之后我发现自己多虑了，小王对父母还是非常孝顺的。他们对疾病治疗的决心，对于治疗组全身心投入李老太的手术准备至关重要。医患同心其利断金，面对复杂病情，思想统一是重中之重。

当然，家属的全力支持并不是我们允许自己犯错、允许失败的理由或借口，他们一家人的信任给了我们极大动力，促使我们更加细致准备李老太的各种可能术中预案。我们的目的当然是确保李老太手术全程可控、顺利，最终康复出院。我找麻醉专家商量，针对李老太既往疾病，讨论后决定为李老太选择局部神经阻滞麻醉，优点是简单、便捷，对全身机体影响小。至于手术方案，考虑到李老太股骨头已经被全部磨光，只剩下一层薄薄的壳，没有任何利用价值，再结合她已经83岁的高龄，决定施行半髋置换手术，手术伤害小、获益大，如果一切顺利，估计术后三个多月李老太就能够恢复生活自理了。

万事俱备，不欠东风，李老太进入手术程序。麻醉顺利，神经阻滞后效果良好；切皮，暴露，显露手术区域，取出只剩薄壳的股骨头，置放假体，一切都很顺畅。手术过程中有个小小插曲，因为卧床时间太久，老太太的肌肉渗血较多，担心术后出现麻烦，每一个止血点都认真止住。磨刀不误砍柴工，手术台上多花一点时间，手术后问题就会少一些。一个多小时，手术结束，李老太安全返回病房，家人相见格外开心。

李老太的恢复相当迅速，术后五天出院，当时已经可以自如抬举双下肢，自如在床上翻身；三周门诊复查拆线，已经可以在轮椅上站、坐自如；两个月时，已经可以挂拐开始慢慢行走；三个半月，已具备了脱拐下地负重行走的条件。不过慎重起见，我让老王爷爷给她准备了一根拐杖，目的很简单，防止外出时候不慎滑倒，另外可以起到提醒路过的人她是个行动不便的病人的作用，避免意外擦碰发生。

　　随着老太太不断好转，老王的护理压力骤减，每次虽然也陪同来复查，但是明显气色已经恢复很多，心情也在逐步好转，偶尔还会跟我们说点俏皮话，看得出当年也是一个开心果类型的男人。半年左右，看过李老太的片子后，我认为她已经完全恢复了，考虑到他们俩的年纪，特意交代以后不需要来复查了，在家好好照顾自己，别再摔跤，出门走路千万当心。我记得当时还有意说了一句玩笑话，说不希望再见到他们了。老两口听后愉快地回家了。

　　一年后，老两口突然到我诊室给我送喜糖。我非常诧异，起初以为是小王结婚，经询问才知，去年老两口朝夕相处后彼此感情升华，决定复婚！细细一算，两人25岁结婚至今整整六十年，此时终于续上了钻石婚。

　　人间正道是沧桑，沧桑过后尽欢颜。

初稿：2020 - 03 - 01　周日　19:48
修改：2020 - 03 - 17　周二　16:55
校对：2020 - 03 - 23　周一　12:32

"铁拐"李大爷

向成功学经验，向失败学教训。

——迦钰小语

李大爷，62岁，江苏张家港人。他年轻时走南闯北，是当地一家企业的销售员，退休后赋闲在家，跟爱人住在一起。独生女儿已婚，偶尔回来看望父母。老李退休前在城郊向农民租了块地，自己造了栋两层小楼，屋前屋后各有一块很大的菜地，是二位老人闲暇时光挥洒汗水、播种希望的乐园。种了几年菜之后，二老越来越有经验。眼看着马上就要过"五一"，闺女又可以带着一家人来度假，正好种的菜和养的鸡鸭都可以供全家尽情享用。李大爷没有什么不良嗜好，不抽烟、不喝酒、不打牌，平素就喜欢到家附近的河边钓鱼，打发时间。

2016年4月26日，像往日一样，老李骑着电动自行车准备去钓鱼。小外孙跟他很亲，是典型的那种隔代亲，想着外孙一周后要来玩，老李想钓几条野生河鱼给小外孙尝尝。离开家不远，老李骑上一条省道，那里最近正好在修路，拐来拐去不是很好走，走到半道上迎面遇到一辆货车逆行，躲闪不及被货车刮蹭后碰倒在地。老李当即翻滚到路边，左小腿被一块大石头碰撞后流血不止，左小腿和踝关节皮开肉绽，露出白花花的骨头。看着自己惨不忍睹的小腿，他又怕又痛又急，却又无计可施，不知如何是好，只能连声高喊救命。货车司机一看撞人了也吓坏了，知道自己闯了大祸，手忙脚乱拿着车上的毛巾给他包扎伤口，拨打120将他送到当地医院。

老李送到医院时，由于失血过多已有休克表现，医生直接将他送进了抢救室。家人听说老李出车祸后，慌忙赶到医院，在抢救室外焦急等待。经过紧急输血、补液后，终于控制住了失血性休克。待血压平稳之后，值班医生才敢解开毛巾。仔细检查发现：左下肢从小腿中部开始，一个巨大的长斜形裂开伤口延续到足面和足内侧，胫骨中段以下粉碎性骨折、踝关节粉碎骨折脱位、足部多发粉碎性骨折，情况非常棘手。

医生考虑再三后跟家属交代，老李伤情太重，出血很多，血压不稳定，开放伤口有几十厘米长，小腿以下骨头伤得很重，目前只能先考虑保命，命保住之后再想办法保腿，而且建议必须立即做急诊手术，如果晚了可能会危及生命。医生给她俩展示了老李腿部伤情，母女俩差一点晕过去，恳请医生赶紧为他手术，抓紧一切机会保命。

做好相应手术准备后，医生将李大爷接进了手术室。术中医生十分认真仔细，努力帮老李把骨折脱位的骨头逐一复位，再用克氏针临时固定，很多特别粉碎和污染的骨头只好去掉，免得后续成为感染源；彻底清创之后，小腿靠近踝关节部位骨头缺了好大一段，皮肤做完修整后，缝合时张力很大，担心皮肤坏死，只是临时打了个结，伤口全线没有对合，隔着3厘米宽度，应该是为了继续换药，利于坏死组织排出。医生担心后期效果不好，可能保不住腿，本来应该上外支架，思来想去还是放弃了。手术持续三个多小时便匆匆下台。

手术后每天固定换药，情况非常棘手：骨缺损、皮缺损、多发性骨折与脱位，每一个问题都难以解决，命暂时保住了，但是如果下肢情况继续恶化，可能不仅腿保不住，命也会有危险。从树干与树枝理论来说，如果树枝有虫害，不及时处理，时间久了可能就会危及整棵树的生命，所以一定时候，在树干与树枝之间，也需要做取舍和决断。每天查房时，医生看着他们一家期盼的眼神，却有些无计可施，希望通过换药，控制内部和外部感染，为后续植骨和内固定赢得机会。

如此复杂的伤情，对医生来说确实是巨大挑战，巨大开放伤导致软组织和骨缺损，合并多处多发骨折脱位，如何平衡软组织和骨头之间的关系，相当困难。但是必须强调一点，急诊处理是后续能否获得良好治疗效果的重要出发点，即软组织是否处理到位？骨骼是否彼此平衡？初期固定是否理想？假如急诊手术处理精细，后续治疗的结果就会好很多。

在当地医院治疗一周后，老李生命体征暂且平稳，但是左下肢情况越来越糟糕，每天换药都有大量渗出液，医生每天都会用各种消毒药水反复冲洗，每次都能冲出好多脏兮兮的东西，家人看着很是担心。医生心里不断在打鼓，也一直在犹豫，是否要为他做进一步清创或者进行软组织覆盖？一直没有拿定主意。老李手术之后一直都有低烧，让医生更是畏手畏脚。眼看"五一"假期马上就要到了，家里人非常着急，他的低烧始终不退，说明腿里面感染没有控制住，她们很清楚赶上三天假期，病情再拖上三天，不仅是腿，搞不好命都保不住了。家人和老李商量后决定转院，寻求更好的方法保命保腿。医生一听要转院，长长舒了一口气，要他们抓紧办理手续。

老李在城郊的邻居几年前在上海找我做过手术，此后家里七大姑八大姨经常来找我各种看病。这个邻居有个特别好的优点，为人热情主动，但有个很不好的习惯，就是遇到有人来上海看病，经常未经我允许第一时间就把我手机号报给人家，似乎我是常年免费医疗顾问一般。不过本着救死扶伤的理念，我都尽力给予帮助。估计是邻居看到他的窘境，主动让他们联系我。"五一"前老李女儿联系了我。我听完她的病情介绍，感觉相当棘手，并没有十分把握能够保住他的腿，因为人在受伤后一周内可以发生很多变化，因此颇为犹豫。最后经不住他女儿的苦苦哀求，又恰逢"五一"是我值班，便建议他们"五一"转到上海来。

"五一"凌晨，老李家人赶在车流最少时候从张家港出发，一路驱车赶到上海。早上7点半，我还未上班，他们已经在急诊室迫不及待打我电话了。我嘱咐小曹先去检查一下。8点一过，我赶到急诊大厅跟老李及家属碰面。见老李躺在平车上，面容苍白，人很虚弱，双眼无神直勾勾盯着我，左下肢包得严严实实，看不清里面情况如何。我凑近闻了一下气味，一股臭味扑鼻而来，感觉有些糟糕。小曹已经看过当地医院的出院记录和影像资料，认为情况非常不好，炎症指标很高，我边看边问边听，眉头紧锁。

我向他们一家如实相告我的担忧，感觉现在情况很不好，已经不只是保腿问题，而是随时都会有生命危险，从现在的阶段来说，通过各种保腿的手术希望能够保命，毕竟腿部情况若再恶化，情况将不堪设想。母女俩一听很紧张，恳求我务必帮忙给他治疗，而且她们铁了心请我为他开刀。虽然电话里跟小李通过电话，但是第一次见面，我很惊讶于他们家属的信任，我确认之前从来没见过他们一家人。小李说虽然之前没有见过我，但他们家邻居在我这边手术的，恢复相当好，他说好多亲戚也是在我这边治疗的，效果都很好，来之前也在网上看过各种资料，了解很多，这一次她父亲很不幸发生车祸，就特别想请我为她父亲做手术。

听了一家人的表态，我没有再说什么，深感她们的不易，立即交代小曹为老李办理住院手续。当天住进病房后，我亲自带着小曹为他检查伤口。打开厚厚的纱布后，一股更加浓烈的臭鸡蛋味飘散开来，即使隔着双层口罩也能闻到。仔细检查后，我发现患者整个左下肢足踝部有10×15厘米创面，局部已发黑，并有两处破溃，内见较多坏死组织，一处为痂下感染，整个足踝部散发出一股恶臭，间断有脓水流出来。早期当地医院给骨头穿了很多克氏针，这一点我一向非常反对，对于开放伤骨头，早期可以使用外固定支架，尽量不要在骨断端使用内固定物，很难说到底是开放伤过于严重还是里面打入克氏针作祟。总之，很不幸骨头感染了。

检查完伤口，我很慎重地跟他们家人说，骨头里面感染范围很大，皮肤缺损范围也很大，是两个非常严重的矛盾，会互相影响，骨头感染会影响软组织生长，软组织缺损会导致骨头感染进一步恶化，但无论如何都必须尽快做一次彻底清创手术。家人非常支持，决定接下来几天加强换药，节后第一天立即安排手术。假期给了我们足够时间，认真仔细为他做各种检查，包括伤口细菌培养，仔细制订手术方案。

"五一"假期后第一天，我们为老李进行第一次扩大清创＋内固定取出＋VSD引流术。过程还算顺利，术后回到病房老李身上就有五六根管子：伤口灌洗管、伤口引流管、VSD持续负压吸引管、尿管以及静脉管路。治疗组对他倾注了大量心血，既往有糖尿病，血糖控制不是很好影响了伤口愈合，在内分泌专家指导下，通过调节胰岛素用量、血糖监测、指导饮食，血糖逐渐趋于稳定。患肢抬高减轻肿胀、踝部运动宣教等成了每日必做功课。伤口灌洗与VSD负压吸引，引流液出入量是否一致、VSD负压压力调节、贴膜有无漏气、伤口引流液量及颜色观察、长期卧床是否形成深静脉血栓、预防褥疮、坠积性肺炎是否发生，都是观察重点。希望通过精心治疗早日康复，摆脱疾病困扰。

第一次手术效果并不理想，但尚在我意料之中，没有完全控制住足踝部骨感染。骨感染就是如此麻烦，细菌会跟你躲猫猫，在你每一次试图清除它们的时候，细菌会躲到各种组织间隙甚至骨细胞里面，让你所有治疗手段都失效；而待手术结束、灌洗结束、抗生素停用之后，细菌似乎能够感知外界环境已经风平浪静，便开始再次出来兴风作浪。没有办法，两周后我只好为老李安排第二次手术，全麻下进行"左下肢清创＋VSD负压吸引"，手术历时两个多小时。术后患者的恢复情况一般，骨感染和创面情况都不如预期理想。

老李从江苏来上海住院治疗，平时就由夫人照顾，女儿只能隔三岔五来陪一下，给他带一些家乡的特产或者消息，期望可以宽慰他复杂的内心，女儿毕竟还有班要上，无法长期待在上海。老李年龄大，基础病多，病情复杂，长时间卧床使他本不安定的心更加焦躁。短期内的两次手术使老李对自己的腿究竟能否保住深感怀疑，心理负担有些重。但其实，这些手术并不完全是为了保这条腿，我反复跟他及家属交代，手术看似做在腿上，实则是保命的一部分，如果局部不控制好，导致细菌大量入血，那就真的老命不保了，每一次保腿手术本身就是保命的过程。听完我耐心解释，老李才渐渐有些释然。

  骨头感染与皮肤缺损部位靠得很近，如何平衡矛盾实在非常困难，要么继续等待，等骨头感染完全控制之后再考虑创面覆盖，但是长期创面裸露也是加重感染的主要因素。这就是矛盾、矛盾、矛盾！没有人敢说哪一种处理方式是正确的，无数医生为了对抗骨感染＋创面缺损这一对天然冤家，想尽了办法，做了无数尝试，虽偶尔有成功，却也领受了无数失败的教训。如果哪个骨科专家敢说自己攻克了骨髓炎，十有八九带有吹牛成分。我跟他们再次强调了二者的内在关系，老李鼓起勇气再次"走"进手术室，决定积极配合，迎接即将开始的第三次软组织手术，尝试覆盖创面。

  5月底，做好各种准备之后，老李迎来到沪后的第三次手术。手术要对踝前皮肤缺损边缘进行扩创，修剪边缘合适后进行皮瓣切取和转移。皮瓣转移特意邀请了整形外科专家为他施行。创面能否成功覆盖关键是皮瓣能否成活、能否建立起血运。术后大家带着满心希望拆除左下肢敷料，但打开伤口后喜忧参半——皮瓣局部表皮坏死、皮下组织有血运，继续换药、静脉输液抗感染治疗，其间再次行伤口清创及VSD负压吸引置入，促进肉芽组织生长。而后就是等待，耐心等待，等待皮瓣转移后成活与否。

  经过漫长等待，三进三出手术室的老李终于等到"宣判"的日子，结果是好是坏，牵动着他、家人以及医生的心。"期盼已久"的好消息没有如期而至，盼来的是坏结果——植皮区血运障碍，恢复不好。这个坏消息牵动了我们整个治疗组的心，大家都捏了一把汗。骨感染、巨大创面无法修复，皮瓣坏死，糖尿病，交织而来是肾功能受到威胁，肌酐急剧升高，白细胞、中性粒细胞飙升，高烧持续不退。经过认真慎重考虑，我向老李及家人建议，为了保命，应当机立断截肢，否则再拖延下去，生命都会有危险。

  付出长时间努力，最后没能保住李大爷的腿，对他来说是残酷的，对医生来说何尝不是如此，医疗世界里，没有一个医生希望自己的病人不获得好的结局。后来，经过四次大手术、若干小手术后，老李还是截肢了，所幸的是生命保住了。

一个月后，家属害怕老李再也无法站起来会产生心理障碍，但是我知道，这一步必须由家属和患者一起跨出去，唯有如此，患者才能完全站起来，才能具备独立生活能力。每天查完房之后我都要专门到老李床前，给他加油鼓劲，让他敢于去尝试。在女儿帮助下，他借助拐杖，终于第一次站了起来。出院时，他撑着女儿为他买的新拐杖，对我笑着说，一不小心成了铁拐李。笑声中有些乐观，也有些酸楚。

每一个病人都希望能有尊严地活着，希望自己不被当成身穿统一病号服的病人看待；希望在医生眼中是一个个有着不同经历和个性鲜明的个体；希望在看病时能得到安慰而不仅仅是几张检查单。生病之前，他们从事着不同的职业，有着不同的人生际遇，正是从一个个病人身上，不论是治疗成功或是失败，都让我们体悟到了更多的关于人生的感悟，并在此之后，继续奋力前行。

初稿：2020-02-29 周六 23:46
修改：2020-03-17 周二 20:11
校对：2020-03-23 周一 17:17

民间沪剧大师

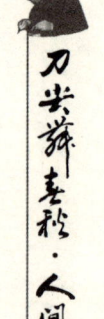

　　好医生不要高智商，好医生只需要好习惯。

　　　　　　　　　　　　　　——迦钰小语

　　刘姥姥，82岁，据说退休前是一名居委会干部，说话做事向来风风火火，雷厉风行，为人相当热心。刘姥姥平常身体很不错，每天午饭后一定要跟老伴一起到小区里走走路、散散心，权当看风景、练身体。子女基本上都住在附近，对他们二老很孝顺，平时都会轮流来看望他们，带些各自家里烧的可口家常菜，给二老改善伙食，顺便一起扯扯闲篇，其乐融融。

　　有一天中午，刘姥姥出门下台阶时，不小心踩空一级台阶，当即摔倒在地，幸亏邻居帮忙，和老先生一起将她送到医院，经过检查诊断为右股骨颈骨折。子女商量后，决定听从医生建议，住院接受手术治疗。于是刘姥姥住到了我的病床上。病房条件不错，是三人间最里头、紧挨窗户的25床。

　　入院后，刘姥姥表现出乐天派本色，骨折疼痛虽然令她无法动弹，只能直挺挺躺着，但是完全不影响她思想火花的迸发，更不影响她张嘴说话。她虽然年事已高，却很健谈，风趣幽默，于是迅速跟同室两位患者结成好朋友。作为前居委会干部，年轻时候据说吹拉弹唱兼跳舞样样能行，是各类小区活动的主要组织者与参与者。她尤其爱好并擅长唱沪剧，自封小区的"沪剧大师"。

她入院检查后发现心肺各有些小毛病，需要短期调整后才能手术。总有患者或者家属对手术有些误解，经常强调家里老人生活习惯健康、规律，日常起居可以自理，精神面貌活力四射等等，他们其实混淆了生活状态与手术需要的状态是不同的。打个比方，八十多岁老人的生活状态，如同一辆开了二十年的私家车，满足日常代步功能没有问题，但是如果要让他承受麻醉和手术，就如同把开了二十年的老爷车拉到嘉定去参加房车或者F1比赛了，需要满足的要求与条件肯定有极大区别。

刘姥姥在医院"开心"地进行调理。她确实很开心，因为有子女每天轮班陪护，照顾她的一日三餐，顺带着陪她说话解闷，这可是平常少有的优厚待遇啊。我每次去查房，远远都能听到她在自娱自乐，低声哼唱着我完全听不懂的沪剧，丝毫看不出是一个亟待手术的患者。说句实在话，歌词没听懂，曲调很不错，不仔细听的话确实感觉蛮好听的。

曾经有老师教导我，好医生不一定需要高智商，好医生只需要有好习惯。有些人智商很高，却未必能成为好医生，或许他会自恃聪慧而不愿潜心治疗；有些人智商和天赋一般，却最终成就一位好医生，因为他常心怀敬畏并事必躬亲。从研究生阶段开始，因为长时间住在医院里学习工作，我养成了有事没事总喜欢去病房转转的习惯，日积月累下来就成了惯例，早晚两次查房外，只要不手术、不出差、不开会，我都会呆在办公室看文献、写文章、与学生讨论课题，间或去病房跟患者或家属闲聊。好习惯带来的好处多多，一来有助于发现病人病情变化，一来可以回答病人及家属一些疑问。

刘姥姥入院后第三天正好是周二，当天我出门诊。下午的特需门诊特意早点结束，我回到办公室还有个研究生等着我，是山东医科大学一位应届硕士研究生，来年想要报考我的博士。他的硕导是我多年好朋友，打了好几个电话，希望我无论如何一定要给他一个机会，于是我便约他过来简单聊一聊。说实在话，这种提前见面的意义不是特别大，在博士入学考试这件事上，多年以来，我始终都努力遵循一个招录原则，多人上线选入学考试成绩最优者。道理很简单，我必须正视同一考场内不同考生间努力的差异，而这种差异最客观和最直观的体现往往就是入学考试成绩。当然，这个原则虽看似相对公平，但有时候却会伤害一些朋友的心。好在小伙子看起来很精神，研究生阶段既能积极参加临床，又做了不少科研工作，发表了不少看起来很不错的论文，属于我欣赏的类型，便嘱咐他回去好好准备考试，能否录取完全看他的努力与造化。6点10分左右，看着窗外天色渐暗，他便起身告辞离开，说要赶当天晚上火车回济南。

送走山东小伙子，我一看时间不早了，就准备下班回家。我记得当天手里拿了一本杂志准备回家看，走之前按惯例从病房过一下。当我路过刘姥姥病房时，心里有些纳闷，怎么今天刘姥姥没有浅吟低唱沪剧呢？站在病房门口，我一眼扫到刘姥姥半躺在病床上，嘴张得大大的，使劲喘着粗气，双手时不时在空中抓一下，喉咙里间断传出高亢刺耳的声音。我当时立即判断她肯定出现了紧急病情变化，赶紧三步并作两步跑到她的床边，把边上枕头往她后背底下垫进去，此时家属不在床边也不知去向，她面色急促、无法言语。

"请问一下，能否告诉我，这个病人刚刚发生什么事了吗？陪床的家属去哪里了？"我很担心，赶紧问隔壁床家属，希望她能够给我一些有用的线索。

"刚刚是她孙子在陪护，小孙子给她喂饭，喂得着急了点，老太太呛了两下，然后吐了好几口，但坚持把饭吃完，之后就一直这样了。哦，对了，她的小孙子去洗碗了。"边上家属显然对刚刚发生的一切都看在眼里记在心里，描述得非常准确、到位。

我一听心里暗暗叫声不好，结合喂饭过程又呛又吐的情况，刘姥姥完全符合呛咳误吸。我来不及更多解释，赶紧把氧气先给她吸起来，调高氧流量，并让隔壁床家属跑出去喊值班医生和护士，我同步摁响呼唤铃，高喊护士拿心电监护仪过来。然后掰开刘姥姥嘴巴，检查口腔或者咽喉有无东西卡压，没有发现异物。值班护士动作很迅速，立即取来抢救设备，心电监护显示血氧饱和度只有 80 多，而且在进行性下降，血压也非常不稳定。

于是赶紧嘱咐护士继续给她维持高浓度吸氧，并拨通监护病房电话，谢天谢地正好有床位。监护病房医生快速从八楼带着插管设备跑到病房，紧急在床边给老太太插管，插管后情况略有稳定，但仍然非常危急。时间就是生命，我们来不及太多耽搁，迅速将刘姥姥转运到监护室。

刘姥姥的小孙子回来时，手里端着刚洗干净的碗筷，看着一大堆医生围着他奶奶在抢救，一下子就蒙了，呆若木鸡。他立在门口不知所措，病房里人来人往，我并没有注意到他是谁，隔壁床家属喊了一声"她小孙子回来了"，我才转头看他，没有时间跟他解释太多，交代他做该做的事情，并简洁明了地告诉他刚刚刘姥姥吃饭呛咳后导致吐出的东西吸到肺里去了，这是非常致命的，随时会导致生命危险，嘱咐他赶紧打电话通知其他亲属，情况危急请他们尽快赶过来。

等我安顿好刘姥姥，从重症监护室走出来，门外她的子女已经悉数到场了，可能担心刘姥姥老伴身体，没有通知他过来。这种考虑和安排特别人性化，万一老爷子在了解病情过程中出现意外，就更加麻烦了。由于刘姥姥病情已经暂时稳定，在监护病房暂且不会有危险，我有足够时间跟他们一起交流刘姥姥的病情。

我首先跟他们报告刘姥姥发生的情况，由于小孙子喂饭导致呛咳误吸，小孙子很诚实，连说自己不当心对不起奶奶；第二关于刘姥姥后面要面对的将是非常麻烦的肺部感染问题，毕竟呕吐物被反吸进肺部，对肺部来说就是外来异物，肺部本身就是非常脆弱的组织，是我们人体跟外界交换气体的器官，异物进去后会导致肺部组织感染，出现渗液、实变等，最终会导致肺部气体交换功能受损或者完全丧失，到那时人体会因为缺氧而致死；第三，刘姥姥目前生命垂危，随时有可能因为肺部并发症而失去生命，希望家属能够理解，当然治疗组一定会竭尽全力。

古语云：树活一张皮，人活一口气，其实特别有道理。从 2003 年"非典"到2020年武汉新型冠状病毒肺炎,这两种病毒攻击的靶器官首当其冲都是肺组织,新冠病毒的播散性和致死性似乎更强,"非典"时期全国共有6 000例左右患者,而新冠肺炎目前仅中国范围内就有80 000多例感染者,而中国以外地区也有15 000例感染者了,俨然成为新世纪又一严重威胁人类健康的新型杀手。据最新报道,研究者对武汉新冠肺炎逝者进行尸体解剖时发现,逝者肺组织交换气功能完全丧失,科学家认为患者是被活活憋死的。肺对我们每个人都非常重要,即使医学专家也好,科学家也罢,都尝试过各种各样努力,但是对肺部的疾病仍有许多未解之谜。

听完我认真、仔细、全面的病情介绍与分析,以及刚刚的紧急抢救过程,刘姥姥家人们都充分知晓了她是因为喂饭而导致的呛咳误吸,了解了肺部所发生情况的来龙去脉,同时对于现在和今后面临的危险有了非常清楚的心理准备。他们表态,全力以赴支持治疗组工作,对于因为自身护理原因而导致的病情变化深感遗憾。告知结束前,我嘱咐家属在刘姥姥病危通知书上签字,履行必须的医疗程序。

小孙子从小是奶奶一手带大的,正在上海大学读书,原想趁着放假自告奋勇来病房帮忙照顾奶奶,尽一份孝心。与很多沉迷于网络或是游戏的大学生相比,现在的年轻人有这份想要服侍长辈的孝心与用心显得十分难能可贵,但他们毕竟生活经验有限,也没有接受过专门的训练,如何更好地为老人喂饭、按摩、处理大小便,对他们而言都是全新的课题。

小孙子在一旁不断自责,暗自垂泪,情绪看起来很低落,我特意走到他身边,拍了一下他的肩膀,告诉他这种情况并不少见,每年都有一定的发生率,让他放下包袱,不要有太大思想负担,同时我告诉他,奶奶目前情况已经稳定了,生命危险暂时可以排除。小伙子虽然还是一直在抹眼泪,但是可以看出随着交谈的深入,脸上的乌云在慢慢散去。

为了避免长辈之间推卸责任而互相责怪,我劝各位家长要多多理解小孙子,不要给他太多压力。现在年轻人更多接受来自他人的关爱,有时候甚至是过度索取,如何付出、表达对他人的关爱之心,似乎也是一门急需补上的课程,并非刘姥姥的小孙子需要,而是许许多多年轻人集体欠缺的。

当我做完这一切,已经晚上8点半,突然感觉体力有些跟不上,甚至感觉到有些虚脱,高度紧张和高强度来回奔跑,瞬间消耗了许多能量,我感觉到自己没有太多力气走回家了,只好暂时走回办公室,准备在沙发上坐一下,稍微喘口气。细细回想刘姥姥抢救全程,我其实深感后怕,假如晚了五分钟,估计此时她与家人已经是阴阳两隔了。从发现呛咳误吸到将她安全送到监护病房,到跟家属做完谈话工作,总共历时两个半小时,这却是刘姥姥生命攸关的两个半小时。

临床工作就是如此,时时刻刻如履薄冰,稍有不慎就会有危险发生,容不得半个"假如"——假如当天不是有学生来跟我见面,正好在6点左右离开;假如我下班之时没有在那个时间点巡视病房;假如刘姥姥发生呛咳误吸时候我不是正好推门进去看到那一幕;假如麻醉医生正好在抢救别的患者未能及时赶到为她插管;假如重症监护室不是正好有张空床,及时收留了她……

所有这一切哪怕有一个环节出现疏漏,那么刘姥姥几乎不可能有回生的余地,到时候,家属如何能够理解她突然的病情恶化,谁又能保证隔壁床是否会再说出吃饭呛咳之事,且到那时候小孙子是否有勇气承认是自己的失误呢?也许那时候,家属与医院之间将会围绕刘姥姥的突然病情变化展开旷日持久的拉锯战呢。我不得不暗自庆幸,自己多年养成并坚持至今的好习惯在关键时刻是如此重要。

刘姥姥从第二天开始,逐渐出现肺部感染症状,肺里面渗液明显增多,体温升高,最高时超过39摄氏度。多亏监护室的医护人员,用认真负责的态度为刘姥姥的生命保驾护航。他们不辞辛劳不断为她吸痰、调整用药,慢慢控制住肺部感染,刘姥姥的体温在慢慢往下降。随着肺部的渗出液减少,体温慢慢恢复正常,肺部功能也得到较好的康复。半个月后,刘姥姥肺部反复感染终于被完全控制了,经观察后确认已经全面恢复,得以转回普通病房。

生命，有时候在电光石火之间就会有千变万化，医生，就是在关键时候帮你一把的人。阶段性的胜利并不是胜利，我们不能在他人还沉浸在悲伤故事中的时候，就迫不及待开始准备引吭欢歌。我没有任何欣喜，依然保持着理智客观，毕竟等待刘姥姥的还有右侧股骨颈骨折的决定性治疗。经过半个月的全面调理，把她的身体状态调整到最佳状态能够满足手术要求，刘姥姥顺利接受了我给她进行的右髋关节置换手术，也许是因为有过呛咳误吸的经历，每个人都格外小心、谨慎，无形之中刘姥姥的各项机能及状态居然恢复得特别良好。

手术后，每一天都可以看到刘姥姥在慢慢好转，脸色渐渐红润，床上的运动量也慢慢增多了，最关键的是说话的欲望渐渐恢复，有好几次查房时，她都拉着我，嘴里使劲唠唠叨叨个没完，而曾经犯过"错误"的小孙子，更是一直陪伴左右，并未因为那次喂饭而裹足不前，而是更加细心地照料奶奶，让人看后由衷地欣喜。

有一天下午，我从外面开会回来，一天头脑风暴下来感觉很有些疲惫，走到护理站，正好即将路过刘姥姥所在的病房时，隐隐约约听到房间里有声音传出，似乎有人在吟唱，我便在门口驻足片刻，居然又听到了她那曼妙悠然的沪剧歌声，间隔有旁人鼓励和表扬的话语，声音虽然很轻、很低，在我听来却相当悦耳，一天的疲劳感瞬间被抛到九霄云外。

初稿：2020 - 03 - 05　周四　19:55
修改：2020 - 03 - 18　周三　20:04
校对：2020 - 03 - 27　周五　17:38

千里求医

> 细节，是许多治疗结果千差万别的关键所在。
>
> ——迦钰小语

上海的冬天阴冷潮湿，不像北方有供暖，多数老年人都舍不得开空调，晚上睡觉还是会感觉有些冷。上海老人晚上睡觉，一般两口子共用一床被子，老先生力量大一些，睡觉时会不由自主把被子往自己身上裹，结果到了半夜，老太太身上盖的被子就会逐渐减少。老太太半夜醒来，一看被子被卷走，忍不住怒从心中起，用手把被子使劲往身上拉，瞬间感觉背上一痛，立即感到后背憋牢，动弹不得。

很多老人遇到这种情况，都会简单地以为是用力不当，背上伤筋了，便强忍住疼痛，迷迷糊糊睡到天亮。第二天早上，老太太起床、下地时往往都会觉得有困难，赶紧到医院做检查，拍片后发现原来是脊柱椎体压缩骨折。此时，老人总会百思不得其解，晚上睡觉拉个被子都会骨折？事实上，现今上海已经进入老龄化社会，此类"拉被子骨折"发生率居高不下。

当然，此类骨折上海发生率高并不代表其他地方发生的就少，这是一个在老年人身上普遍高发的毛病。本文的主人公就是一个78岁的闽南葛奶奶，她的治疗经历比较漫长，而且非常典型，从中有很多值得深思的地方。

四年前的大年初二早上，葛奶奶起床后觉得胸背部很疼，完全没有力气爬起来。回想起下半夜被子滑落，自己稍微用力一拉，当时觉得背部一紧，不以为意。家人赶紧把她送到当地最大医院就诊，拍片显示胸12椎体压缩骨折。老年女性从绝经期开始就会出现骨质流失，再合并衰老等因素，大多会罹患骨质疏松。国际上有过统计，世界上每三秒钟就会发生一例骨质疏松性骨折，而位居首位的骨折就是椎体压缩骨折。骨质疏松号称老年人的寂静杀手，是因为平时人体骨质流失非常缓慢，大多数老人并不会感受到骨骼变化，最多觉得随着年龄增长，腰酸背痛时有发生。此外，很多老年人只要不出现骨折都不会把它当回事，导致漏诊率相当高。

葛奶奶的骨折对家人来说是一件天大的事情。闽南人颇重孝道，她膝下有四个儿子两个女儿，四个儿子都是当地响当当的人物，尤其大儿子更是商界精英。椎体压缩骨折手术其实非常简单，泉州、厦门、福州的医院做这种手术都没有问题，但是家人肯定不想把老太太留在福建治疗。道理很简单，闽南有个习惯，家人生病，首选北京、上海，除非病人家庭条件不允许，否则一般都会送到"北上"治疗。对葛家子女来说，把老奶奶留在当地医院治疗不仅会让人戳脊梁骨，数落子女不孝顺不肯为母亲花钱，更重要的是家人也确实不放心，他们希望给老母亲找更权威的地方治疗。

子女商议后，一致决定赴北京或者上海。家人开始动员全部关系网，寻找最对症、最专业的医院和专家。很快北京传来好消息，当地一个商会领导Z先生，跟葛家老大是多年合作伙伴，与北京医疗圈非常熟悉，此时已经联系好某著名医院著名专家。家人听后非常开心，迅速联系航空公司，包了一架飞机直奔北京。闽南人有些时候就是如此孝顺和豪气，我见过好多直接包机送家人到上海就诊的案例。抵达北京后，Z先生做人非常到位，已经提前联系好救护车，直接从机场送到了M教授的病床上。

M教授属于行业内顶级大拿，葛奶奶入院后立即对她进行全面身体检查。对照她的实际年龄来说，她的各项指标与同龄人相比均属于佼佼者。

排除各种手术禁忌后，M教授为她做了胸12椎体成形术。手术时间三十分钟不到就结束了，葛奶奶就安返病房了。术后第二天葛奶奶已经可以戴着腰围在床边坐起来了。看到立竿见影的手术效果，她无比高兴，家人也松了口气，庆幸做了个非常正确的决定，对 M 教授也好、对老大的合作伙伴也好，更是感激不尽。术后第三天，M 教授说可以出院回家了，家人很支持也很配合，立即为她办理出院手续。

葛奶奶出院后的去向令家人颇费思虑，因为根据 M 教授交代，术后每个月她都要到门诊复查，连续复查三次，如果回老家的话，每个月折腾一次，实在有些麻烦。思来想去，家人一致决定，给老奶奶找一家条件好的康复医院，就在北京住下来，等完全恢复了再回老家。而且北京马上春暖花开了，可以根据恢复情况，顺便带她游览一下北京城，毕竟年纪这么大了，未来是否还有机会专程到北京也说不准。Z 先生很热心，主动帮忙联系当地一家最高档的超五星级康复理疗中心，据葛家老大说，该中心条件一点不比五星级酒店差，在服务方面甚至有过之而无不及。

葛奶奶顺利转入超五星的康复中心进行术后锻炼，医生非常认真负责，每天给老奶奶梳头剪指甲、按摩四肢，照顾得无微不至，至于饮食，除了早上在康复中心用餐之外，午餐和晚餐，葛老大特意交代北京朋友安排闽南厨师，按照老奶奶的饮食习惯，为她专门烹制后送到中心来。如此悉心照料，一个月不到，老奶奶已经可以坐车去 M 教授专家门诊复查了。拍片下来，一切恢复正常，M 教授很高兴，觉得没有辜负朋友信任，家人也很开心，老奶奶更是兴奋无比。

从手术开始到"五一"假期已是术后两个月了，葛家兄弟还专程飞到北京，陪老太太去天安门转了一圈，这是老太太第一次游览天安门，往常只是在电视上看到过。为此事葛家子女也觉得很难为情，平时光顾着事业，无形中忽略了对父母的陪伴，他们要努力把握这难得的机会，陪母亲一起享受天伦之乐。"五一"的天安门广场人潮涌动，一家人留下了许多珍贵的照片，照片上，葛奶奶满面春风，完全没有一点病人的样子，如果从临床角度来说，此时已经属于临床康复，完全可以回归正常生活。

"五一"游玩归来后一切正常，葛奶奶没有任何不舒服，日子在一天天慢悠悠地晃着，她心情很愉悦，经常还会跟工作人员开开玩笑，甚至还会告诉他们"嘉泵"是闽南话吃饭的意思,每次都能逗得大家咯咯直笑。家人盘算着,"六一"过后一周,到 M 教授门诊做最后一次复查,如果一切正常的话,就准备回家了,离家近三个月,这是葛奶奶第一次离开泉州如此之久,确实有些想念家乡亲人了。不得不说,葛家人对她的治疗是非常上心的,完全按照医生叮嘱,按部就班遵照执行,属于相当典型的中国式好家属。谁料"六一"刚过,还没来得及等到 M 教授专家门诊,葛奶奶早上起来的时候,发现自己腰背上又出现了几个月前熟悉的痛感,她很紧张,赶紧跟康复中心医生报告。此时,葛老大没有在北京,只能再次拜托 Z 先生,代为联系 M 教授。

葛奶奶拍片后经 M 教授诊断,发生了一种叫做临近节段压缩骨折的损伤。说得简单而直白一点,就是上次骨折的椎体,相邻两节椎体也骨折了,诊断就是胸 11、腰 1 椎体压缩骨折。胸 12 椎体压缩骨折椎体成型术后,导致葛奶奶再次发生骨折的最直接原因肯定是外力,当然这个外力不一定需要很大。椎体骨质疏松性骨折属于低能量损伤又称脆性骨折,这种骨折不需要太大外力,比如拉被子、用力咳嗽、咳痰,都可能导致此种类型骨折,它的危害性没有被称为人生最后一次骨折的高龄髋部骨折那么凶险,但却也是老人身体走下坡路的风向标。

葛家子女听说老太太再次骨折,很是诧异,迅速飞到北京。M 教授有些难堪,虽然从医学角度来讲这是非常正常的现象,但是从情面上总有些过意不去,毕竟老奶奶治疗后还没有回老家呢,一直非常听话地在医院配合康复,没有任何道理会导致短期内再次骨折。M 教授只能如实将她的现状做了详细分析,并且建议对于这种重度骨质疏松患者,此次手术不仅要做椎体成型,还要同时打上椎弓根螺钉,内外兼治确保手术成功。家人认为 M 教授分析特别有道理,同意按照他的手术方案进行治疗。

第二次手术时 M 教授非常慎重,按照术前与家属谈话确定的方案,不折不扣稳步推进,该手术方案应该说相当完美,基本上可以确保万无一失。手术结束后,M 教授看着拍出来的片子,内心掩饰不住对自己的肯定,因为无论从任何环节来看，这都是台完美的手术。他坚信葛奶奶今后十年应该都不会再受到椎体脆性骨折的困扰了，此次手术已经一步到位做好各种防备了。葛奶奶身体状况确实不错，手术后复原很快，一周不到，继续转到超五星级康复中心休养。

第二次手术相对来说，比第一次要大很多，对她身体影响比较大，而且不可能那么早下地，只能天天躺在床上数星星，相当压抑。第一个月，康复中心康复人员继续给老奶奶按摩手部和四肢，大家担心她年纪太大，都是点到为止为她做着所谓训练。经历第二次手术，老奶奶明显少言寡语，也不再跟大家开闽南话玩笑了，吃饭也没有太多胃口。到M教授门诊复查时，M教授发现骨折愈合不错，但是左下肢有浮肿，认为葛奶奶下地活动少，卧床容易导致下肢深静脉血栓，建议回去加强下肢功能训练。

回到康复中心，她就开始接受康复理疗师的严格训练。Z先生特意跟中心老总打电话，说到M教授对老奶奶第一个月下肢功能训练很不满意，希望中心的康复师能真正负起责任，认真给她做好康复训练。对M教授也好，Z先生也罢，其实都有些草木皆兵了，因为他们内心都容不得一丁点对她不利的事情发生。M教授感觉葛奶奶再不尽快恢复，对不起Z先生的信任，而Z先生觉得如果再有点风吹草动，就无法向多年的合作伙伴葛老大交代。康复师无缘无故挨了领导一顿批评，并且被威胁再不好好干活要么扣钱要么滚蛋，内心相当郁闷，自然比之前用功很多。

葛奶奶回来之后心情一度更加糟糕，医生虽然没有说开刀部位有新情况，但指出左下肢肿胀问题，她虽然听不懂，但也很担心，她日思夜想都希望能够早点回到阔别多日的老家，北京她已经不想再呆下去了。康复师对她说，只有好好配合锻炼，让左下肢早点消肿，才能够早点回家。葛奶奶听后才又重燃信心，开始配合训练。再过一个月复查时，M教授检查左下肢时，特意拍了左膝关节片子，骨头没有问题，但是肿胀消退不明显，便给她开了口服药，嘱咐她回去继续加强功能训练。葛奶奶复查归来，信心严重受挫，而康复师听完反馈，也觉得不可思议，他们已经给老太太加了很大训练量了，居然效果不明显，那就继续加量吧。

葛奶奶的话更少了，康复师猜测她可能就是想家了，并不以为意，其实她是对康复治疗失去信心了。每天康复师照常做下肢锻炼，老奶奶也不吭气，闭目养神，康复师有时候力量重了，她也只是嘴里哼哼，并不出声，她持有一种顺其自然的心态，又有一种既来之则安之的无奈。康复师也明显比前两个月加大了训练幅度、训练量，有几次把老太太练得哇哇直叫，汗水、泪水直流，他们估计是因为老太太娇生惯养受不了苦，就为她打上止痛针，继续练，而老奶奶好几次晚上都必须吃止痛药才能入睡。

随着训练增加，不出一个月，康复师发现左下肢肿胀进行性加重，而且关节慢慢变形，他们有些担心赶紧推去拍片。结果出来把他们吓了一跳，左膝关节被硬生生掰骨折了，如果要说一下骨折类型的话，从医学角度，就是胫骨平台6型骨折。我经常开玩笑，作为一个创伤骨科专家，我没有能力、没有本事在一个病人身上硬掰出如此教科书般的骨折类型，但是康复理疗师们成功做到了，真的难以想象葛奶奶要承受多大的痛苦！

葛老大再次联系Z先生，Z先生再次联系M教授，医院检查出来，结果是令人沮丧的——左膝关节后方十多厘米的深静脉血栓，左胫骨平台的粉碎性骨折。M教授看完沉默不语，Z先生看完沉默不语，葛家子女看完沉默不语，葛奶奶早就沉默不语了。问题越治越多，越治越棘手。M教授从未料到，一个如此简单的椎体压缩骨折，会发展到今天这个地步。没有办法，先请求血管外科专家支援，会诊后很明确，左膝关节后方血栓距离长、时间久，只能做切除和血管移植手术，但是血管长度肯定要短缩的。

这个结论让M教授更担心了，如果血管长度不能恢复，意味着胫骨平台粉碎骨折连进行膝关节置换的条件都不具备，这种结局是任何人都不想看到的，却又必须去面对。M教授相当坦诚，毫不回避，如实与葛老大交流了现状，并且告知膝关节需要做融合手术，如此一来，左下肢会比右下肢短缩5厘米以上。葛老大几乎快要崩溃，却又无能为力，只能无奈接受。于是葛奶奶第三次进手术室，同步做了膝关节融合手术加血管切除术。术后待身体略恢复，葛老大没有在北京停留太多时间，决定把老母亲早点带回老家。葛奶奶三进三出手术室，心理完全崩溃了，经常晚上从噩梦中惊醒，以为自己将不久于人世，日日夜夜哭求儿子把她带回自己家乡，想要落叶归根。

于是历经了将近八个月的治疗后，当年国庆节前，葛奶奶回到闽南。回家后看到亲人，虽然情绪略有好转，但是一段时间之后，彻底不言不语，吃喝很少。她完全想不明白，一次小小的外伤、一个小小的骨折，让她从一个好端端的人，到了如今落下残疾的地步。她是个好面子的人，左腿比右腿短了五六厘米让她很难为情，走路姿势如此难看，为了不招人笑话与闲话，索性就不出门了。

我见到葛奶奶已经是她从北京回到老家两年后了，葛老大通过各种途径，得知我这些年一直在研究相关病症，通过家乡人，邀请我无论如何帮忙去看看他母亲，不管结果如何，让他们子女心里有个数。正好当年厦门开全国骨科年会，我便顺道去看望她。记得刚踏进葛奶奶家门，只见她躺在床上，两眼无神，身体非常消瘦。起初并不主动搭理我，只在听到我用闽南话跟她说我是来自上海的专家，话语才渐渐多了起来。我认真研究了她治疗的全程，看到许多遗憾的细节，当然都是医疗细节，我在各种场合谈起这个病例，都会分析其中的诸多不足和遗憾之处。不过医疗的复杂性就是如此，我们没有机会回到从前。

但是，即便如此，我并没有太多办法能够解决葛奶奶的现状，我永远都会记得我离开葛奶奶家时，她眼神里流露出的哀伤、怨恨与绝望。

初稿：2020 - 03 - 06 周五 15:55
修改：2020 - 03 - 18 周三 21:05
校对：2020 - 03 - 28 周六 10:16

专家与英雄

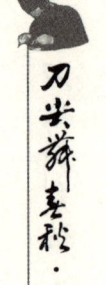

> 效果，是检验治疗过程的最佳标准。
>
> ——迦钰小语

　　N 市，是位于长江入海口的一座美丽城市，不论是古代还是近现代，都诞生过各个领域的杰出人物，为世人所津津乐道。N 市距离上海很近，近几年经济发展势头迅猛，有强大上海做后盾，发展机会比起其他城市自然更多，只要看看昆山和太仓便知道上海辐射周边的巨大优势了。N 市自古以来跟上海的交流与沟通就非常密切，我有许多好朋友、老乡甚至不少学生，都来自于 N 市，说句不夸张的话，对它的熟悉程度一点不亚于我的家乡泉州。

　　优越的地理位置为 N 市的发展提供了诸多便利条件，而且随着长江隧桥的开通，从上海去 N 市，不再需要转折苏通大桥，直接走崇明方向就可以了，相当方便。N 市当地支柱产业不少，其中分布着许多棉纺企业，主要生产床单、被套、枕套等，产品质量好，价格低廉，得以迅速打开国内外市场，生意特别红火。当地政府顺势而为、有效引导，于是渐渐形成了气候，使该市诸多企业坐稳了行业龙头老大的位置。不过经济高速发展往往会带来许多发展过程中的阵痛，比如安全生产事故总会时不时地冒头，刺激着企业经营者和城市管理者的脆弱神经。

　　30 岁的阿涛是 N 市一位普普通通的"消防警察"，刚刚新婚不久，老婆是当地医院一位护士，经人介绍相识，继而相知相爱。说句实在话，称阿涛为警察其实并不是特别妥当，他不是真正的消防战士，而是许许多多消防队伍当中的临时工或合同工，并不属于正式编制范围之内的，随时可能因为各种需要而被动选择下岗。但是对众多和他一样身份的人来说，身份虽然不是编制内，但是训练、出任务并无任何不同。平时他和许许多多战友一样，轮值排班，遇有紧急抢险或者火灾等事故，就要义无反顾冲在第一线，用肉体之躯守护城市的安宁。

N市第三大棉纺企业C公司近几年的发展势头很猛，订单都排到了三年以后，公司老板的口号就是保三争二冲一，目标很明确，力争排名向前冲。公司招工信息广告一年到头在当地各大媒体滚动播放。工厂的厂房有五层楼高，工人和机器如同不停歇的永动机一般开足马力，持续创造着价值与利益。机器总归是机器，持续使用时间久了，总免不了会有各种小毛病，维修工人也很辛苦，尤其是十多年前酷热难耐的8月份，厂房内的每台机器都像被火烤过一般，滚烫滚烫。当时应该是8月下旬中午时分，多数工人都去午餐了，维修工人赶紧利用这段有限的时间，对机器进行必要的维修，同时添加原料的工人也会利用这个时间进行材料补充，尽可能减少对正常工作的影响。

老祖宗早就说过了，天干物燥千万记住防火防盗。一个维修工人在三楼维修机器时，不知何故不慎引发明火，点燃布料，他一下子慌了神，随手抓起边上布料就往火上扑，不料火势却越来越大。棉纺厂里着火犹如弹药库里投入了一颗手榴弹，火势迅速蔓延，吞噬着工厂里的布料，维修工人直接被火舌迅速卷了进去，当场丧命，而负责添加材料的工人都迅速寻找安全出口逃命。

当时，阿涛正与战友们在餐厅享受午餐，早上刚刚出过一次警，累得够呛。一个家住二楼的70岁老大爷早上出门时忘记带钥匙，10点多钟散步回来发现进不了家门，老伴早逝平常独居，儿子虽住得不远，但是很不巧当天去外地出差了。老大爷是个急性子，想来想去想不出好办法，找开锁公司又舍不得花钱，情急之下竟然直接爬门窗，想越过阳台到自己家，却不小心被卡在二楼阳台上，进退不得。阿涛接警后，和同班战友一起赶到老大爷家楼下，使出浑身解数终于将老大爷从阳台解救下来。老大爷身高一米八，体重近200斤，着实费了大家一番功夫。返回路上，阿涛感觉自己的上肢肌肉在不断抖动，应该是刚才过度用力所致。

午餐有许多阿涛喜欢的海鲜。N市靠海，8月下旬是正式开捕的季节，海鲜种类繁多，价格便宜。阿涛盛了满满一盘，准备大快朵颐一番，弥补早上损失的体力。刚刚享用到一半的时候，突然集合警笛响起，对于他们来说，这些都是家常便饭，最极端的一次是一顿饭内听到了三次警笛，出警了三次。警笛就是命令，多年养成的职业素养，让阿涛和战友们放下嘴边的饭菜，稍事准备后立即整装出发。

从出警到抵达，前后耗费十多分钟。当他们到达火灾现场，熊熊大火燃烧正旺，楼下空地上站满了惊慌失措的工人。他们迅速分成几组，连接好消防栓，用高压水枪对大火进行压制，同时迅速了解火情以及厂房内部结构、状况。当得知在某个房间内还有一个添料工人在呼救时，就迅速组成以阿涛为首的攻坚组准备进楼施救。他们快速赶到三楼，边压制火势边往小房间里冲，最后成功救出已经被彻底吓坏了的工人，阿涛背着他往外撤的时候，门后一根粗大钢管瞬间倒塌，从侧方猛地砸向了阿涛的右踝部，他当即一个趔趄倒地，无法自行站立，边上战友见状分头背起阿涛和工人，往楼下猛冲。随着高压水枪持续作业，凶猛的火焰被彻底扑灭了，但C企业损失惨重，维修工人当场丧命，添料工人中度烧伤，而消防员阿涛右踝关节受到严重创伤，120将他们一起送至当地医院。

阿涛被送到医院后紧急拍片，诊断为右侧踝关节粉碎性骨折，又称Pilon骨折，对当时的一些市县医院来说处理起来相对比较棘手。阿涛一下子成为这场火灾中的英雄，各级领导都很重视，到医院病床边向他表达关心慰问的各级人员络绎不绝，要不是医院出于治疗需要挡住了一大部分，估计前来探视的人会更多。各级领导的关心指示，给当地医院带来的压力陡增，经管医生更是担心处理不慎会给医院蒙羞，与消防队友好协商后，决定邀请部分专家来 N 市为阿涛集体会诊，制订最佳治疗方案，以示对救火英雄的重视。因为之前该院曾派出过一名医生到我院进修，与我相识，此次便向单位推荐了我，我得以有机会参加这样一次高规格的会诊。本来我是不太喜欢外出会诊的，感觉很浪费时间，不过经不住进修医生的再三恳请，考虑到交通也算便利，便答应前往。

  会诊前按照常规要检查患者的一般情况，只见阿涛躺在病床上，右踝关节部位肿胀相当厉害，已经有微小水泡出来。当时是伤后第二天，即将迎来创伤反应高峰期，再看医院连夜做出来的右踝关节三维 CT 重建，对于患者情况我心里已经十分清楚了。在此之前，我处理过的类似病例已经不止百例，对于此类情况用"熟悉"来形容也毫不为过。

  会诊在当地医院的会议室举行。大家各自看完病人后聚集在一起共同商议。院方一共邀请了三位专家，一位 50 岁出头的南京专家，一位刚过 60 岁的退休权威专家，一位就是初出茅庐的我。会诊由当地卫健委主任亲自主持，足见重视程度。卫健委主任首先发言，无外乎一堆客套话，诸如感谢三位专家周日放弃休息到当地来为英雄会诊，然后希望我们能够知无不言、言无不尽，给英雄的治疗出谋划策，尽量能够让英雄完好无损地重返工作岗位。这番讲话遵循一贯套路，毫无新意，也无亮点。

  等领导做完热情洋溢的开场白之后，当地医院骨科主任做了很详细的病情汇报以及初步诊断，然后提请专家组讨论，对于治疗意见却只字不提。会诊伊始，南京专家作为江苏本地东道主率先发言，从病情分析、诊断、治疗方案、术中注意事项逐一叙述，逻辑缜密，论述非常详细，但听后又觉得好像什么也没说。其实这种讲话风格也需要具备一定水准，看似面面俱到，但每个环节点到为止，尽可能为自己保留更大的余地，进退自如、攻守兼备，足以看出他内心其实并不想沾手这台手术，因为作为本地专家，万一手术成功并不见得会为自己带来多少收益，而一旦失败的话则会对自身的声誉造成极大影响。

南京专家话音刚落，退休权威专家显然对于他的表态很不满意，认为他有逃避之嫌，发言时先暗示了一下南京专家，认为他身为本地专家应该要勇敢担负起责任云云。南京专家倒是表现得很谦逊，反复点头摆手说要向老专家学习、聆听教诲。老专家听后很受用，于是开始给我们上起了课，我正好也接受了一番教育。他从疾病发生、诊断开始讲起，非常详尽，确实下了一番功夫，讲到治疗时提出他的观点，认为救火英雄踝关节功能至关重要，应该彻底切开复位、植骨内固定，完全彻底恢复关节面和解剖结构，这样后期骨折愈合之后，阿涛踝关节功能能够恢复95%之上。老专家说完，卫健委主任带头鼓掌。我后来才知晓，南京专家是院长邀请的，退休专家是卫健委主任邀请的，而我是他们科室主任邀请的，从邀请级别上来看，我更像是去陪练的。

老专家讲完轮到我发言。我主要谈到阿涛软组织与骨折之间平衡的问题，从许多临床案例中已经有过不少教训，尤其对于该部位骨折，盲目切开植骨内固定会导致后期严重的软组织麻烦，同时患者皮肤张力很大已经有水泡出现，马上又进入创伤反应高峰期，因此我建议先给阿涛做跟骨牵引，待肿胀消退之后，再行经皮微创内固定植入手术。同时我明确表达我的观点，该部位不适合植骨，一旦植骨，特别容易因为软组织平衡问题导致伤口愈合不良甚至感染。其实老专家的方案，在上海我就遇到不少相似手术的失败案例，所以我很直言不讳，将自己的所见所闻做了如实阐述。

在发言过程中，我可以感觉到老专家不断表现出不屑与不满的神情，尤其听到最后我直言不讳点出植骨的失败几率较大时，他从鼻腔里面哼了好几声。我当时听到后并不在意，因为医学界的很多观点并无定论，需要经过充分研究与争鸣，而会诊就是给每个人充分发表自己观点和意见的权利。不出所料，我话音将落而未落之时，老专家已经迫不及待地针对我的观点逐条进行反驳，其核心观点是，英雄的治疗怎容许有片刻耽误？全社会都盯着阿涛的脚，我们怎么可以单纯牵引一个礼拜，岂不是让社会大众、让各级领导对我们的治疗没有信心，甚至会怀疑我们今天在座各位专家的权威性。老专家的话说得入情入理，如果我是一个医学外行，肯定会为他击节叫好，果然卫健委主任再次对他投去赞许的目光。虽然我很清楚老专家对我略为不满，所表述的很多内容都是针对我的方案，但我不以为意，深知自己此时坐在这里的初衷是为了阿涛的脚能尽快通过医治早日康复，除此之外的意气之争并无必要。

最终卫健委主任一锤定音，决定采用老专家的方案为阿涛做手术，而且鉴于老专家时间很紧张，专程来一次 N 市很不容易，恭请他当天下午就为阿涛手术，以期获得最佳治疗效果。老专家很高兴自己的意见被采纳，点头欣然同意，同时对我投来轻蔑的一瞥。会诊结束后，科主任反复跟我打招呼表示歉意，他可能以为请我过去却没有采纳我的意见会令我心生不快，而我却认为很正常，让他不必放在心上。午餐时候，我以茶代酒敬了老专家好几杯，并预祝他手术成功，他才略微放下对我的意见，跟我有说有笑起来。饭后我即返程回沪，而老专家则进入手术室开始紧张的手术。

据说当天晚上，当地电视台播出了著名专家来 N 市为救火英雄阿涛会诊并手术的新闻，新闻中老专家穿着手术衣，略显疲惫却又信心满满地说，伤筋动骨一百天，相信阿涛百日之后将可以重获健康，继续守护 N 城百姓安全了。我听后由衷地为他叫好，为阿涛祝福。不论何种治疗方案，每个人都有自己长期养成的工作理念和习惯，只要能给患者带来益处，又为何一定要争出个孰优孰劣呢？我真诚希望老专家手到病除，毕竟伤者的及时得治、及时康复才是最重要的。直到一个月之后，科主任给我发来阿涛的患肢，我才知道情况很不妙！整个踝关节有 5×3 厘米宽的软组织缺损，显然是因为坏死不断剪切导致的，同时从里面不断有脓液排出。

手术记录显示，当天老专家将阿涛踝关节全部打开，对每一块骨头进行拼接，压缩的骨缺损部位取了自身髂骨合并部分人工骨混合进行了植骨。手术从下午 1 点 30 分开始，进行到晚上 7 点 30 分才结束，从术中透视和术后拍片情况来看，骨折复位堪称完美，老专家确实尽心尽力。但是不知道当天是什么原因，老专家一意孤行要忽略软组织问题，据说当天手术结束前，伤口缝合时候就无法闭合，使用了非常粗的 10 号线使劲勒紧才勉强让皮肤贴合。伤后第二天，局部的肿胀、骨折复位加上植骨内固定，本来就不是很富裕的空间迅速被占据，踝部皮肤的弹性因为创伤水肿而失去，产生这种结果是必然的。

  我建议他们抓紧将里面的植骨加内固定全部去掉，彻底冲洗然后再继续灌洗，争取一切机会挽救，至于软组织缺损问题，等后期骨感染控制之后再考虑。当地医生手术进去后，发现大量的死骨和脓苔，骨髓炎已经形成。阿涛每天换药时都有大量坏死组织和脓水排出，晚上睡觉前必须吃止痛药才能入睡，体温也是隔三岔五就会升高，每次一发烧，阿涛就会难受得死去活来。每个月他们都会跟我联系，把踝关节情况发给我看，很不幸，我所有的预言都变成现实，而我却并不高兴，相反内心越来越沉重。

  阿涛第一次手术百日之时，并没有如大家所愿重新踏上工作岗位，继续守护 N 市的安宁，相反还继续躺在医院里承受骨痛的折磨。卫健委主任指示医院再去向老专家求助，希望他能够再来 N 市帮忙会诊。老专家很客气，一再嘱咐他们要加强换药，控制感染，然后一再表示特别想去，但是最近工作太忙，有时间一定会去，而后就没有任何音讯了。至于其他专家，当听说是他经手的患者，也都以各种理由推托，不来 N 市参加会诊了。

  又过了一段时间后，曾经在我组里进修的医生跟我说，阿涛的腿截肢了。一次次的手术折磨，反复的感染、不断的疼痛缠身，让他完全失去生活质量。第一次手术后半年，经过无数个不眠之夜的思虑，他坚决要求截去伤肢，并且说服夫人与他一起签字盖章。闻知此事，我在内心深处为阿涛觉得不甘和不平，却又不知道这种心情究竟该从何道起。

初稿：2020 - 03 - 12 周四 21:39
修改：2020 - 03 - 19 周四 16:31
校对：2020 - 04 - 02 周四 12:43

调　解

> 真诚，是唤醒一切良知的制胜法宝。
>
> ——迦钰小语

　　阳春三月，顾村公园的樱花开了。时值美国专家 D 教授到国内参加两个高校的国际会议，路过上海顺道来访，入住衡山北郊宾馆。D 教授是个很友善的华人医学专家，具备极高的学术素养，业内对他评价很高。我们之间非常熟悉，时常在各个学术会议相遇，彼此间也会进行一些与研究相关的探讨。他特别喜欢早晚散步，据说很多年前曾经在这个宾馆住过，对酒店设施和周边环境甚为满意，来之前嘱咐一定要为他预订一个房间，希望能旧地重游。有朋自远方来，不亦乐乎，想着这个时节正适合外出踏青，便想趁着周六探望他的机会，顺道到顾村公园转转。

　　当我到达酒店门口时，D 教授已经提前在大厅等候，他刚刚用完早餐，当天早上没有安排其他接待任务，他开玩笑说特意留出一上午时间陪我私聊。于是我便提议，陪他到顾村公园里面散步，呼吸新鲜空气，看樱花盛开的美景，向他多多请教，D 教授欣然同意。顾村公园里游客已经不少了，再往门口方向望去，可以看到马路上也排着长长的等待入园的队伍，幸亏我们是从酒店专用通道走过来的，否则光是排队估计就要浪费不少时间。大部分游客都是举家出游，每个人脸上都洋溢着轻松的笑容。是啊，春天万物复苏，绿意盎然，活力无限，包括人在内的世间生灵经过一个冬天的蛰伏等待，面对这般良辰美景，纷纷出门拥抱自然，只为莫负春光。

我和D教授漫无目地在顾村公园里面闲逛，路过一些小石桥，我们还煞有介事地驻足片刻研究起它们的历史年代，据说顾村公园所在地当年曾是片历史悠久的村落，建园时应该还保留了些当年的小桥、石碑、小路等。当我们走到一个叫做巧克力工厂的地方时，我的电话突然响了。临床医生在节假日最怕听到电话铃声，因为十有八九是底下医生或是病人打来的电话，不是病人出现状况，就是有病情要咨询。

接起来一听，好在并不是病人出了问题，而是某区医调委的李老师问我有没有时间下周一下午去帮忙做调解专家。李老师与我非常熟悉，不过一般很少周末给我打电话，她很清楚医生的工作状态，知道我平时很忙，周末难得休息，因此颇为体谅。当然因为有D教授在旁边，我并没有细问为何如此着急，而是爽快答应后便匆匆挂掉电话。

一旦医患双方发生矛盾或纠纷就要诉诸于调解机制，这在很多医疗实践中非常多见。但当你见到许多本来应该是亲密无间的医患关系，却在你面前反目成仇、恶语相向，身为一名职业医生，内心的挫败感会特别强烈。当然，不可否认，有些问题确实是医疗原因导致的，比如医生技术不到位、责任心不够或者护理方面有瑕疵等，遇到此种情形，患者当然可以选择谅解或者不谅解，作为医者都应该以平常心去面对，并督促自己今后更加严谨认真；但有些明眼人一看就不是医护人员的问题，甚至是患者自身问题，他们都可以大言不惭地将责任全都推给医护人员，而且诉求无外乎是要获得高额赔偿。他们中的很多人曾经将自己的医生视若神明，认为其妙手回春、药到病除、无所不能，而一旦出现了不甚理想的状况，就横加指责、妄加批判、视若草芥。在医患矛盾愈演愈烈的今天，究其原因必然是多方面造成的，但有些患者及其家属的上述心态和行为，却是难辞其咎的关键所在。

周一下午2点，我准时抵达医调委办公场所，另外两位专家的单位就在附近，所以比我先到一步。调解与事故鉴定有很大不同，医患双方并不能面对面地直接开展唇枪舌剑，所以相对来说获得的信息会更为具体、详细、平实。

当天案例情况如下：王姓患者65岁，退休工人，十二年前曾经因为腰部常年慢性劳损导致腰骶部持续性疼痛，在某医院行腰4/5、腰5/骶1开窗椎间盘摘除手术，手术微创，损伤很小，患者术后疼痛恢复满意。由于手术过后无法继续耐受高强度的工作，遂向单位提出办理病退，单位经医学部门评估后认为他确实无法胜任，于是同意他办理退休。老王退休后其实并没有闲着，自己偷偷在外面找了一份保安工作干着，虽然是临时工，却也悄悄享受上了双薪待遇，既能打发时间，又能赚钱，小日子过得倒也滋润。

三年前的一天早上，老王起床后突然感到腰骶部疼痛难忍，间断性伴有左下肢放射性疼痛，翻身起床都受到极大限制。起初老王以为可能是最近上班坐得时间太久，过于劳累，导致十年前手术部位有反应，想当然认为在床上多躺躺，尽量休息休息可能就会慢慢改善，他还让女儿给他吃了两片止痛药。吃完药当天晚上睡了一个舒服觉，老王以为情况就此缓解，心中暗喜。谁知道第二天早上，症状不仅没有缓解还越发严重，不仅不能正常上班，连起床都很困难。尤其让老王感到紧张的是，小便感觉有些困难，显然症状越来越严重了。家人越看越担心，赶紧将他送到离家最近的某三级医院，找到脊柱外科的X教授就诊。

X教授是一名非常优秀的中青年专家，曾多次远赴欧美学习脊柱外科技术，是该领域一颗冉冉升起的新星。他仔细询问老王的病史，并经过认真体格检查，结合核磁共振和脊柱各种应力片子，诊断他是腰骶部不稳，建议手术治疗恢复会比较快。接着，X教授向老王介绍了一种新的手术方式，告诉他可以采用微创进行内固定手术，该术式属于创新型技术，目前X教授已经开展数十例了，手术刀口很小，创伤很小，损伤小恢复快，而且费用比常规后路手术要便宜不少。同时，X教授很自信地说，手术将全程由他亲自操刀，具有极高的安全性，该术式患者普遍反映术后恢复非常良好，优良率很高，建议老王慎重考虑一下。

老王听后很犹豫，并没有当即决定。到医院就诊之前，他想当然地以为此次手术只需要像十多年前那次一样，从后背上再开两个小窗，把压迫神经的坏东西去掉，然后卧床休息一段时间就好了，谁知道 X 教授却说得如此严重，不仅手术比起之前要大很多，还要往里面打钉子，费用更是高了许多，教授的话着实让他吃了一惊。X 教授像是看出了老王的犹豫，于是留下双方的联系方式，建议老王先行回家跟家人商量再说。老王深以为然，强忍疼痛勉强回了家，而后又让女儿带着全套片子去找了其他几家大医院咨询，希望多听听行业内的专家意见，有助于自己的选择判断。

作为国际化大都市的上海，医疗水平在国内绝对是数一数二的，而普通百姓能够享受的医疗资源和就医便利程度在国内也处于领先地位。当然，结果并没有如老王所愿，因为女儿辛辛苦苦咨询下来的答案是五花八门、众说纷纭，让老王更难以判断抉择。女儿大概去看了五个顶级专家，他们的意见没有一个跟 X 教授是一致的，而且五个教授之间的方案也是各有千秋，没有完全一致的处理方案。这个其实很正常，专家与专家之间每个人接受的教育背景、成长路径都不同，面对一个疾病所做诊断与处理方式肯定会有所差异。记得很多年前，曾经有位老专家说过一句非常经典的话，如果一个手术你不想做，方法很简单，不断地请会诊，你不想做的决心有多大，就请多大规模的会诊。因为会诊的结果往往会让你如愿所偿。这句话听起来虽然略有夸张，但是在很多情况下，事实就是如此。我也经常外出参加许多场面宏大、规格颇高、专家众多的会诊，最终都因为无法形成一致意见而不了了之。殊不知就算是两个专家面对面讨论方案往往都很难形成定论，更何况小王这样没有医学背景的人去咨询，她怎能从医生嘴里冒出的一个个医学专业术语中做出正确解读和判断呢？

就这样，老王一家人看着摆在面前的一堆专家意见，显得茫然不知所措。思来想去决定还是回到 X 教授那里，毕竟 X 教授曾经面对面跟他细致地讲解过许多病情的发生发展以及手术方式和未来转归，让老王比较之后突然感觉还是他最值得信任。这就好比一个小伙子第一次相亲时横挑鼻子竖挑眼，觉得哪里都不甚满意，当在相亲无数之后有了比较，发现还是第一次见的那个合胃口，老王此时也是这种感觉。也许是经历了数天四处奔走又收效甚微的就医和咨询过程，老王及其家人再次见到X教授时，顿时珍惜无比，行动上也很配合，对X教授提出的手术方案表示完全接受，觉得相对其他专家提出的"开膛剖肚"残忍方案相比，X教授既温柔又体贴，微创不仅恢复快还经济实惠，肯定是上上之选。

住院后，老王因为症状较重，立即接受了X教授为他度身定制的手术方案，手术由非著名X教授亲自操刀，进展顺利，术中出血很少，老王安全度过麻醉期和手术期。术后第三天的情况，即关于老王到底何时起床、运动，双方描述有出入且各执一词。X教授信誓旦旦说老王术后第三天在家人搀扶下即可以下地行走，而且之后行走功能越来越好，术前所反映腰部疼痛和左下肢放射症状已经全部消失，老王及家人相当满意；但老王的表述完全相左，他控诉说X教授为他开完刀，原来腰痛症状没有任何改善，始终下不了地，虽然左下肢放射症状略有改善，但是范围由原来的一整条腿变成整个左侧腰部，有时候还放射到会阴部，严重影响他的生理功能，导致他相当痛苦，非常难受。说到动情处，眼泪哗哗直流，感慨已是生不如死。

当然我们三位专家一起分析时，都觉得老王说话有一定水分在里面。尤其关于他下地问题，不仅术后病程记录真实记录了老王住院期间的一切行为，里面甚至写到出院前，他已经可以自如坐起，室内慢步，甚至后续门诊病历也有非常清晰的记载，他每个月都会自行去门诊复查、拍片，医生如何交代康复训练都记载得非常清楚。从记录真实性来说，X教授不可能想到未来老王会跟他起纠纷，所以我们应该相信医院的记录是诚实可靠的。但是调解当天，老王却口口声声坚称他长期卧床，从未下过地，生活质量一落千丈，使他痛不欲生，这让我们有时怀疑是不是有两个老王的存在。

暂且抛开双方关于术后症状改善程度的争论不谈，老王最终死死咬住一条，即X教授给他施行的手术是一种新型术式，上海或者国内做的人不多，这是在拿他做人体实验，是导致他目前痛苦的最主要根源，X教授就是个披着白大褂的人渣，为了达到自己目的不择手段，狼心狗肺，辜负病人对他的信任，应该让X教授对他进行经济上的赔偿，抚慰他受伤的心灵和肉体上的痛楚。老王说到激动处，咬牙切齿，哭天抢地，让我们一瞬间觉得他似乎在咒骂一个有不共戴天之仇的敌人，这又像极了有些曾经亲密无间、恩爱无比的恋人，一到了分手时候就开始各自盘算利益得失，并极尽攻讦之能事，而将当初的海誓山盟、柔情蜜意全都抛之脑后。老王此时已经彻底忘却X教授是如何尽心尽责为他解除病痛的，在他眼里，X教授就是坏蛋，就是人渣，就是他今生最大的仇敌，潜台词就是要不是顾及法律，他甚至都想做出一些玉石俱焚般可怕举动，令人听后不寒而栗。

人与人之间相处最可怕之处在于还未深交就被对方先行贴上了一个标签，你的一言一行都像被藏在有色眼镜镜片后面的那双眼睛，上下打量、时时审视、不断评判；又像是被人拿着个手电筒分分秒秒照射着，从头到尾、从上至下，无处可逃；甚至还像是被人用显微镜不断聚焦观察，任何一个无心之失或是随口一说，都会被无限放大，过分解读。很不幸，X教授已经被老王一家人死死贴上了各种他们自以为是的标签，任其做任何辩驳都无法撕下。

至于X教授，被问询时则显得一脸无奈，显然老王最近一段时间以来没少折腾他，使他看起来略显憔悴。一个复杂手术耗费的心血肯定比不上一个万般纠缠的患者对精神和体力上的消耗。X教授谈到了为何选择此种手术方式，坚持认为该手术方式对于老王这种症状而言是最佳选择。老王之所以有意见是因为他们咨询的个别专家认为该手术方式比较新颖，后期可能会有后遗症等等，于是老王想当然认为医生为他做了一个不成熟的手术，对于新术式和后期可能产生的后遗症始终耿耿于怀，不断自我心理强化和暗示，将可能会出现的症状不断在自己身上预演，直接诉求就是要把此次手术自费部分讨要回去，总共2万元。

  的确，老王在调解过程中反反复复说他是一个退休工人，手术耗尽了他的全部退休积蓄，导致他整日焦虑、食不知味、夜不能寐，希望医院尽人道主义精神把钱退给他。他似乎十分理直气壮，你治好我的病，但是你也花光了我的钱，所以你要赔我的钱。X教授很后悔自己当初为老王做了这台手术，为他解除了病痛却还要遭受他们的辱骂，他甚至当我面说，以后还是少做些好人吧。言语和眼神中透露的悔意与绝望，像极了寓言中被蛇咬的农夫。

  看着无奈的X教授，想想咄咄逼人的老王，我们三位专家都感到很同情，但又一时无计可施。换位思考一下，X教授还能怎么办呢？如果坚决不愿意妥协，选择继续跟老王耗下去，时间精力成本投入实在太大，况且不一定能得到令人满意的结果。如果选择偃旗息鼓，就此罢休，但想到自己又不是过错方，似乎又咽不下这口气。我们似乎能体会到X教授的万般纠结。

  医者与患者本是战场上的同盟军，共同面对的是病魔这一敌人。当然，医生并不是万能的，也可能会犯错，但是真心不希望看到自己在披甲上阵、奋勇杀敌的时候，还要无端遭到来自同盟一方背后的暗箭。

初稿：2020-03-13 周五 14:08
修改：2020-03-19 周四 16:52
校对：2020-04-02 周四 15:22

为爱痴狂

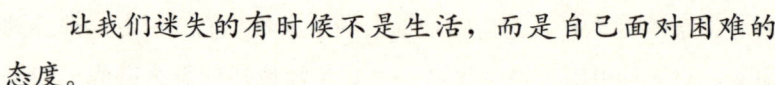

　　让我们迷失的有时候不是生活，而是自己面对困难的态度。

　　　　　　　　　　　　　　　　　——迦钰小语

　　晚上8点，从主治医生手中接过患者病历，只见入院诊断上清晰写着：高处坠落伤三天，轻度颅脑损伤合并右肱骨近端、右肱骨远端骨折以及右股骨干粉碎骨折，伴有失血性休克，另外还有一个诊断是抑郁症。患者妹妹是我大学同学转了好几个弯角的关系，具体我没有问清楚，反正大学同学从南昌特意打来电话，让患者妹妹来找过我，当时是受伤第一天，我建议先在原来医院稳定两天之后再转过来。患者妹妹显然很着急哥哥的抢救情况，基本上一天来我办公室一次，每次来都详细跟我讲述她哥哥的情况，希望我们团队能够尽快将他哥哥收治入院。

　　华哥，时年37岁，已婚并育有两女，江西上饶人。入院前在上海大柏树附近某钢铁交易市场内经营一家中等规模的钢材贸易公司，妻女都在上海陪伴他。华哥自幼家境一般，父母都是中学教师，底下还有个妹妹，经济上并非特别宽裕。他从很早开始就立志将来一定要通过努力出人头地，赚大钱让父母能够过上幸福的生活。好在兄妹学习都很用功，先后考到上海读大学。

　　1991年华哥高中毕业，顺利从江西考到上海，进入了一所以财经、金融类专业为特色的大学学习。华哥头脑灵活兼具出众的商业天赋，读大学时恰逢五角场地区小商品批发市场兴起，学习之余他毅然投入到了商业实战中。当时正是呼机市场起步的时代，他一手贩卖呼机一手倒腾电话卡，不仅不再需要父母支付一分钱生活费，有时候还能给爸妈寄一部分生活费回去，搞得父母非常担心，时刻害怕他会不会去干坏事了，否则一个大学生哪里来的那么些钱呢？

大学期间，华哥虽然做着各种小生意，但是并不影响他的学业，他始终是品学兼优的学生。他的学习能力确实很强，背诵、记忆水平很高，应付起各门功课来显得绰绰有余。做生意与学习之余，华哥还谈了一个女朋友，是跟他一个学校不同专业的同学，杭州人，两人感情很不错。毕业前夕，华哥和女朋友本来已经准备共同努力，争取考上本校研究生，还憧憬着研究生毕业后就可以在上海找个好工作，过上幸福生活。然而现实并没有如他所愿，临近大学毕业时，女朋友突然毫无征兆地告知他，她不准备在国内读研究生了，而是准备去瑞士学酒店管理，还邀请华哥一起去。20世纪90年代中旬，他的父母无论如何也无法支付他的出国费用，华哥只能绝望地接受这个现实。临近毕业时，他一个人听着刘若英的《为爱痴狂》痛哭到天亮，并暗下决心，无论如何要混出个模样来，要让放弃他的人后悔。

"说实话，大学里这段无疾而终的感情对我哥打击特别大，因为他所面临的是靠自己完全无法解决的难题。内心中他肯定希望跟女朋友一起出国，但是他很清楚家里的实际情况，出国这种想法对他来说是不切实际的天方夜谭。我哥把这一切归结于家里穷，没有钱，甚至他内心里始终觉得如果他投胎在一个物质条件好的家庭，可能不必接受这种令人痛苦的打击。我猜测应该从那个时候开始，我哥差不多就强迫自己接受这样一种观点，那就是穷人不配拥有一切。"华哥妹妹如是说，当时她刚刚读大一，能够清楚记得那段时间里哥哥的痛苦表现。这种经过刻骨铭心伤痛所形成的观念就深深刻印在了他的脑海里，根深蒂固。

无奈接受感情终结并痛别女友，应该是华哥二十二年人生历程里遇到的第一个重大挫折，好在他及时调整心态，在学习上体现出了前所未有的认真和执着。历史上有很多伟大的思想家、哲学家、作家等都是经历了感情挫败后整理心绪，重新振作，投身事业。华哥似乎受此启发，决定忘掉过去，全力拼搏，奋起直追，为自己将来的大富大贵拼上一切。良好的教育背景无疑对他的成功起到了推波助澜的作用。三年研究生学习即将结束时，他顺利找到了一份相当体面的外企工作，收入不菲，前途在望。工作期间他又遇到了现在的老婆，两个人从相识、恋爱、结婚、生子，一路走来虽然波澜不惊，却也不乏幸福甜蜜。在他们的共同努力下，很快就在虹口区汶水路附近买了第一套房，开启了正式定居上海的生活。夫妻俩收入稳定，一家人日子安稳，外人看来华哥应该会知足了。

"说一千道一万，我哥虽然表面上不表露出来，但他始终放不下大学毕业时候被别人抛弃的心结，而且愈演愈烈，逐渐形成了一个心魔。他想要赚更多的钱，从我的角度理解，他当时收入已经很好了，比起许多白领年薪高多了，但是心魔让他失去了理性，他反复强化自己要去做更大生意、赚更多钱的内心愿望。这是非常可怕的一种思想，他始终觉得有钱就可以有一切，甚至可以让当初离他而去的女朋友见证他的成功，或者说他希望'复仇'。"华妹不愧是华东师大心理系毕业的高材生，对哥哥的行为以及内心活动分析得环环相扣、深入浅出，让我很是佩服。经由她，确实让我对华哥后来的许多变化有了深刻的理解。

人的一生中，在不同阶段都会经历不同的痛苦与挣扎，有短暂的也有长久的，如何去面对，如何去化解，显得至关重要。没有人愿意将自己脆弱或难堪的一面轻易示人，而是希望将最为光彩夺目的一面展示在众人面前。任何外人看来完美成功的人，都有着或多或少不为人知的烦恼或纠结。有一句话叫做"成年人的世界里，哪有容易二字"，只不过很多时候我们学会了一边心底默默流泪，一边强颜欢笑继续奔跑。华哥的工作生活逐渐稳定之后,心底里埋下的将来要出人头地的种子渐渐复苏,慢慢萌芽并茁壮成长。他想自己做企业当老板的梦想从研究生阶段就开始有了,只是当时时机不成熟,连安身立命之本都没有,谈何荣华富贵呢?

当他把准备从外企辞职、自己下海创业的想法跟家人提出来之后,不出所料且无一例外,立即招来上上下下的一致反对,从妻子、父母到妹妹,没有一个人支持他。妻子明确表态不是不支持他为梦想去闯荡,只是家里一切才刚刚走上正轨,两个年幼的孩子,渐渐老去的双方父母,家庭抗风险能力较差,希望阿华能暂时静下心来再积累、再沉淀,等将来条件成熟,一定全力以赴支持他下海创业。父母听说后心急如焚,尤其是老父亲担心他做出冲动之举,特意从江西赶来上海,跟他深聊了好几天,希望他能够放弃这个冒险想法,安安心心过好日子。作为中学语文教师的父亲一向觉得自己能言善辩,善于沟通,苦口婆心地对儿子晓之以理、动之以情,希望他要脚踏实地,不要抱不切实际的想法,并再三告诫他能实现的才是理想,不能实现的都是空想。

妻子与父亲苦口婆心的劝说并没有挽回华哥的决心,他强调自己并非心血来潮,逞一时之快,并反复声明自己不会打无准备之仗。阿华将自己从研究生开始到最近几年,结合日常工作所思所想所得,以及据此所规划的完整方案说给家人听,并且声情并茂地说,自己马上就要30岁了,所谓三十而立,他希望能够趁着还年轻,实现自己年轻时候的梦想,而且最近自觉在外企已经到了发展瓶颈期,希望能够换一种活法。一家人连续开了几天家庭会议,分析各种方案的利弊,每个人充分发表自己的观点和意见。最后家人们考虑到阿华所说并非完全不着边际,前期也做过非常深度的市场调研,于是只好点头同意,不再坚持反对。

客观地说,从阿华一路成长经历来看,他并非是一个无能之辈,相反是一个思路敏捷、商业头脑出众的精英,之所以敢于走出下海创业这一步,肯定是经过深思熟虑之后才慎重做出的决定,绝非如华妹所述纯粹为赌一口气,只是想证明给曾经的女友看。事实上,很少会有成熟理智的人轻易将自己的前途、事业和家庭做赌注，何况是来自普通家庭一路靠自己奋斗的华哥。2003年前后，正好是中国房地产迎来新一轮指数级别发展的前夜，他敏锐捕捉到这个信息，正式辞去外企令人羡慕的工作，在大柏树注册了一家钢材贸易公司，招兵买马后正式开业。华妹说哥哥为人比较豪爽，酒量一流，热情好客，交游甚多，公司起步阶段几乎天天加班，做业务或者外出应酬，忙得不亦乐乎，当然公司经营也顺风顺水、红红火火，一切都如他所愿，步入了快车道。经常有人说"跳槽穷半年，转行穷三年"，但阿华的公司奇迹般地在第一年就赚到了他在外企几年的工资，家人的质疑才慢慢平息下去。

随着大柏树周边人气慢慢聚拢，逐渐形成钢材贸易圈，从福建、江西、浙江，乃至江苏、安徽等地涌入了大量来淘金的炒钢人，随之而来的是资金不断注入，生意红火甚至过热。当时中国的股市更是一路飘红，基础设施建设与房产交易共同把钢铁贸易市场逐渐推高，就连钢铁公司的股票也水涨船高，用一句非常通俗的话来讲，是一个傻子都能赚钱的时代。但越是在这种全民狂热的时候，越是要保持冷静。可惜华哥在一波又一波的推高行情之中，渐渐迷失了自己，把公司头两年赚钱买的房子拿去抵押，把资金全部投入到了钢贸生意中，准备趁着行情好好赚上一笔，早日实现财务自由和时间自由。当时这种情况非常普遍，我身边有不下十位朋友，悉数卖了房子去炒股而后被套牢，最后连住的地方都没有。当时那种全民皆股的狂热程度完全超乎想象，只有亲身经历其中才能有所了解，那时候就连菜场卖菜的大妈都会跟你说她有股票的内部消息。

真是人算不如天算，2007年中国股市摸高6124点之后，急转直下一路狂泻，市场火热时人人是先知，市场崩溃时人人是逃兵，丢盔弃甲。雪崩之时，没有一片雪花是无辜的，股市狂泻不止，带动着其他行业全线崩溃，房子没人炒了，基建停滞了，自然钢材贸易也一落千里。我有许多来自福建周宁的老乡朋友，差不多就是在这场股灾和钢灾中被伤得体无完肤，至今仍未能缓过来。全线杀入的华哥被套在了最高处，手里有一大堆筹码，但是却不断在贬值，同时现货堆场每天的租金也让他头疼无比。债务在不断累积，欠了一屁股债，公司也很快资不抵债了，家里只剩下最初买的一套房子作为容身之所。奋斗了四年多，成功过辉煌过，却又一夜之间悉数失去，让他想起了本科毕业前与女友分手的场面。他越想越生气，越想越郁闷，他无论如何想不清楚，为何好端端的最后会这样？想啊想啊，慢慢把自己想成了笼中鸟，终日关在一个小屋子里，对外界越来越无感，最后彻底抑郁了。

家人带着他四处求医，华妹也会上门给他做心理疏导，断断续续前后治疗了好长时间，一直到2009年下半年，效果始终不理想。三天前的晚上8点，华哥趁着夫人下楼倒垃圾，毅然决然从三楼跳了下去，希望能够一了百了，跟这个世界彻底说再见。在楼下倒垃圾的华夫人看见有人从楼上跳了下来，并没有想到会是她爱人，直到窗户边传来自家小孩呼救的声音，她才知道坏事了。120赶到后将华哥送到了附近医院急救。幸亏楼下是个小花园，土质松软，他的颅脑损伤不是特别严重，没有见到骨折和出血，但是四肢骨折尤其右侧着地，导致同侧多处骨折。急诊赶紧给以输血补液，慢慢控制住了血压。

华哥入院第二天，我们抓紧对他进行术前评估，希望能够尽快手术治疗。这时，我第一次见到他的夫人，现实对她来说确实非常残忍，经济上的压力、孩子的压力、老公患病的压力以及一家人生存的压力，但是这个柔弱女子坚强支撑着。有时候在急诊或者病房，能够见到许多平凡而伟大的女性，她们一个人就撑起了一个家庭的整片天空，确实值得敬佩。与之相反的是不少男人，外表看是顶天立地的男子汉，但面对生活的一点挑战就会轻易脱逃，胆小怯弱，实在是不可思议。

病床上的华哥不是很配合治疗，甚至有些抵触，不过他很听夫人的话，夫人一到病房，躁动的他立即就安静下来。担心抑郁症患者的麻醉问题，我们还组织了一次小型会诊，并将结果向家属告知。一切准备就绪之后，我们先对他的下肢骨折进行闭合复位髓内钉固定，华哥表现不错，术中术后都极度配合。一周后,再对他上肢的两处骨折进行切开复位内固定手术。术后他的情绪不佳,在病床上哭着喊着,闹着要下床,于是一群人费尽口舌,说尽万般道理试图让他平静下来,但都收效甚微,直到他夫人进来的那一刻,他才突然之间自行安静了下来。

经历了身心巨大的创伤后,华哥躺在病床上似乎也进行了深刻反思,他开始断断续续向我述说些自己的不是。两次手术之后,华妹帮忙联系了熟悉的抑郁症治疗专家来病房对他进行心理辅导,并且给予适当药物治疗。华哥精神状态居然慢慢变好,与人交流逐渐增多,心情似乎也开朗起来了,甚至有一天我路过病房时,还听到他在跟小护士开着玩笑,逗得隔壁床的患者呵呵直笑。看着他的现状,再想想他身后留下的烂摊子,我特别期待他能够尽快恢复,去承担一个男人应该承担的责任。

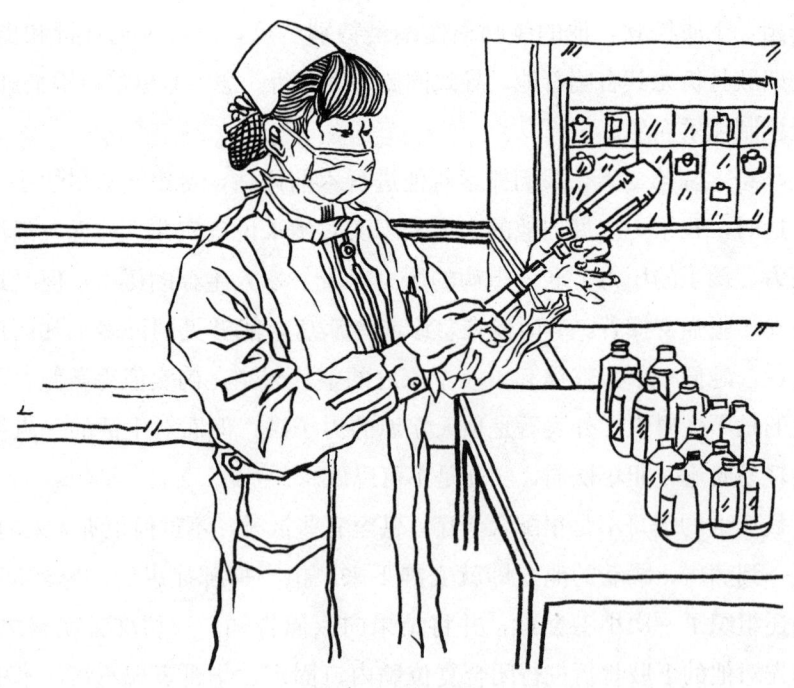

在医院住了三周多，一切恢复良好，华妹将他安排到精神康复中心进行专业治疗与指导，希望让他从精神疾患中尽快脱身出来。肉体的创伤容易治愈，而心理的裂痕没有那么容易弥补。不过每一个月，华哥到我门诊来复查，我能够非常明显感觉到他在逐渐回归正常，准确的治疗时机、恰当的治疗手段、有效的心理疏导、无私的亲人关爱，可能是攻克一切心理魔障的神丹妙药。

一年后，当华哥来取钢钉时，几乎已经恢复如常，丝毫看不出曾经"与世隔绝"的样子。我们之间的交流也特别顺畅，他甚至提到了当时把自己关在屋里，其实想得最多的居然是努力奋斗十多年，渴望去挣脱失败的阴影，渴望去证明自己的成功，最后却重归原点。他依然活在1995年那个夏天的阴影里，当天晚上，楼下街道上不知哪家店铺高声播放着《为爱痴狂》，让他心情瞬间糟糕到极点，于是一念之间，纵身一跃，希望与过去做个彻底了断。

"生活，是为自己而活，而不是为了一些早已离去、再无瓜葛的人，过去我确实错了，希望未来不再错。"华哥目光坚定。我们就此道别，此后十年未再相见。直到有一次大学同学自南昌来，聚会时他喊来华妹，说起华哥，华妹开心地说：他现在很好，跟妻子做起了网店，生活普通却也知足，谢谢您！

初稿：2020 - 03 - 13 周五 21:16
修改：2020 - 03 - 19 周四 17:15
校对：2020 - 04 - 02 周四 17:40

权　威

疾病面前，只有专业，没有权威。

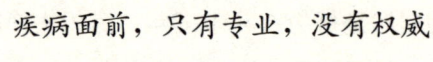

——迦钰小语

"教授，您好，非常感谢您抽空来为我母亲会诊，之前也来过不少专家了，听说您是这方面的权威，我们都很期盼您的到来。在您会诊、表达意见之前，我想先表一个态。我老母亲 85 岁，又有老年痴呆，老太太平常体质一般，您可以选择任何治疗手段，唯独手术这一条我不能也不会接受。"Y 总坐在凳子上，周边是一群专家，病床上躺着他不断啊啊乱叫的老母亲，病床边上有个操作台，上面摆放着用于做骨牵引的一切工具。看着 Y 总，第一感觉好像他是一名权威医学教授，在给我这个下级医生布置任务一般。

Y 总时年 57 岁，是 H 市最大化工企业、央企 M 的董事长。据说虽然是正局级，但可以享受高于该级别的待遇，很多人私下称呼他为 Y 部长，他似乎也不置可否。之所以要提一下他的个人身份，是为了更有助于理解为何他身为一名外行敢于对业内人士说出上述那番话，也有助于我们理解医疗实践中为何总会遇到一些困惑与纠结。

Y 总 20 世纪 80 年代初毕业于南京某工业学校，毕业后分配到 H 市 M 企业，踏实肯干、兢兢业业，一步步从普通职员做到了部门经理，享受正处级待遇，应该说发展相当迅速。

Y 总的第一任夫人 K 女士是他一个单位的同事，据说长得相当漂亮，是 M 企业的一枝花。K 女士从小家境优渥，博士毕业于某 211 高校，分配到 M 企业后进入研究部门工作，研究水平与学术水平都很高，为 M 企业优化提纯等工艺技术革新作出了巨大贡献，是单位重点培养对象。K 女士与 Y 先生经人介绍相识后，接触了一段时间，双方皆比较满意便商定终身大事，并择一黄道吉日办了喜事。婚后不久便生下一个可爱的男孩。不过 Y 夫人是个目光高远之人，心高气傲且很有文艺范儿，婚前觉得 Y 先生是个理想伴侣，风趣幽默并有上进心，但是婚后朝夕相处，不久就发现 Y 先生已经逐渐成为一个天天热衷于觥筹交错推杯换盏的酒肉之徒，且酒后说话粗俗无比，流氓作派十足，心里越来越瞧不上他。20 世纪 90 年代初，正好赶上上级分配给单位一个留学法国的外派机会，出国深造一直是她心中的梦想，自身条件优秀又是单位重点培养对象，因此她一提出申请就获得了批准。

出国前，K 女士跟 Y 先生商量，认为他工作应酬太多，没有时间照看小孩，索性让她一起带出国，既可以让小孩体验异国教育，又有利于她看管，同时可以让 Y 先生专心投入工作，可谓一举多得。Y 先生觉得夫人的提议确实不错，对他工作肯定有极大帮助，便点头同意。于是夫人带着孩子暂别 Y 先生去了法国，并且在当地学校顺利入学。老婆孩子离开之后，Y 先生迎来了一段难得的黄金时间，快乐单身汉可以对工作全情投入，晚上、周末加班是家常便饭，出差更是次次冲锋在前，工作业绩也不断攀升。至于工作之外，快乐单身汉 Y 先生彻底过起了逍遥日子，每天晚上更加肆无忌惮夜夜笙歌，不醉不归。

一年时光非常短暂，倏忽而逝，Y 先生眼见心爱的儿子和老婆即将归来，特意将房屋里里外外粉刷一新。岂料他没有等到妻子和孩子出现在自己面前，等来的却是妻子的离婚协议书。协议书里夫人说得很干脆，她目前在国外工作开展很顺利，生活很适应，而且她觉得与他之间的性格裂痕显而易见，无法填补，希望 Y 先生能够高抬贵手，让彼此都能够解脱，留在国内的东西统统都不要了，唯一想要的就是小孩抚养权。Y 先生顿感怒火中烧,却又无能为力。20世纪90年代初的中国,大批出国人员滞留不归,K女士已经做得很地道了,并没有选择不告而辞,就算她只字未提就此消失,Y先生又能奈她如何?

  Y先生被K女士主动离婚,非常愤怒,十分受伤,想想自己好歹也是一个部门负责人,居然让一个搞研究的婆娘给踹了,这让他非常耿耿于怀,根本就咽不下这口气。据说在M企业,等到Y先生升任Y总后,漂亮又有才华的女员工一律不得予以重用,当然这并未得到验证,真假未知。总之,被抛弃之后,Y先生过上了一段自暴自弃的日子,天天酒醉到天明,本身工作就是需要大量应酬,现在又遇上这等感情与家庭挫败,Y先生就自然而然地选择借酒浇愁愁更愁了。好在颓废了一段时间之后,某一天Y先生突然醒悟过来,觉得自己应该悬崖勒马,遂决定奋发图强、重新振作,首要任务就是找个女孩再结婚,过正常的家庭生活,他不想一辈子就这样花天酒地混下去。一个男人,如果到了一定年龄还不结婚的话,生活方面一定是不完整的。我见过身边不少玩到50岁依然单身的人,基本上或多或少都有责任感缺失的问题。

  Y先生想要结婚的想法很正常,毕竟当时他才35岁,正是年富力强之时,不可能因为离婚就单身过一辈子,以他的身份、条件,找个中意之人绝非难事。只是让所有人大跌眼镜的是,他拒绝了诸多热心人给他介绍的相貌、才识俱佳的女孩,而是选择了一个中专毕业、外貌普通、体型矮胖、在商店里做营业员的S小姐。对于S小姐来说,能被Y先生垂青,无异于天上掉下了个金龟婿,一家人都满心欢喜。Y先生的想法很单纯,一门心思想要找一个又丑又没有文化的老婆,前任给他的伤害实在太大了,他再也不想遭受同样的羞辱了,强烈的补偿心理让他做出了外人看来不可思议的决定。郎有情、妾有意,或者说一个巴望着想嫁,一个下决心想娶,自然一拍即合,两人很快走进了婚姻殿堂。对Y先生来说,结婚只不过是组装一个完整家庭,为他继续升迁提供一个必备的条件和保障而已,毕竟体系内有一些或明或暗的规则,虽然没有规定单身就不能被重用,但一个未婚的男人会给别人留下不够踏实稳重的感觉，因而很难再获更大的发展空间。

丑妻家中宝，此言不虚。Y先生娶了S小姐之后，奋发图强，将全部精力投入到工作中，在旁人眼中，简直是脱胎换骨。虽然必要应酬也会参加，却绝不逗留太久，点到即止就会赶回办公室加班。本就是聪明之人，加上勤奋用功，Y先生的事业如日中天，并在十年后顺利掌管了这家企业，算是得意又得志。在我去会诊当天，他在M企业已经执掌超过八年了，据说他经常自诩为是个全才，学习能力超强，凡事一点即通，口头禅就是：只要想学，三天就可修炼成专家！自信与自负由此可见一斑。

听着Y总一脸自信地坐在那边跟我谈论自己的想法，我很坦然，病人是他的母亲，他当然有权力做主。H市立医院是当地最大的三甲医院，骨科主任是关节外科专业的，创伤骨科负责人D是骨科的副主任，Y总的母亲收住在创伤骨科。D主任陪同我一起查看病人并向我汇报前期他们的相关化验结果，Y奶奶几天前因为不慎在家摔跤，导致左股骨粗隆间骨折，本身合并老年痴呆症五年多。从治疗角度来说，老年痴呆合并髋部骨折，肯定首选手术治疗，这有利于后期护理，否则患者后期会因为痴呆不配合，导致护理的巨大麻烦。

D主任悄悄跟我说，关心老奶奶的领导太多，包括市委书记、市长都登门来看望过，卫健委和医院领导压力超大，而且Y总又是一个极为主观的人，轻易不接纳别人的建议。前后已经请了好几拨专家，会诊后都认为应该手术，但最后都没有说服他，本来他们骨科主任也建议手术，但是因为专业不同，经不住Y总的三两提问就不做声了，因为Y总的母亲还是由Y总自己负责，他说再多不被采纳，也就不再自讨没趣了。今天请我来，Y总的意思是想请我看过之后，亲自为他老母亲做个骨牵引，要请就请最好的专家为母亲治疗，这也是他表达孝道的一种方式。我听后并不做声，而是示意D主任一起去会诊室。

会诊由H市医院主管业务的副院长主持。首先是常规寒暄和介绍出席人员，然后 D 主任介绍病人的一般情况和化验检查情况，对于治疗方案他只字不提，看来一心想置身事外。接着大骨科主任补充发言，作为关节外科专家，股骨粗隆间骨折的危害性自然很清楚，不过他也没有谈到自己的看法，反复强调外请专家意见，同时拍了一堆 Y 总的马屁，认为他为人孝顺，水平一流，虽然是骨科外行，但是指导起来比内行专家还要权威，他支持 Y 总作为患者家属的一切选择，并且会带领全科医护人员积极配合，确保 Y 奶奶顺利康复。我特意留心了一下 Y 总的神情，当主任表扬他是权威时，他轻轻挺直了一下腰板，整了整衣服，真是千穿万穿马屁不穿。

  Y 总跟我初次见面时就已经非常清晰表达过自己的观点，很奇怪的是在我发言之前，他又跟我提了一句，如果选择保守治疗，能否麻烦我给他老母亲打个骨牵引？而后才进入我的发言环节。我首先斩钉截铁回答说，我完全反对给老奶奶进行保守治疗，所以我拒绝为她打这个牵引，如果你们决定选择保守治疗，烦请 D 主任自己打。Y 奶奶属于老年髋部骨折合并老年痴呆症，手术是首选，国际上、国内医学界通行选择，我们不应该在医学高度发达的时代选择已经被证明是落伍甚至被废弃的治疗手段。说到此处 Y 总表情稍微有些不悦，我视而不见，并将坚持手术的理由简单概括如下：一是老年人长期卧床，将会导致严重的并发症，包括肺炎、褥疮等等，危害无穷；二是老奶奶合并有老年痴呆，卧床保守治疗至少需要六周左右，老年痴呆患者根本无法配合；三是手术并不复杂，可以采用局部神经阻滞加微创置钉方式，对她身体带来的创伤及影响很小；四是 Y 奶奶身体状况很不错，完全能够耐受手术，这一点也极为关键。Y 总可能第一次看到有专家这么不给他面子，居然公开挑战他的权威，表现得并未如开始那般不悦，反而听得津津有味。

  攻城先攻心。考虑到 Y 总是个商业奇才，我继续给他举例子。假如为 Y 奶奶选择治疗是做投资，那么不论保守和手术，我们都设定标的为 5 000 万元，如果选择手术治疗，如同你投入 5 000 万元，投资结束你会发现不仅保住本金，还额外收获了 5 000 万元，获益是百分之一百；假如选择保守治疗，如同你投入 5 000 万元，投资结束你会发现压根保不住本，只剩下 100 万元或者 50 万元，最惨的结果就是全部亏掉，一分不剩，损兵又折将。当他听到我将他母亲的治疗方案用如此浅显的经济学投资道理向他娓娓道来，Y 总把原来挺得笔直的身板略微放松了下来，轻轻点了下头，直接问我说："教授，照您这么说，不手术真有那么大危害吗？"此刻的 Y 总已全然不是初见时的权威模样，像极了我接触过的大多数患者家属，认真而虚心。

于是我继续说，在上海有太多老人与老太太相同类型骨折的，子女出于爱心，担心父母亲年龄太大无法耐受手术，坚决要求保守治疗，把老人拉回家之后，护理一段时间才发现老人各种并发症慢慢出现，此时再想手术已经完全没有机会了，最终老人烂了屁股，发生了肺部感染，骨折没有愈合，简直活得人不像人、鬼不像鬼，直到生命最后依然痛苦不堪。当然这些家属都是特别孝顺、特别爱自己的父母，他们不希望自己的父母吃麻醉、手术的苦头，却不知正是他们的孝顺、爱心驱使他们为老人选择了保守治疗，最终却是好心办坏事，让老人承受了更多的磨难，毫无尊严地走向人生终点。

听完我全面而深入的分析，Y 总走到我身边，主动拉着我的手说，教授，您说得太好了，说得太对了，完全说到我的心坎上。确实如您所说，我就是您说的那种心态，老母亲年轻时候吃了太多苦头，好不容易这些年家庭条件改善了，我舍不得她经受麻醉和手术的打击，本来想躺着养养能好，却没有想到危害性这么大啊。我看着 Y 总，并不因为他对我的肯定而感到骄傲，毕竟在这个领域，他是外行，我才是内行和权威。我继续跟他分析，髋部骨折卧床保守如同长痛，所需经历的风险更多，而手术治疗属于短痛，只要认真做好准备，顺利度过麻醉和手术关，后续生活质量会更高。老年人刚摔跤骨折的阶段身体状况尚好，应该抓紧机会尽快手术，长痛不如短痛，时间久了，身体躺坏了，到时就算想要手术也没有机会了。

临近结束，我又加了一句话，保守治疗的风险和危害性要远远高于手术治疗，建议尽快手术治疗，而且越快越好，当然我的意见供大家参考。结束发言时，我对他点头微微一笑。既然应邀作为会诊专家，我必须秉持自己良心和操守，倾尽自己的所学知识，尽可能提供客观且有价值的意见，至于最终如何选择，当然是由家属和当地医院医生根据实际情况而定。

  Y总听完我全部发言，沉默了好一会，看得出他在努力思考，不过感觉得出他似乎不再坚持自己的意见，扫视会场的眼神也柔和了许多。不久之后，他当场拍板，决定按照我的方案为母亲治疗。在Y奶奶治疗问题上，Y总角色转变很快，从权威到家属，我认为他并非有意刁难，而是可能在领导位置坐久了，不免会产生自己无所不能、样样在行、事事权威的误判。但他还是能够做到从善如流、自我反思、勇于担当的。因此，在很多时候，并不是领导不愿意倾听或是采纳专家的意见，而是作为内行权威没有勇气坚持己见并直言不讳，想必这种情况在很多场合都不少见吧。

  当天下午，一切准备就绪之后，在左侧神经阻滞麻醉下，急诊为Y奶奶做了一个微创髓内钉内固定。手术全程耗时四十分钟，Y奶奶术前麻醉平稳，术中反应平稳，术后安全返回病房。Y总在病房看到情况良好的母亲，开心得不停赞叹现代医学技术发展的日新月异，以及给病患带来的巨大福音，眼睛里满满是儿子对母亲的爱，丝毫看不出任何权威的影子！

初稿：2020 - 03 - 14　周六　11:26
修改：2020 - 03 - 19　周四　17:29
校对：2020 - 04 - 02　周四　18:36

后记

心若向阳　何惧忧伤

　　庚子年春，一切都显得那么不同寻常，从人、物、事，到时间与空间，概莫能外。如果疫情开始之初有人告诉我，这场与病毒的战役将会如此艰难、如此持久、如此悲壮，病毒传染力会如此强大、感染人数会如此众多、死亡率如此之高，我是无论如何都不会相信的。若教眼底无离恨，不信人间有白头！

　　这场疫情持续至今，体现出的人间种种令人五味杂陈，喜忧参半，也令我更为深信，有人的地方就是人间，人间处处皆舞台，尤其在某些特定时期，会将平日里隐秘幽深的人性袒露无遗并放大。凡是舞台就必然充斥各种角色，生、旦、净、末、丑，样样俱全，各显身手，舞台之上，悲剧、喜剧、正剧轮番上演，诉说着人生百般况味，上演着人间悲欢离合。

　　无论何种角色，演绎的皆是人间百态。有人真心去战斗，有人刻意去逢迎；有人无畏说真话，有人曲意去粉饰；有人奋力去救治，有人眈眈想摘桃。相信等到大幕落下之后，总会有人名垂青史，总会有人遗臭万年。所谓万象人间，不一而足。

　　如何让自己度过一段漫长而又不知终点的假期？是我在疫情初期就一直在考虑的问题。与其终日沉溺于纷繁复杂、真假未辨、来源不明的信息，让各类舆论、意见、流言时时扰乱心神，不如时刻保持静思与慎独。一位知名主持人曾经在节目中说过这么一段话："痛苦是人生的一部分，它考验着我们每一个人的品格和智慧，而只有经受得住考验的人，才能够享受到由痛苦转化而成的财富。"诚然，这场疫情带给社会的痛苦是巨大而持久的，但如何以足够的智慧、独立的思考、无畏的勇气来面对和应对，是我们每个人都值得思考的问题。

我很感谢1月21日写作计划的萌生与日后坚定的实施，1月22日写完《刀尖舞春秋·伤痕》自序，2月11日完成初稿，2月底完成初稿修改与校对，并与出版社顺利签署合同，交付书稿，终定稿22万字，正式进入出版程序，时光不负我！

贵在坚持，贵在不言弃，贵在持之以恒，贵在内心安静平和！

午餐前，写完《刀尖舞春秋·人间》第三十三篇，亦即规划中的最后一篇，"人间"初稿终告完成，正式封笔共计17余万字。其间，码字的艰辛不足与外人道，着实煎熬。其间，始终挂念武汉一线战役，无奈空有报国志，无力去杀敌，抗击病毒非我专业，即使盲目上前线，实在担心徒增战友麻烦。执笔如刀，尽力记录日常医疗中所见、所闻、所思、所想，期望帮助普通大众从另一个角度了解"冰冷"医学的温暖一面，期待有助于民众走进医学、理解医学、拥抱医学，已是知足。

颈椎病、肩周炎、视力疲劳纷至沓来，虽号称医学专家却无法自我医治。50天40万字，对一名非职业的码字爱好者来说，负担甚重。此书原不在计划之内，谁知开弓没有回头箭，咬牙坚持，锲而不舍，居然聚字成书，快哉！

于是也就特别能理解以写作为生的职业作家们的辛苦与不易。向他们致敬！

傍晚时分，感觉眼睛生疼，连续五十天不间断盯着电脑，双眼终于向我抗议。一直酝酿的后记，思路断断续续，竟始终无法顺利完稿。遂与儿子相约一同去散步，最近他开始上网课，如我一般天天盯着电脑，初二学生虽然学业吃紧，但视力更需保护。

小区门外的马路上，行人明显多了起来。疫情向好，大家的紧张情绪略有舒缓。路人三三两两,以家庭为单位,均戴着口罩,目光谨慎且警觉,若见十米开外有人迎面走来,立即转身、转向或者快步跑到马路对面,为避免直接碰面。不过,这一切都将是暂时的,病毒可以暂时阻隔人与人之间物理的交流空间,却无法切断人与人之间情感的纽带与联结。

今夜路灯不再昏暗,明亮灯光下,四个阿姨相隔五米之远跳起了广场舞,音乐节奏明快,舞步有力,是许久未曾听到的"凤凰传奇",今天听来觉得格外亲切。暗想她们中可有一个月前在黑暗中独舞的老阿姨呢?

生命不息,希望不止!你若坚强,人间便不会软弱;你若乐观,人间便不会失意;你若快乐,人间便不会悲伤;你若勇敢,人间便不会胆怯。因为每一个平凡人如你我,皆闪耀如人间星河。

"人间"是一个庞大的命题,我所选取的只是其中很小的一个侧面,希望通过一个个真实的故事,展示医疗实践中呈现的不同社会侧面、家庭、个体,尽可能还原他们在某些特定时刻的真实心态,尽力展现身处不同背景、来自不同环境人们的不同选择。

身为一名医者,疫情期间,每当看到一个个冰冷的统计数据,都能透过数据背后直视每一个感染或者死亡案例,都能够联想到背后相关联家庭的悲情时刻。3月7日,在我的故乡泉州鲤城区,发生了让人无比痛心的隔离点坍塌事故,71人被困最终29人死亡,29个家庭顷刻间陷入崩溃。今晚更是传来一个悲伤的消息,坍塌事故中光荣殉职的王医生,是我中学读书时几何老师唯一的孙子,此次事故带给他家人的创伤将永远无法愈合。

好在春天正拖曳着长裙缓缓走来,花园中的蔷薇赶在拂晓前绽放恋人般的笑靥。春风自是人间客,主张繁华得几时。此时此刻,无论你身处何地、面临何境、面对何人,我们都要守住自己内心,坚定如初。是温暖如春的美好,或是孤立无援的寂寥;是春风化雨的抚慰,或是冷嘲热讽的讥笑;是携手同行的幸福,或是拔刀相向的背叛;是甜蜜炽热的拥抱,或是冷若冰霜的拒绝,但请相信,天地有情尽白发,人间无意了沧桑,一切失意与痛苦都只是暂时的，幸福与美好才是人间永恒的主题。

毕竟，再漫长的冬天也无法抵御春天的脚步。

毕竟，心若向阳，又何惧忧伤！

初稿：2020 - 03 - 14 周六 23:26
修改：2020 - 03 - 19 周四 22:32
校对：2020 - 04 - 02 周四 22:20

图书在版编目(CIP)数据

刀尖舞春秋. 人间 / 苏佳灿著. —上海：文汇出版社，2020.11
 ISBN 978-7-5496-3328-9

Ⅰ.①刀… Ⅱ.①苏… Ⅲ.①医药卫生人员-人际关系学 Ⅳ.①R192

中国版本图书馆 CIP 数据核字(2020)第 184793 号

刀尖舞春秋·人间
—— 一名创伤骨科医生讲述的故事

苏佳灿 ◎ 著

责任编辑 / 竺振榕
封面装帧 / 薛　冰

出版发行 /	文汇出版社
	上海市威海路 755 号
	（邮政编码 200041）
经　销 /	全国新华书店
排　版 /	南京展望文化发展有限公司
印刷装订 /	启东市人民印刷有限公司
版　次 /	2020 年 11 月第 1 版
印　次 /	2020 年 11 月第 1 次印刷
开　本 /	720×960　1/16
字　数 /	221 千字
印　张 /	16.75

ISBN 978-7-5496-3328-9
定　价 / 39.00 元